알기 쉬운

소아물리치료

Pediatric Physical Therapy

약물에 대한 정확한 징후, 부작용 및 복용량 일정이 이 책에 나와 있지만 변경될 수 있습니다. 그러므로, 독자들로 하여금 언급된 약물 제조업체의 패키지 정보 자료들을 꼼꼼히 검토해 볼 것을 권장합니다. 이 책의 저자, 편집자, 출판사 그리고 배급사는 저작물의 오류나 누락 또는 이 저작물의 정보를 적용함으로써 발생한 그 어떠한 결과에 대해서도 책임을 지지 않으며, 출판물의 내용과 관련하여 명시적이거나 함축적인 어떠한 보증도 하지 않습니다. 더불어 저자, 편집자, 출판사 그리고 배급사는 본 출판물로 인해 발생하는 인명 또는 재산상의 상해 및/또는 손상에 대해 어떠한 책임도 지지 않습니다. Wolters Kluwer Health는 이 책의 번역에 참여하지 않았으므로, 번역의 오류에 대한 부정확성에 대해 책임을 지지 않습니다.

알기 쉬운 소아물리치료학 3판

Pediatric Physical Therapy 3rd ed.

2022년 7월 10일 1판 1쇄 인쇄
2022년 7월 20일 1판 1쇄 발행

지은이 | Toby Long · Britta Battaile · Kathleen Toscano
옮긴이 | 신화경 · 김용성 · 김장곤 · 김정희 · 오태영 · 유재호 · 정은정 · 허주영
펴낸이 | 김진환
펴낸곳 | 학지사메디컬 HAKJISA MEDICAL
04031 서울특별시 마포구 양화로 15길 20 마인드월드빌딩
대표전화_ 02-330-5188 팩스_ 02-326-0338
등 록 | 2010년 2월 8일 제313-2010-36호
메 일 | hakjisamd@hakjisamd.co.kr
홈페이지 | http://www.hakjisamd.co.kr

ISBN 978-89-6069-013-4 93510

가 격 | 28,000원

알기 쉬운

소아물리치료

Toby Long · Britta Battaile · Kathleen Toscano 공저

신화경 · 김용성 · 김장곤 · 김정희 · 오태영 · 유재호 · 정은정 · 허주영 공역

THIRD EDITION

Pediatric Physical Therapy

Wolters Kluwer

Philadelphia • Baltimore • New York • London
Buenos Aires • Hong Kong • Sydney • Tokyo

학지사메디컬
HAKJISA MEDICAL

저자 소개

Toby Long, PT, PhD, FAPTA
Professor, Director, GU Certificate in Early Intervention, Georgetown University,
Center for Child and Human Development, Washington, DC

Britta Battaile, PT, DPT, PCS
Battaile Pediatric Physical Therapy, Bethesda, MD

Kathleen Toscano, PT, MHS
Montgomery County Infants and Toddlers Program,
Montgomery County Public Schools, Olney, MD

역자 소개

대표 역자

신화경　대구가톨릭대학교

역자

김용성　남부대학교

김장곤　유원대학교

김정희　파랑새발달클리닉

오태영　신라대학교

유재호　선문대학교

정은정　안동과학대학교

허주영　영남이공대학교

저자 서문

아동이 행복하고 생산적인 사회 구성원이 되기 위해서는 성인의 감수성, 이해, 연민 및 인내가 필요합니다. 또한 장애아동에게는 자연 환경에서 자신 있게 치료적 개입을 제공하고, 가족 구성원 및 기타 서비스 제공자와 협력하며, 다양한 서비스 전달 시스템을 위해 적시에 서비스 제공을 문서화하는 서비스 제공자가 필요합니다. 소아물리치료사에게 치료 서비스를 받는 아동은 흔히 치료 전략의 지속적인 발전과 끊임없이 변화하는 요구를 충족시키기 위하여 치료 결과와 목표의 재정렬이 필요한 복잡한 질환을 가지고 있습니다.

『알기 쉬운 소아물리치료학(Handbook of Pediatric Physical Therapy)』은 소아물리치료에 관한 필수 정보를 제공하며, 중재, 서비스 제공 또는 특정 질환에 관한 핵심 정보가 필요한 치료사에게 간편한 교재입니다. 또한 임상 질문에 신속하게 답변하는 데 도움이 되는 정보를 제공합니다. 이 책이 중재 전략, 개발 및 질환에 대한 자세한 분석을 제공하는 포괄적인 교과서를 완전히 대신할 수는 없을지라도 보완은 가능할 것입니다.

이 책의 초판을 작성하는 목적 중 하나가 제한된 지식을 가질 수 있는 영역에 대해, 제한된 시간에 중재를 시작할 것으로 예상되는 치료사에게 중요한 정보를 제공하는 것이라고 밝혔습니다. 이 책은 치료사가 변화하는 서비스 제공 환경과 폭넓은 지식을 필요로 하는 증가하는 요구 사항을 충족하도록 돕습니다. 2판은 그 정신을 바탕으로 정보를 업데이트하고 독자가 더 쉽게 접근할 수 있도록 내용을 설계했습니다. 이러한 요구는 줄어들지 않았습니다. 이에 3판이 계속해서 치료사가 정확하고 필수적인 정보를 효율적으로 찾는 데 도움이 되기를 바랍니다. 초판의 정신은 그대로 유지되지만 정보에 대한 접근성과 가독성을 높일 수 있는 몇 가지 주목할 만한 변경 사항을 적용했습니다. 우리는 짧은 정보를 제공하는 개요 형식을 유지했습니다. 이 책에는 소아물리치료의 주요 측면에 대한 정보를 제공하는 여섯 개의 주요 장이 포함되어 있습니다. 적절한 경우 『물리치료 실습 3.0 가이드(Guide to Physical Therapy Practice 3.0)』와 일치하는 용어와 소아물리치료학회(Academy of Pediatric Physical Therapy)에서 제작한 내용을 통합했습니다. 소아과 임상 분야가 지속적으로 발전함에 따라, 서비스 시스템 전반에 걸쳐 사용되는 현재의 용어와 관점을 통합했습니다. 우리는 자료의 본질을 파악하기 위해 교재를 읽을 필요성을 제한하고자 하였습니다. 따라서 정보에 대한 접근성을 높이기 위해 표, 상자, 차트 및 그림을 추가했습니다.

독자와 동료의 피드백을 기반으로 교재에 몇 가지 중요한 변경 사항을 적용했습니다. 정형외과, 건강 및 자폐스펙트럼장애에 대한 추가 정보를 포함시키고, 대근육 운동 외에도 다양한 발달 영역에 대한 차트를 추가했습니다. 독자가 정보를 더 쉽게 이해할 수 있도록 소아치료사가 본 상태에 대한 정보를 통합했으며, 프로토콜을 사용할 수 있는 경우 포함했습니다. 그러나 대부분의 경우 소아물리치료사는 기능적 결과로 이어지는 포괄적이고 전체적인 중재 접근 방식을 사용합니다. 또한 우리는 중재의 궁극적인 결과로서 아동의 적극적인 참여를 강조했습니다. 제5장 보조공학에 더 많은 그림을 추가했으며, 쉽게 선택할 수 있도록 다양한 검사와 측정을 그룹화했습니다.

또한 이 버전에서는 thePoint 웹사이트에서 다양한 자료를 제공할 것입니다. 항상 그렇듯이 우리의 목표는 독자가 실생활에서 임상 관련 정보에 접근할 수 있도록 돕는 것입니다. 3판이 그 목표에 충실하고 유용한 자료가 되기를 바랍니다.

어떤 책도 저자 혼자만의 책은 없습니다. 수많은 사람의 지지와 격려, 그리고 이름 없는 도움이 없었다면 책은 결코 완성될 수 없었을 것입니다. 우리를 지원해 준 많은 동료, 친구 및 가족에게 감사드립니다. 특히 끝까지 친절하고 참을성 있게 조언하고 설득하고, 완성할 수 있도록 도와준 Amy Millholen, Kayla Smull, Wolters Kluwer 팀에게 감사드립니다. 마지막으로, 수년 동안 함께 일한 Carol Schunk에게 매우 특별한 감사를 드립니다.

Toby Long
Britta Battaile
Kathleen Toscano

역자 서문

소아물리치료는 성장과 발달에 대한 기본 개념과 다양한 분야의 전문 지식을 바탕으로, 통합적 문제해결 능력이 요구되는 임상 학문 분야입니다. 저는 다년간 대학에서 소아물리치료를 강의하면서 학생들이 제한된 학기 동안 다양한 분야의 전문 지식을 습득하기 위해서는 무엇보다 핵심 정보에 대한 직관성과 가독성 있는 교재가 중요하다고 생각해왔습니다.

『알기 쉬운 소아물리치료학』 3판은 물리치료 전공 학생뿐만 아니라 치료사가 임상에서 마주할 수 있는 다양한 질문에 대한 답을 신속하게 찾는 데도 도움이 될 수 있을 것이라고 생각합니다. 그러나 교재의 특성상 중재 방법에 대한 다양한 예시가 부족한 점은 아쉬움으로 남습니다.

마지막으로, 번역에 참여해주신 여러 교수님들과 임상 물리치료사 선생님들께 감사드립니다. 아울러 이 책의 출판을 위해 힘써주신 학지사메디컬 임직원 여러분께 감사의 마음을 전합니다.

역자 대표 신화경

차례

CHAPTER 1 성장과 발달

CHAPTER 2 소아 질환

CHAPTER 3 측정

CHAPTER 4 중재

CHAPTER 5 보조공학

CHAPTER 6 행정적 문제

1

성장과 발달
GROWTH AND DEVELOPMENT

소아물리치료사는 발달지표의 전형적인 흐름에서 벗어난 문제들을 가지는 아동과 그 가족들을 치료한다. 성장과 발달에 대한 지식은 발달과정에서 서로 다른 발달과정들을 분석하고 찾아내는 데 필요한 기초자료를 제공하게 된다. 이 장은 전형적 발달(typical growth)과 생의 초기 신생아의 발달에 대해 설명하고자 한다. 주로 운동계 발달을 다루고 있지만, 언어, 인지, 심리사회적 발달의 기초 정보에 대해서도 기술되어 있다.

전형적인 운동 발달은 예측 가능한 순서에 따라 발달한다. 이 순서에는 다양성이 있으며, 아동마다 순서를 따르는 속도에도 차이가 있다. 운동 기술(skill)은 머리에서 꼬리 방향, 몸쪽에서 먼쪽 방향, 일반적에서 특이적으로 발달하게 되는데, 이것은 발달과정에서 보일 수 있는 가변성(variability)을 설명하지 않는다. 운동조절의 시스템 이론에서 설명하는, 즉 발달과정에 기여하는 다양한 인자의 협력과 운동 패턴의 질적 부분, 발달과정에서 보여 주는 가변성에 대해 설명한다. 시스템 이론은 아동이 환경, 유전적 요인, 신체활동, 인체역학, 문화적 기대와 기준, 양육자의 숙련 등의 상호작용을 통해서 기능적 운동 기술을 배우는 것으로 설명하고 있다.

발달에 대한 인체역학적 영향

기계적 부하/힘은 발달의 가장 이른 시기에 아동의 성장에 영향을 미친다.

- 근육의 크기와 근섬유 유형은 유전, 나이, 아동에게 주어진 요구, 성별 그리고 아동의 발달을 주도해 나가는 전기 신경 근육계의 완전성에 의존적이다.
- 근육은 장력에 대해 뼈보다 훨씬 더 순응적이다.
- 근육은 신장(stretch)에 반응한다.
- 뼈에 작용하는 근육의 장력은 본질적으로 뼈의 발달과 관절의 정렬에 영향을 미친다.

움직임은 관절 발달의 완성을 위해 필수적이다.

- 체중부하는 관절 발달의 본질이다(특히 엉덩관절).
- 출생 전 움직임이 감소하거나 없었다면, 관절에 부하되는 힘이 감소함으로써 관절의 형성부전으로 이어질 수 있고, 구축이나 어긋남(dislocation)을 만들어 낼 수도 있다.
- 수년간 근육당김(muscle pull) 스트레스의 감소는 다리길이와 운동범위에 영향을 주고, 뼈엉성증의 유발과 함께 하지마비 아동의 최종 키 성장에 영향을 미칠 수 있다.

뼈조직은 상당히 동적이다.

- 울프의 법칙(Wolff's law): 뼈의 구조와 뼈에 부하되는 역학적 부하와의 연관성
  - 적절한 고강도의 지속적인 기계적 부하가 가해지면 뼈 밀도는 증가한다.
  - 뼈에 과도한 또는 저강도의 기계적 부하가 가해지면, 결과적으로 뼈의 재흡수와 뼈 밀도의 감소가 나타난다.
- 뼈는 주로 근육에 의해 만들어지는 장력, 압박, 회선력(torsional force)으로 단단해진다.
  - 체중부하는 뼈의 성장과 정렬에 영향을 미친다.
  - 뼈 밀도를 유지하기 위해 근 장력(muscle tension)을 필요로 한다.
  - 뼈몰딩(bone molding)의 예는 머리뼈의 연장(skull elongation)과 발의 몰딩이 있다.

부하는 팔보다는 다리 발달에 훨씬 더 큰 영향을 미치게 된다.

- 출생 전 자궁에서 다리의 움직임이 보다 많이 제한된 경험을 한 경우이다.
- 다리는 성장하는 동안 체중을 옮기며 바로 선 자세를 유지하게 되는데, 다리에 보다 많은 부하가 가해지며, 시간이 지남에 따라 부정 정렬이 증가하는 경향을 나타내기도 한다.
- 엉덩관절과 무릎관절은 움직임에 대한 여러 개의 운동축을 가지고 있어 부하에 보다 민감하다.
- 인접한 관절에 이상 정렬의 영향은 닫힌 운동 사슬에서 더욱더 크게 나타난다.

표 1.1은 다리의 주요 관절 요소 간 연관성을 발달지표에 따라 나타낸 것이다.

표 1.1 넙다리뼈의 발달과정

	출생	1~3세	4~5세	10~12세	7~13세	13~20세	15~17세	성인
넙다리뼈 목몸통 각도 (femoral neck-shaft angle)	145° (131~148°)	135° (123~143°)	135° (121~148°)		135° (121~148°)		130° (121~148°)	125° (114~140°)
넙다리뼈 회전 (femoral version)	30° (15~55°)	35° (20~50°)	25° (19~38°)	25° (10~35°)		14° (5° 뒤굽음~33° 앞굽음)		15° (25° 뒤굽음~35° 앞굽음)
정강 넙다리뼈 각도 (tibiofemoral angle)	16° 안굽이 (34° 안굽이~0° 밖굽이)	10° 밖굽이	7° 밖굽이 (13° 안굽이~19° 밖굽이)		5° 밖굽이 (0° 안굽이~14° 밖굽이)			

관절 정렬의 변화

몸통(표 1.2와 표 1.3)

옆굽음증(scoliosis)과 뒤굽음증(kyphoscoliosis)

- 쐐기 모양의 척추뼈 몸통 혹은 융합된 척추뼈 때문에 출생 전부터 발달할 수 있다.
- 흔히 비대칭적인 근육의 당김(muscle pull) 혹은 몸통 지지를 하지 못하는 경우이다.

운동조절에 손상을 미치는 상태는 뇌성마비, 척추갈림증, 척추근위축증, 소아마비, 불완전골생성증 그리고 근디스트로피 등과 같은 것으로 비전형적(atypical) 정렬 상태를 발달시키게 된다.

표 1.2 가슴우리의 발달

신생아	3~6개월	6~12개월	12개월 이후
• 앞면: 삼각형태, 아래쪽 갈비가 앞으로 튀어나옴 • 가쪽면: 원형 • 갈비가 수평으로 정렬, 약간의 움직임을 허용 • 복장뼈의 약간의 안정성 • 가로막 호흡 특성	• 앞면: 좀 더 사각형 • 갈비사이근육의 약화	• 앞면: 좀 더 사각형 • 가쪽면: 좀 더 타원형 • 갈비는 당겨지기 시작하고 가슴우리가 늘어지면서 아래로 회전됨 • 가로막과 보조근육을 이용한 호흡	• 앞면: 사각형 • 사춘기: 가슴이 다시 연장됨

표 1.3 몸통 정렬의 변형

	설명	중재	병리학
새가슴 (pectus carinatum)	• 복장뼈가 올라 붙음 • 가슴은 앞뒤 크기가 증가	• 시간이 지나고 성장과 함께 개선됨 • 경증부터 중등도 정도에서는 중재 없음 • 심한 경우 미용을 위해 수술을 하기도 함	• 재태 기간 중 태아의 압박
오목가슴 (pectus excavatum)	• 복장뼈가 바로 인접한 갈비뼈보다 가라앉음	• 호흡기능부전의 원인으로서 교정 • 경증에서 중등도의 경우 특별한 중재 없음 • 가슴우리를 연장시킬 수 있는 배 근육의 활동이 효과적임	• 재태 기간 중 압박 • 가로막의 힘줄끈이 짧아짐 • 만성 호흡기능부전, 특히 미숙아의 들숨 그렁거림
뒤굽음 (kyphosis)	• 앞굽이 • 머리의 앞쪽 내밈 혹은 과다폄을 동반 • 등뼈, 허리뼈 부분에서 흔함	• 양육자에 의해 자세정렬에 대한 주의력을 증진시키거나 적절한 보조기의 선택에 의해 예방 가능함	• 일반적으로 비전형적인 근육의 긴장도나 마비 때문, 간혹 뼈대계 질병으로 인함
옆굽음 (scoliosis)	• 가쪽 굽이로서 배의 비정상적인 앞뒤 정렬을 동반하기도 하며, 척추뼈와 갈비뼈가 회전되기도 함 • 주로 'C' 혹은 'S' 곡선 • 기능적(유연성)이거나 구조적(비유연)일 수 있음	• 정렬상태에 대한 밀접한 주의력, 특히 누운 자세나 앉은 자세 • 전체적인 근력 운동, 신장 운동, 호흡 용량을 증가시키는 운동 • 넓은 범위의 보조기, 전기자극, 수술은 선택적 • 보조기나 전기자극 치료는 25° 미만에서 적용되며, 40°가 되면 정형외과적 수술	• 선천성: 태아의 위치와 들어박힘 • 신경근: 마비나 뼈대계의 비정상발달로 인한 불균형의 역학적 힘 • 특발성: 이전에 어떠한 선행요인이 없음
앞굽음 (lordosis)	• 엉덩이의 돌출과 함께 허리뼈의 뒤굽이(척추앞굽음) • 유연하거나 고정될 수 있음	• 정렬상태에 대한 밀접한 주의력으로 자주 확인해야 함 • 경증일 경우 단순한 배 근육 운동 • 엉덩관절의 문제로 치료될 수 있음	• 정형외과 상태와 관련 있을 수 있음(연골무형성증, 척추앞전위증, 엉덩관절 문제, 허리 수술, 뼈엉성증), 신경근 문제, 비만 등

하지

엉덩관절(표 1.4)

엉덩관절 밖굽이(coxa valga): 앞면에서 넙다리 몸통에 대한 넙다리 목의 기울기가 증가된다.

- 출생 시 150° 정도이다.
- 체중부하와 함께 감소되며 성인이 되면 125~130°로 근육당김에 의해 균형이 잡힌다.
- 비정상적인 스트레스는 절구 발달에 부정적 영향을 미치며 엉덩관절의 탈구를 만들게 된다.

표 1.4 엉덩관절의 변화

	설명	중재
엉덩관절 밖굽이 (coxa valga)	• 이마면에서 골반에 대해 넙다리뼈가 가쪽 방향으로 향함 • 무릎관절의 안굽이와 과도한 엉덩관절 벌림과 관련되어 있음 • 넙다리뼈 몸통과 목 사이의 각도가 감소하지 않음	• 발목보조기(AFO)가 무릎관절에 최소한의 효과가 있음 • 엉덩관절의 어긋남이 있을 경우 수술
엉덩관절 안굽이 (coxa vara)	• 이마면에서 골반에 대해 넙다리뼈가 안쪽 방향으로 향함 • 안굽이가 나타난 쪽 엉덩관절의 벌림이 제한되며 다리가 짧아짐 • 넙다리뼈 몸통과 목의 각도가 125°보다 작음 • 근 장력의 불균형일 수 있음	• 발목보조기와 정렬을 가장 좋게 할 수 있는 신발이 효과적일 수 있는데, 이는 무릎에 가해지는 부하 패턴에 따라 달라짐
넙다리뼈 앞경사 (femoral anteversion)	• 넙다리뼈의 목이 다리의 긴축에 대해 앞쪽으로 과도하게 향하고 있는 상태 • 엉덩관절의 안쪽 돌림이 증가되고 인토잉 나타남 • 경직형 뇌성마비에서는 종종 정강뼈의 안쪽 회전 혹은 비틀림이 나타남 • 25° 이상 회전	• 경직형 뇌성마비에서 과도한 앞경사가 발달할 것을 예측할 수 있음 • 넙다리뼈의 정렬을 맞추고, 근 긴장도 감소, 근 활성화 등을 통해 근 장력의 균형 있는 발달을 유도 • 가끔 필요할 때는 수술
넙다리뼈 뒤경사 (femoral retroversion)	• 넙다리뼈 목이 다리의 긴축에 대해 뒤쪽으로 과도하게 향하고 있는 상태 • 엉덩관절의 가쪽 돌림이 증가되고 아웃토잉 나타남 • 성인이 되어 넙다리뼈머리끝분리증의 진단 가능성 있음	• 일반적으로 필요한 중재 없음
넙다리뼈 비틀림 (femoral torsion)	• 뼈 성장에 영향을 미치는 근 장력이 과도하거나 부족하여 생기는 과도한 나선형 비틀림 • 종종 넙다리뼈 앞경사와 함께 나타남 • 넙다리뼈의 몸통에서 나선형이 보임 • 신생아의 발달 초기에는 전형적일 수 있음	• 뼈의 성장에 영향을 미치는 장력을 균형 있게 할 수 있도록 시도 • 심할 경우 필요하다면 수술이 적용될 수 있음
형성이상/탈구 (dysplasia/dislocation)	• 엉덩관절은 각도에 따라서 완전 탈구에서부터 불완전 탈구까지 달라질 수 있음 • 어긋남에 따라 다리 길이의 차이가 남 • 바로우 검사나 오토라니 검사가 불완전 탈구를 확정 • 종종 만성적인 머리와 몸통의 비대칭, 심각한 다리의 뻣뻣함, 엉덩관절 벌림근 경직 등이 함께 나타남 • 선천성: 관절 가쪽의 역학적 힘이 가해짐. 특히 재태 기간 후반기에 엉덩 분만자세, 절구의 얕은 경사, 여자아동은 결합조직의 이완, 태아운동불능증 • 근육: 이완형마비, 결합조직의 최소한의 관절 지지 • 운동패턴과 근 긴장도 불균형, 얕은 절구 그리고 넙다리뼈에 대한 근 장력의 변형	• 선천성: 여러 겹의 기저귀, 수면 자세, 파블릭 하니스, 프레이카 보조기. 걷기 전에 전통적인 측정. 필요할 경우 1년 후 수술 • 근육: 자세잡기(positioning), 체중부하, 근 활성화. 옆굽음증을 피하기 위해 한쪽 엉덩관절의 탈구를 수술함 • 운동패턴: 관련 인자들을 측정함. 자세잡기, 근 긴장도 조절, 근 활성도, 조기에 체중부하 활동

엉덩관절 안굽이(coxa vara): 앞면에서 넙다리 몸통에 대한 넙다리 목의 기울기가 125°보다 감소된다.

- 절구에 압력이 감소되면 넙다리뼈 목의 굽힘 스트레스가 증가하게 되어 넙다리 목의 골절 선행요인이 될 수 있으며 넙다리뼈머리끝분리증을 만들어 낼 수도 있다.

넙다리뼈 앞경사(femoral anteversion): 가로면에서 넙다리뼈 관절 융기에 대하여 위쪽 넙다리뼈가 앞으로 회전(비틀림)된다.

- 신생아 혹은 어린 아동은 25°보다 크다.
- 성장 후 성인이 되면 근육당김의 작용, 체중 부하 등으로 15° 정도로 감소된다.
- 경직형 뇌성마비 신생아의 앞쪽경사는 종종 성장할 때까지 지속될 수 있으며, 잠재적으로 엉덩관절의 아탈구/탈구를 가져올 수 있는 인토잉(in-toeing) 보행 패턴을 만들게 된다.
- 경직이 없다면, 보상적인 정강뼈의 가쪽 비틀림을 만들 수 있다.
- 경직이 있는 경우, 종종 정강뼈의 안쪽 비틀림, 발목관절의 엎침, 기능적 엉덩관절 가쪽 돌림이 어렵다.

넙다리뼈 뒤경사(femoral retroversion): 가로면에서 넙다리뼈 관절 융기에 대하여 위쪽 넙다리뼈가 뒤로 회전한다. 넙다리뼈 앞경사 15°보다 작다.

- 평균적으로 드문 결함, 간혹 보상적으로 정강뼈 안쪽 비틀림을 동반하는 경우가 있다.

무릎관절

무릎관절 밖굽이(genu valgus), 무릎관절 안굽이(genu varus): 이마면에서 무릎관절(정강넙다리)의 각도를 중심으로 가쪽 증가는 안굽이, 안쪽 증가는 밖굽이이다.

- 넙다리뒤근, 넙다리네갈래근, 엉덩관절 모음근 혹은 벌림근의 약화나 경직 때문일 수 있다.
- 주된 요인은 근육의 불균형보다는 관절 질환 혹은 인대의 완전성 손상이다.

정강뼈 회전(tibial rotation): 무릎관절에서 넙다리뼈에 대해 정강뼈의 안쪽 또는 가쪽으로 회전된다.

- 신생아의 경우는 매우 흔하다.
- 흔히 인대의 이완 때문이지만 근 장력의 불균형일 수도 있으며, 특히 안쪽 회전은 안쪽 넙다리뒤근의 경직과/혹은 발목관절 엎침 그리고 엉덩관절 앞경사와 관련이 있다.

정강뼈 비틀림(tibial torsion): 정강뼈 몸통의 안쪽 혹은 가쪽으로 회전을 말하며 뼈의 나선형 발달을 유발한다.

- 안쪽 비틀림은 전형적으로 무릎-발목관절 및 발목-발 근육의 불균형과 관련 있으며, 특히 경직형 뇌성마비 아동에게서 뚜렷하다(표 1.5).

표 1.5 무릎관절의 변화

	설명	중재
무릎관절 밖굽이 (genu valgus)	• 넙다리에 비해 정강뼈가 가쪽으로 위치 • 주로 엉덩관절 안굽이와 관련 • 무릎관절의 안쪽 불안정성 • 발의 안쪽 붕괴 • 근육 불균형 • 퇴행성 관절 질환	• 발목관절 보조기가 발과 무릎관절의 정렬을 개선시킬 수 있음 • 성장기 동안 지켜봐야 함
무릎관절 안굽이 (genu varus, 굽은 정강뼈 혹은 블라운트병이라고 불림)	• 정강뼈가 가쪽으로 휘어 있음 • 비만 및 조기 보행과 관련 있음 • 무릎관절의 가쪽 불안정성 • 정강뼈 끝의 안쪽 성장장애	• 중재에도 불구하고 진행될 수 있음 • 초기에는 보조기, 그다음은 수술
정강뼈 비틀림 (tibial torsion, 과도한 경우)	• 넙다리뼈에 비해 과도한 정강뼈의 회전, 정강뼈 몸통의 나선형으로 주로 안쪽 방향 • 가끔 꿈치바깥들린휜발변형과 관련 있음 • 선천성: 자궁 내 압박 중 무릎관절과 다리 아래에 회전력이 가해짐 • 근육: 무릎관절에 붙은 근육 특히 넙다리뒤근의 불균형 • 운동패턴: 엉덩관절과 무릎관절의 연결된 안쪽 돌림 패턴 • 넙다리뼈의 앞경사와 관련 있음	• 선천성: 일반적으로 3~5세에 돌아옴 • 근육: 회전방지케이블과 같은 보조기와 운동을 통해 불균형을 최소화 • 운동패턴: 안쪽 돌림 패턴을 우선. 근 활동, 체중부하, 보행하기 전에 가쪽 회전을 조절할 수 있는 자세잡기
젖힌 무릎관절 (genu recurvatum)	• 넙다리뼈에 대해 정강뼈가 뒤쪽으로 미끄러져 있는 것으로 서 있거나 걸을 때 과도하게 나타남 • 선천성: 태아의 제한된 자세 특히 엉덩 자세 • 근육: 무릎관절의 이완 혹은 근력 또는 근활성화의 불균형	• 선천성: 자세잡기 • 근육: 근력 훈련, 자세잡기, 보조기

발목관절/발(표 1.6)

발목관절과 발의 근육 불균형

표 1.6 발목과 발 정렬의 다양성

	설명	중재
발허리 모음증 (metatarsus adductus)	• 재태기간 후기 동안에 다리가 몸을 가로 지르면서 굽혀질 때 발의 앞쪽을 압박	• 도수신장과 적절한 자세잡기에 반응 • 테이핑 혹은 캐스트가 필요할 수 있음
발꿈치 벌림증 (calcaneovalgus)	• 발의 과도한 발등 굽힘, 흔히 밖굽이와 함께 나타남 • 엉덩관절의 어긋남과 관련됨 • 장기간의 엉덩 재태 자세 • 자궁 내 자세가 아랫다리에 대한 심한 발등 굽힘 힘으로 작용함	• 대부분 자연적으로 해결됨. 테이핑이 필요할 수 있음
휜발 (pes cavus)	• 발이 굽어져 발의 세로활이 가쪽과 안쪽이 비정상적으로 높아짐 • 발꿈치, 종아리 근육의 위축, 척추갈림증, 소아마비 등과 관련된 근육 불균형	• 운동을 통해서 관절의 가동성을 유지, 특히 발가락 굽힘근을 연장 • 보조기 지지에 의해 안정성 유지
꿈치바깥들린휜발(휜발) [equinovarus (clubfoot)]	• 발 전체가 모음 • 종종 발바닥굽힘과 관련 • 태아의 구속 자세 혹은 태아 운동불능 증후군	• 대부분의 경우 수술을 통해 회복 • 각각의 분리된 경우 좋은 결과를 기대, 다른 변형과 관련되어 있을 경우 긍정적이지 못함
꿈치들린휜발(들린휜발) [pes equinus (equinus foot)]	• 주로 아킬레스힘줄이 짧아짐으로써 발꿈치가 올라가는 만성 상태 • 넙다리뒤근의 짧아짐, 근육의 불균형, 다리 길이 차이, 이완형 마비형태의 자세, 힘줄 길이를 유지하기 위한 체중부하가 없는 경우와 관련 있음	• 발병 요인을 확인, 넙다리뒤근의 역할과 장딴지-가자미근의 경직. 뒤로 걷기와 앉은 자세에서 일어서기 등과 같은 넙다리뒤근과 장딴지-가자미근을 늘릴 수 있는 활동. 보조기, 특히 발목관절(AFO) 착용
편평발 (pes planus)	• 생후 2년까지는 전형적임 • 체중부하 족궁이 없음 • 유연성: 체중부하 시 나타남. 인대의 이완, 비만과 관련 • 경직성: 발목뼈 융합, 선천성 수직 목말뼈(짧고 뒤로 굽힘된 발가락, rocker-bottom feet), 척추갈림증, 관절굽음증, 선천성 엉덩관절 어긋남과 같은 신경병리학적 요인 등과 관련	• 유연성: 중재는 필요 없음. 보조기는 효과적이지 못함 • 경직성: 시리얼 캐스트와 수술, 다발적 수술

운동 발달

태아(fetal): 임신 8주부터 출생(표 1.7)

운동 패턴은 반사 작용이 아니라 자발적으로 발현된다.

팔과 다리의 해부학적 성숙은 머리-꼬리 방향이다.

태아 움직임의 성별 차이점은 없다.

표 1.7 태아의 운동 발달

	10~15주	17~18주	20주
팔	• 팔다리의 분리 • 운동: 손이 얼굴에 닿음, 엄지 빨기, 머리를 움직일 수 있음	• 손으로 주먹을 쥘 수 있고 다른 부위를 만질 수 있음	• 팔의 움직임이 크게 호를 그림
다리/이동	• 전신을 배꼽을 중심으로 회전 • 자궁벽을 기어 올라감	• 자궁벽에 대항하여 크게 밀어 젖히는 활동으로 태아의 위치가 바뀜	• 가장 많이 움직이는 시기. 배밀이/네발기기 움직임이 확인됨
비전형적 행동	• 태아 운동 불능	• 분리되지 않은 대칭적이고 틀에 박힌 듯한 움직임	• 추진 운동은 없거나 제한됨

신생아(neonatal): 출생부터 1개월(표 1.8)

표 1.8 만삭 신생아의 움직임

자세	운동
엎드린 자세	• 정확한 힘으로 머리를 들어 올리고 다시 처음 위치로 돌아감 • 몸통과 팔다리는 굽힘 편향
바로 누운 자세	• 머리를 양쪽 방향으로 완전하게 돌릴 수 있으며 의식적으로 중간으로 돌아올 수 있음
앉은 자세	• 지지하여 앉은 자세에서 몸통앞굽이가 나타나며 머리를 위-아래로 끄덕할 수 있음 • 머리는 전형적으로 앞쪽으로 구부려져 있는 상태
팔	• 손은 주먹을 오랫동안 쥐고 있음 • 팔은 몸통 옆에 가지런히 놓여 있음 • 잡기가 강하게 나타남 • 분리적 손가락 움직임이 나타남
이동동작	• 엎드린 자세에서 요람 옆으로 움직이려고 할 수 있음
비전형적 행동	• 분리된 손가락의 움직임은 없음 • 머리는 항상 한쪽 방향에 위치해 있음 • 엎드린 자세에서 얼굴을 들 수 없음 • 뒤로 젖히고 있음(과다폄)

영아(infant): 1개월부터 12개월(표 1.9)

예측할 수 있는 순서로 발달이 진행된다.

발달 순서는 개별 아동마다 다를 수 있다.

2, 4, 6개월에서 비전형적인 발달을 확인해야 한다(그림 1.1A~C).

표 1.9 1개월부터 12개월의 운동 발달

	1개월	2~3개월	4~5개월	6~7개월	8~9개월	10~11개월	12개월
엎드린 자세	머리를 약간씩 들어 올림 머리를 양쪽으로 돌림	아래팔을 지지한 상태로 어깨선에서 머리를 들어 올림 가쪽 체중부하	양쪽 팔에 자유롭게 체중부하 한쪽 손을 뻗음	팔꿈치를 펴면서 몸통을 들어 올림 배밀이를 함 손과 무릎을 고정할 수 있음 앉은 자세로 옮길 수 있음 뒤로 밀 수 있음	엎드린 자세에서 네발기기자세, 다시 앉은 자세로 이동 가능하며, 혹은 네발기기 자세에서 엎드린 자세로 이동 가능	물체를 잡고 반무릎서기 자세로 일어설 수 있음	네발기기자세에서 일어설 수 있음
누운 자세	교대로 발차기 대칭적인 발차기	발차기 움직임	발을 입으로 가져오기 교각자세 팔과 다리를 이용하여 돌아눕기를 시도	발을 입이나 턱으로 가져오기 엎드린 자세로 돌아 눕기 혼자서 앉으려는 시도를 함	손을 잡아 주면 일어서려고 함 혼자서 일어나 앉음	앉고 네발기기 자세로 이동	빠르게 앉은 자세로 이동하거나 네발기기 자세에서 선 자세로 이동
앉은 자세	몸통의 앞쪽 구부림 머리는 짧은 시간 몸통과 같은 선에 위치	머리는 중간 자세 정렬 손을 잡고 당기면 (pull to sit) 머리는 최소-중간 정도의 처짐	다리를 둥글게 만든 상태로 앉기가 나타남 한쪽 팔로 체중을 지지하기 위하여 가쪽 체중이동을 시도함. 다른 한손으로 장난감을 잡고 있음	장난감을 가지고 놀면서 앉은 자세 유지 손을 앞에 짚고 가쪽으로 체중이동 앉은 자세에서 몸통 돌림	앉은 자세에서 장난감을 가지고 놂 앞쪽, 가쪽으로 보호반응 나타남	앉은 자세에서 돌림, 축돌림 쉽게 누운 자세, 엎드린 자세로 이동함	옆으로 앉은 자세를 포함하여 다양하고 폭넓은 앉은 자세 가능

표 1.9 1개월부터 12개월의 운동 발달(계속)

	1개월	2~3개월	4~5개월	6~7개월	8~9개월	10~11개월	12개월
팔	팔 뻗기를 위해 노력하지만, 신체의 자세에 달려 있으며 팔 뻗기는 물체에 대한 시각 안정성과 연결되어 있음 손을 쥐었다 폈다 하지만 대부분 엄지를 구부려 주먹을 쥐고 있음(느슨한 주먹) 누운 자세에서 손은 몸의 중간 위치	팔 뻗기와 팔 흔들기 손을 입에 넣고 손가락 움직임 혹은 입 밖의 손가락 움직임 손을 오랜 시간 펴고 있으며, 엄지는 손바닥 밖으로 나옴	누운 자세에서 팔을 몸의 중간 위치로 완전히 펴서 뻗음 대부분의 시간을 손을 펴고 있음 손바닥으로 장난감을 잡음 두 손으로 장난감을 잡거나 양손에 장난감을 잡음 장난감을 떨어뜨릴 수 있음 시각으로 바라보면서 장난감을 잡음	물체를 몸 중간으로 가져옴 병이 기울어지면 두 손으로 잡을 수 있음 노쪽 손바닥 잡기 손가락으로 갈퀴 형태를 만들어 작은 물체를 잡음 양손으로 물체를 옮길 수 있음 바닥에 장난감을 부딪힐 수 있음	손을 조절하면서 펼 수 있음 노쪽 손가락 잡기 아래쪽 협공 잡기(pincer grasp) 두 개의 물체를 부딪힐 수 있음 박수를 침	협공 잡기 인지로 찌름	공을 굴림 숟가락으로 뜰 수 있음 능숙한 협공잡기로 음식을 먹음 블록을 쌓음 물건을 용기에 떨어뜨릴 수 있음
이동동작		엎드린 자세에서 25~30° 축회전이 나타남 옆으로 누운 자세에서 뒤로 돌아누움	엎드린 자세에서 축회전	배밀이 혹은 배를 들어 올리고 앞으로 기어감	네발기기 가능 지지해 주면 잡고 설 수 있음	외부 지지를 해 옆으로 걷거나 크루즈(cruises) 걷기 한 손 잡고 걷기	양팔을 높이 올리고 다리를 넓게 벌려 혼자서 걸을 수 있음 선 자세에서 스스로 조절하면서 자세를 낮출 수 있음 완전한 스쿼트 자세가 시작됨
비전형적 운동	몸통 아래로 다리를 구부리기 어려움 팔다리의 움직임으로 호를 만들기 어려움 다리의 교대 운동이 없음 활모양의 뒤로 휜 몸통	손을 잡고 당기면 머리가 제 위치에 오지 못함 허리가 뒤로 휨	엎드린 자세에서 가쪽 체중부하가 어려움 누운 자세에서 몸의 중간 위치로 팔을 가져오거나 팔을 완전히 뻗칠 수 없음 지지를 해 줘도 앉은 자세에서 몸통의 뒤굽음증 보임 앉혀 주면 다리를 폄 앉혀 주면 앉은 자세에서 앞으로 나아가지 못함	누운 자세 혹은 앉은 자세에서 몸의 중간 위치에 머리를 두지 못함 앉은 자세에서 균형을 잃지 않고 장난감을 갖고 놀지 못함 엎드린 자세에서 움직임이 없음 손으로 물건을 주면 골반을 뒤로 기울이지 못함	벌벌 기어가거나 토끼 걸음 'W' 자 형태로만 앉음 앉은 자세로 자세를 바꾸지 못함	앉은 자세로 이동 불가능 팔만 사용하여 일어섬 지지를 받고 선 자세에서 발을 바닥에 붙이거나 발에 체중을 지지하지 못함 엉덩관절을 과도하게 굽힌 상태에서 지지에 의해 일어섬	몸통과 팔다리가 뻣뻣하고, 이완되거나 안정성이 없음 부족한 협응 운동이 손과 발의 이동 동작을 방해하고 선 자세를 만들지 못함

	전형적 발달		비전형적 발달	
누운 자세	• 가끔 머리를 중심선에 유지 • 물체를 보이는 데 두면 왼쪽에서 오른쪽으로 머리를 돌림 • 팔다리의 항중력적 움직임이 보이기 시작 • 팔을 뻗어 장난감을 잡지는 못함	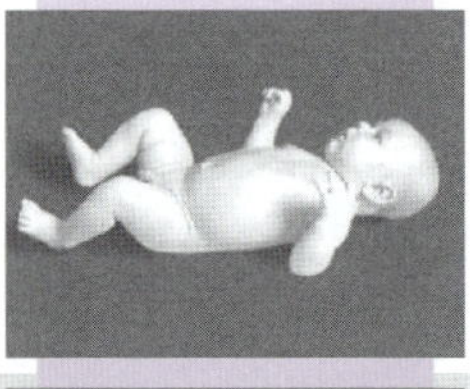	• 머리가 어느 한쪽으로만 주로 돌아가 있는 비대칭성 움직임을 보이거나 혹은 강한 비대칭 목반사(ATNR)를 나타냄 • 시각을 통한 머리 돌림이 어려우며, 한쪽으로만 머리를 돌리거나 중심선에 머리를 둠 • 팔다리의 항중력적 움직임을 만들기 어려움 • 활동이 오랫동안 보이지 않음	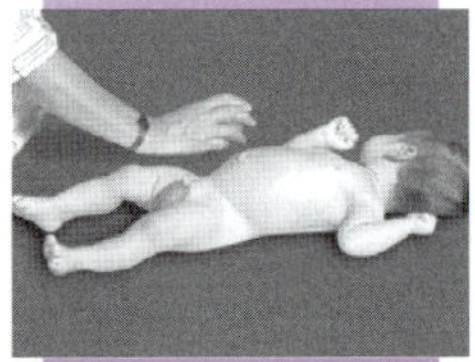
옆으로 누운 자세	• 구르기를 시키면 위쪽 몸통과 머리를 들 수 있으며, 가쪽 머리 바로서기 반응을 보임 • 몸통의 균형 있는 굽힘근, 폄근 활동이 시작됨 • 굽힘근에서 폄근의 우세한 사용으로 바꿀 수 있는 능력이 나타남	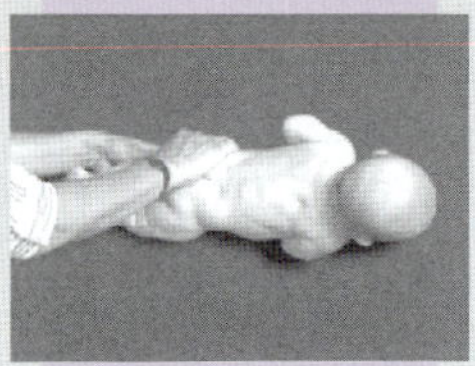	• 구르기를 시키면 머리의 바로서기 반응이 나타나지 않음 • 옆으로 누운 자세에서 시도하려는 것을 볼 수 있으며, 이는 여덟 개의 모든 자세에서 관찰되는 것이 중요함	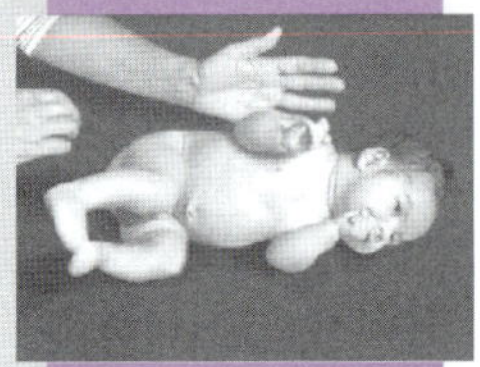
엎드린 자세	• 위쪽 등뼈를 45° 폄할 수 있음 • 엉덩관절과 무릎관절을 태어날 때 굽힘된 자세에서 폄, 벌림 자세로 움직여 몸통과 머리를 들어 올릴 수 있음 • 팔꿉관절은 전형적으로 3개월까지 어깨 밑에 있지는 않음	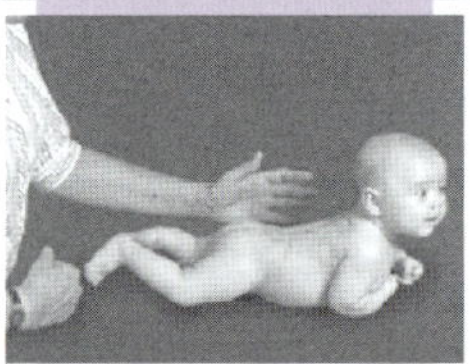	• 신생아 자세처럼 보임. 엉덩관절의 폄을 볼 수 없음. 엉덩, 무릎관절은 굽힘, 가쪽 벌림 자세 • 독립적인 머리 들기 안 됨. 보조를 해 줄 때만 머리를 움직일 수 있음	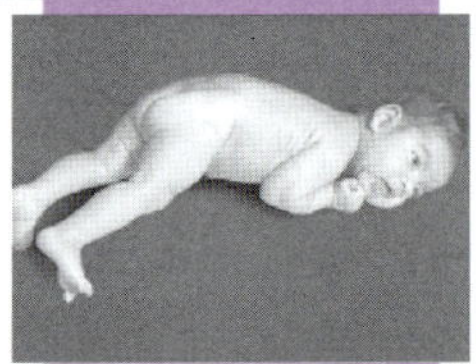
당겨서 앉기	• 머리가 15° 정도 뒤로 떨어짐 • 머리를 세우기 위해 어깨를 올리고 팔꿈치 굽힘 • 바로 앉은 자세에서 머리를 중심선에 유지하려고 목 근육을 사용함 • 목과 위쪽 등척추의 좋은 폄 자세	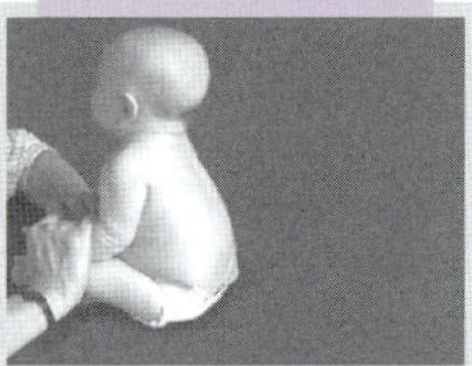	• 팔을 당겨서 앉히는 과정 동안 머리는 뒤로 젖혀져 있음 • 바로 앉은 자세에서 머리 조절이 어려움 • 팔과 목의 근육 활동이 적음 • 바로 앉혔을 때 등과 허리가 둥글게 굽음	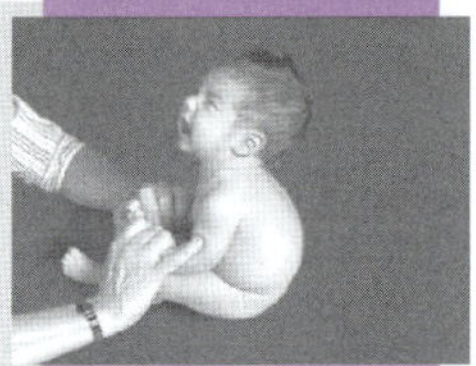
앉기	• 머리가 귀에서 어깨 방향으로 정렬됨 • 도움을 받아 자세를 유지 • 2개월에 머리를 돌리는 것이 가능하거나 가능하지 않을 수 있지만 3개월에는 확실해짐	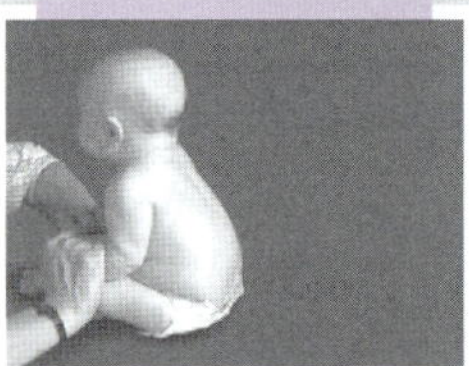	• 앉은 자세를 유지하기 위해 보다 많은 보조가 필요함 • 바로 앉은 자세에서 머리를 들어 올리거나 유지하는 것이 어려움 • 팔의 항중력 활동이 적거나 없음	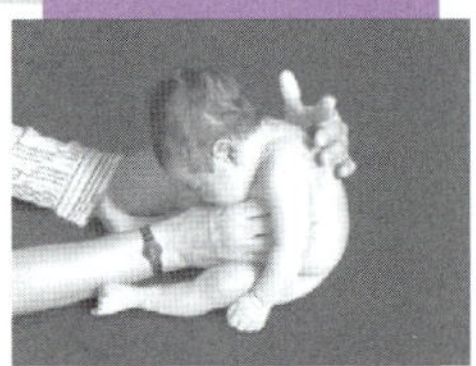
수평 걸치기	• 목과 몸통의 자세를 유지하기 위해 폄 동작이 적절할 수 있음 • 목 가누기가 틈틈이 가능하며 목을 중심선에 유지하기는 어려움	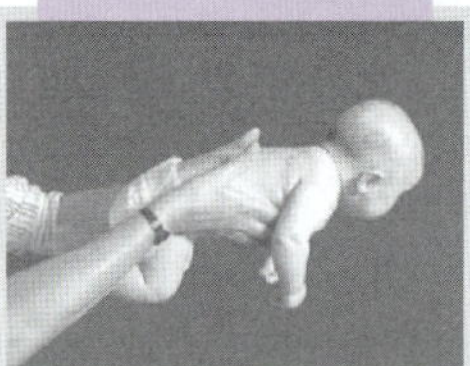	• 목을 들어 올리기 위해 목 혹은 위쪽 등뼈의 활동이 불가능하거나 어려움 • 자세를 유지하기 위해 팔과 다리의 움직임을 사용하려고 함	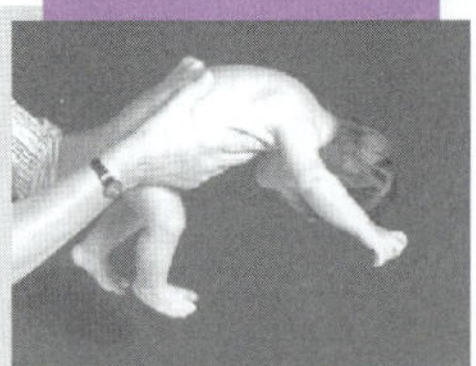
보호 폄 반응	• 머리가 앞 혹은 뒤로 기울어지는 것을 의식함 • 6개월까지 팔을 앞으로 내밀어 충분히 보호하려는 보호반응이 완전히 나타나지 않음	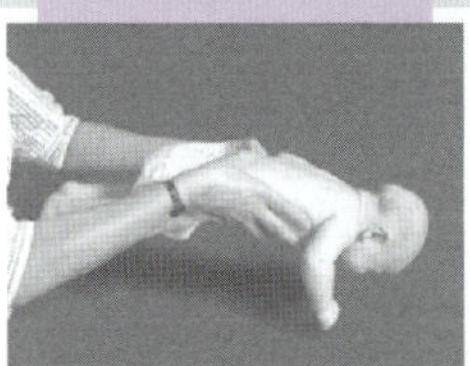	• 머리와 몸통의 항중력적 활동을 만드는 것이 불가능	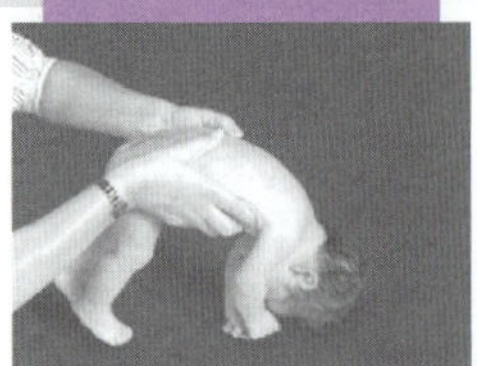
서기	• 몸통을 보조해 주면 다리에 체중을 유지할 수 있음 • 간헐적으로 폄근과 굽힘근의 활동을 볼 수 있음 • 머리에서 몸통, 발까지 좋은 수직 자세를 보임	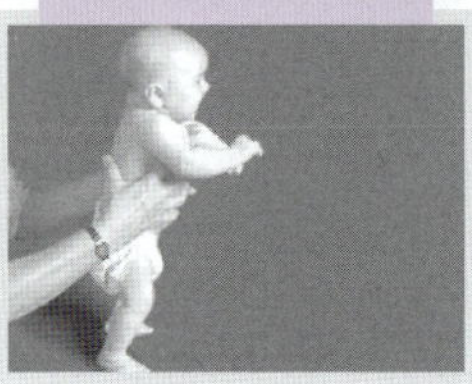	• 발에 체중부하를 하려면 지지를 해야 함 • 서거나 서기를 유지하기 위한 간헐적 근 활동이 없거나 적음	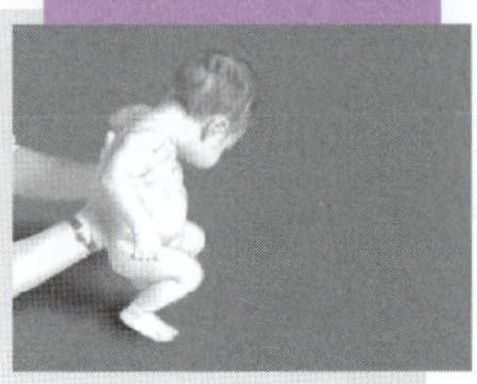

그림 1.1A 2개월 영아의 비교 검진

A-C. 2, 4, 6개월 영아의 비전형적 발달을 인식(Pathways Foundation의 허가를 얻어 인쇄)

	전형적 발달		비전형적 발달	
누운 자세	• 중심선을 나타내며 머리, 눈, 팔, 다리의 대칭성 보임 • 눈과 중력에 대항한 팔 뻗기가 시각적으로 일치함 • 종종 항중력적 움직임을 보이며 안정된 몸통에서 분리된 움직임을 보임	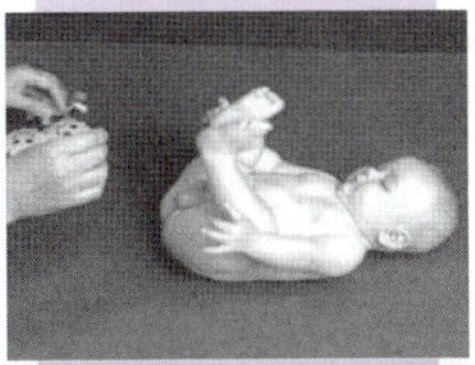	• 머리와 팔다리의 비대칭성 보임, 머리와 몸은 휘어져 있음 • 굽힘근과 폄근의 균형이 보이지 않음 • 무작위로 팔다리를 움직이지만 항중력적 움직임은 기대할 수 없음 • 물체를 따라 시각적 움직임이 없음	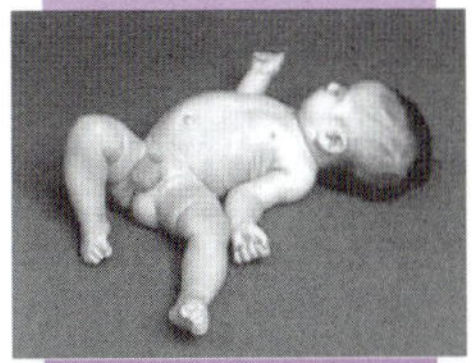
옆으로 누운 자세	• 뒤집으려고 팔을 사용하며 다리의 분리운동을 이용하여 도와줌 • 몸통의 굽힘근과 폄근을 균형 있게 사용하여 옆으로 누운 자세를 유지함 • 독립적인 뒤집기를 준비하기 위해 바닥에서 몸통을 들어 올리고 머리를 들어 올림	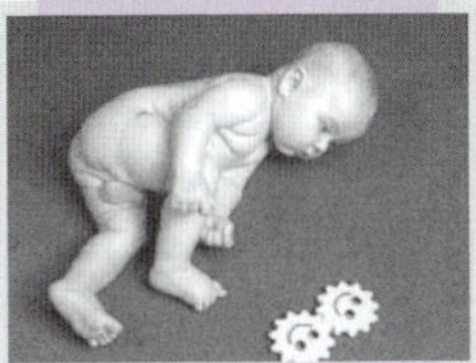	• 뒤집기를 시키면 팔의 위쪽에서 움직이지 않는 것이 보임 • 옆으로 누운 자세를 유지하지 못하고 부적절한 자세 조절이 보임 • 머리를 들어 올리지 못하고 위쪽 몸통을 바닥에서 들지 못함	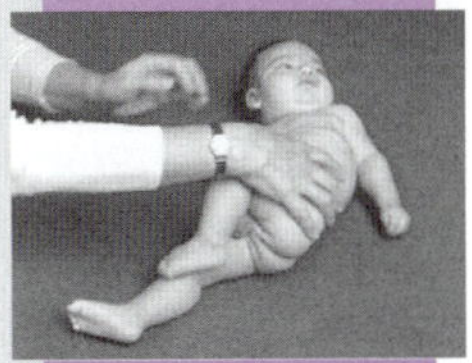
엎드린 자세	• 어깨와 위팔이 팔꿈치와 함께 어깨 앞으로 나가기 시작 • 다리의 폄과 가쪽 벌림이 점점 진행되는 것이 보임 • 물체를 잡으려고 팔이 앞으로 움직이며 물체를 보기 위해 머리를 자유롭게 돌림 • 허리뼈의 폄근이 활동함	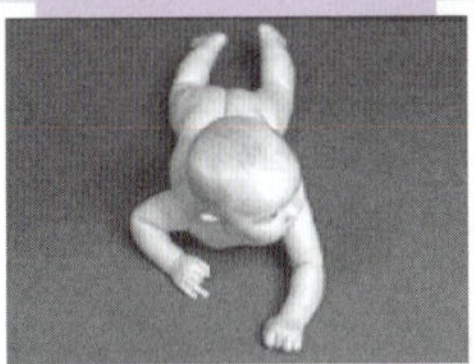	• 어깨 아래에 팔꿉관절이 유지되는 동안 굽혀져 있던 엉덩관절은 앞쪽으로 체중을 이용 • 팔의 체중부하 대신 단지 목의 폄 운동만을 이용. 머리 들기가 유지되지 못함 • 다리 쪽으로 체중을 이동할 능력이 없음	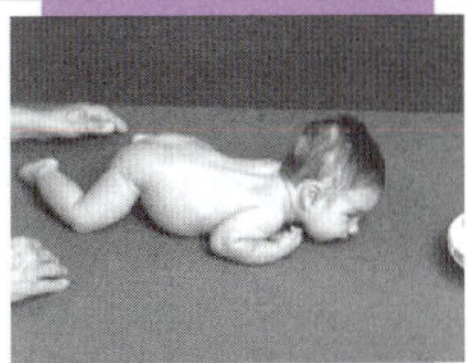
당겨서 앉기	• 머리가 뒤로 젖혀지지 않고 턱이 당겨진 상태로 중심선에 유지 • 당겨서 앉히는 동안 다리를 들어 올리고 몸통 근육의 활동이 나타남 • 당겨서 앉기 위해 양쪽 팔과 배를 당김	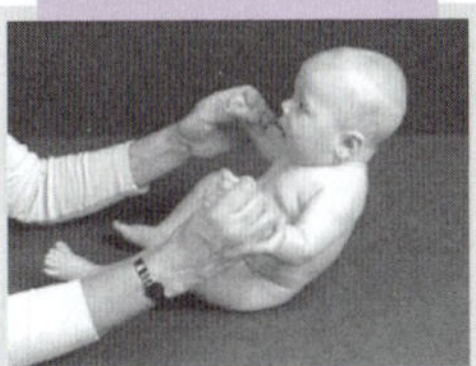	• 머리가 뒤로 젖혀지며 바로 선 자세에서 머리를 바르게 유지하지 못함 • 팔을 당겨 주지 않으면 팔은 앉기에 참여하지 않음 • 앉는 자세를 예측하지 못하는 것처럼 보임	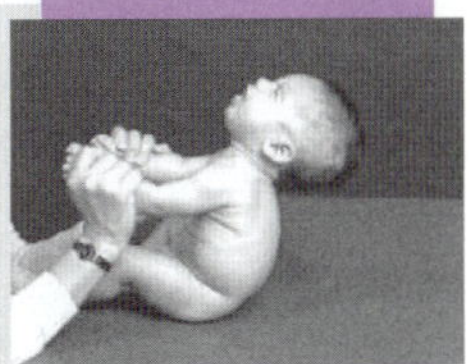
앉기	• 머리가 중심선에서 턱을 당기고 좋은 머리 가누기를 보임 • 등뼈의 폄을 위해 엉덩관절, 골반만 보조해 주는 것이 필요함 • 앞뒤로 움직이기 시작하며 바로 앉은 자세를 위해 엉덩관절이 앞 굽힘에서 뒤로 움직임	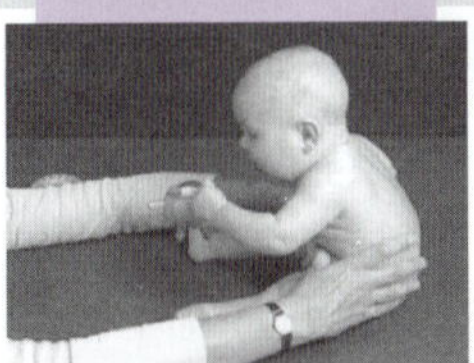	• 머리를 들어 올려 유지하지 못함. 머리를 좌우로 돌리지 못함 • 보조를 위해 겨드랑이 아래를 계속 잡아 줘야 함 • 몸통 쪽의 근력이 감소되는 것을 보상하기 위해 팔다리의 자세를 이용함	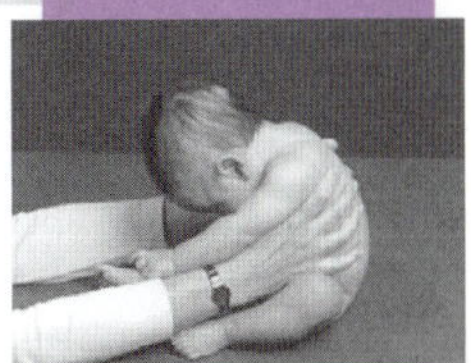
수평 걸치기	• 중심선에서 45° 자세를 유지하기 위해 머리를 바로 세우고 목과 몸통을 편 상태로 유지할 수 있음 • 몸통에서 허리뼈까지 폄과 어깨뼈의 모임이 나타남 • 자유로운 다리와 팔의 움직임	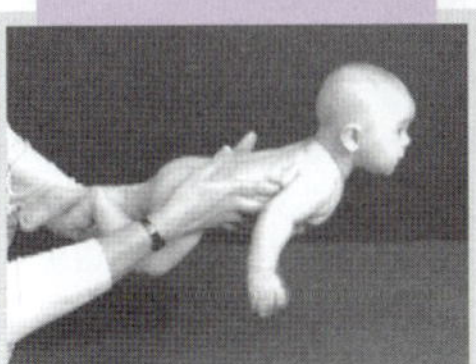	• 잠시 동안 머리 들기 유지가 가능하지만 중심선에서 유지가 어려움 • 몸통의 폄 자세 유지를 할 수 없으며 엉덩관절의 폄 자세를 볼 수 없음 • 팔다리를 움직일 때 몸통의 폄 자세를 유지하지 못함	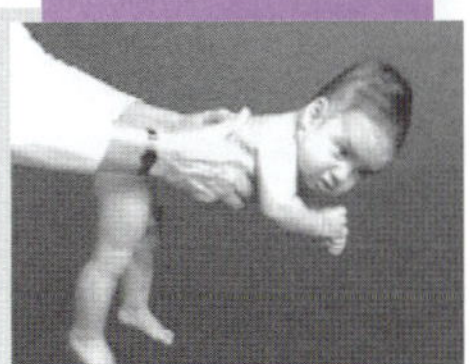
보호 폄 반응	• 앞으로 기울였을 때 목, 몸통, 엉덩관절의 폄이 나타나고 이를 유지함 • 팔이 폄을 유지하는 데 이용되고 있어 팔을 완전히 바닥으로 펼 수 없음	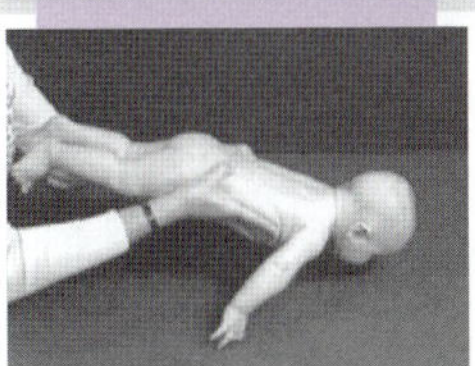	• 앞으로 기울이는 동안 강력한 목, 몸통 그리고 엉덩관절의 폄 자세를 유지할 수 없음 • 머리가 바닥에 부딪히는 것을 피하기 위해 과도한 비대칭적 그리고 고정된 팔의 움직임을 사용	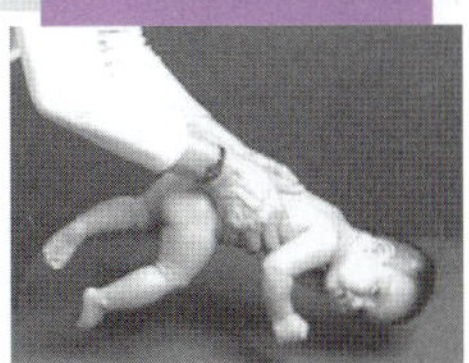
서기	• 어깨 바로 뒤에 엉덩관절이 위치 • 아래 등뼈와 허리뼈의 폄근 활동이 나타나지만 엉덩관절이 완전히 펴지지 않음 • 균형을 도와주기 위해 몸통 아래 부분을 최소한으로 지지해 주면 선 자세를 유지할 수 있음	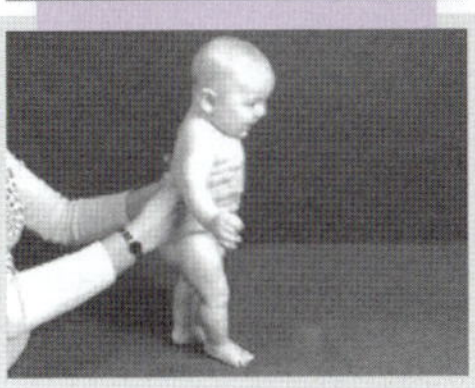	• 서기를 유지하기 위해 위쪽 등뼈 부분을 지지해 주는 것이 필요 • 머리 들기를 만들기 위해 간헐적으로 폄을 사용하기도 함 • 어깨는 엉덩관절의 앞쪽에 남아 있음 • 체중부하를 유지하기 위해 엉덩관절과 몸통의 적절한 조절이 결여됨	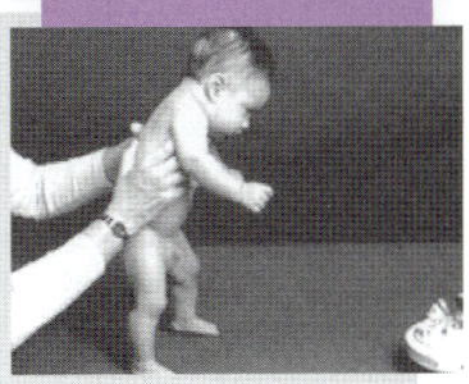

그림 1.1B 4개월 영아의 비교 검진

	전형적 발달		비전형적 발달
누운 자세	• 중력에 대항하여 팔다리를 대칭적으로 들어 올리고 유지할 수 있음 • 몸통 근육의 항중력 조절력이 증가하고 팔다리의 움직임이 자유로움 • 바라보기, 팔 뻗기, 잡기 그리고 물체를 옮기기 등에 반응하는 시운동이 빠르게 나타남	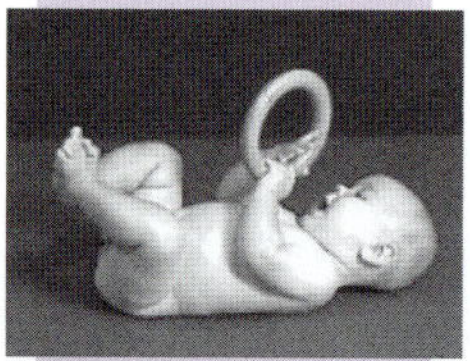	• 머리와 몸통을 중심선에 유지하는 능력이 좋아지지만 아직까지 적절한 항중력 움직임은 없음 • 팔과 다리의 벌림과 가쪽 돌림이 과도하게 나타나 주로 움직임이 바닥에서 나타남 • 물체에 대해 시각적인 흥미가 나타나지만 팔을 뻗거나 잡을 수 없음	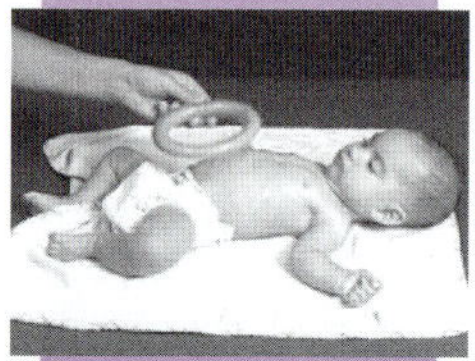
옆으로 누운 자세	• 혼자서 뒤집기를 하고 옆으로 누운 자세에서 엎드린 자세로 또 바로 누운 자세로 각 방향으로 쉽게 움직임 • 능동적인 머리 바로 서기 반응을 보이며 한쪽 팔을 뻗으면서 다른 팔을 바닥에 짚고 몸을 일으킴	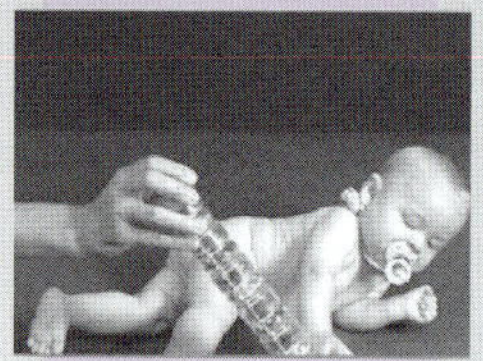	• 바로 누운 자세에서 옆으로 누운 자세로 뒤집기를 하는 검사자로부터 보조를 필요로 함 • 목, 어깨 그리고 몸통의 폄 자세가 불균형하게 나타나 뒤집기를 시키는 동안 팔을 이용하는 것을 방해하게 됨	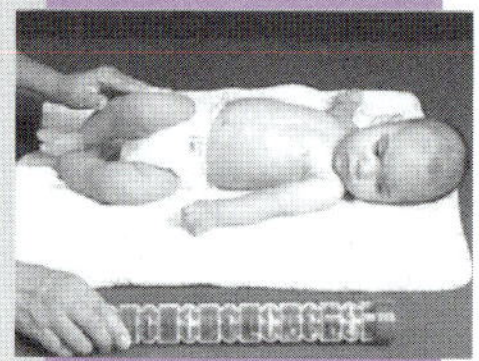
엎드린 자세	• 허리와 다리의 폄과 함께 앞으로 뻗은 팔과 아래팔에 체중을 실음 • 팔 뻗기, 잡기, 놀이 등을 위하여 팔에서 조절된 체중 이동이 보임 • 엄지를 이용하여 장난감을 잡음	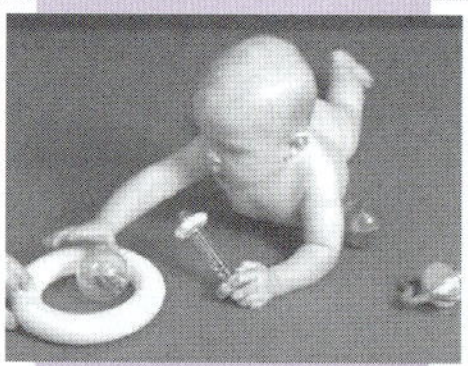	• 머리, 어깨 그리고 몸통의 조절 능력이 감소하기 때문에 놀이를 위해 엎드린 자세를 선택하지 않음 • 팔의 근력이 감소함에 따라 골반으로 체중 이동이 방해받음 • 어깨보다 뒤쪽에 위치한 팔꿈치 자세는 머리와 몸통의 들어 올리기를 방해함	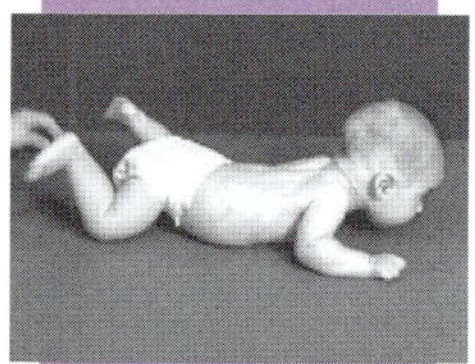
당겨서 앉기	• 팔을 당기기 시작하면 능동적으로 머리를 바닥에서 들어 올리려는 반응이 빠르게 나타남 • 능동적으로 팔과 배를 사용함 • 머리, 목, 팔의 좋은 대칭성이 보임	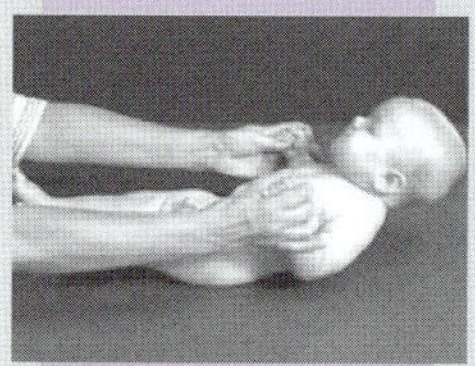	• 당겨서 앉기를 최소한 보조 • 바로 앉을 때까지 목은 뒤로 젖혀져 있음 • 팔의 당기기가 보조가 되지 않음	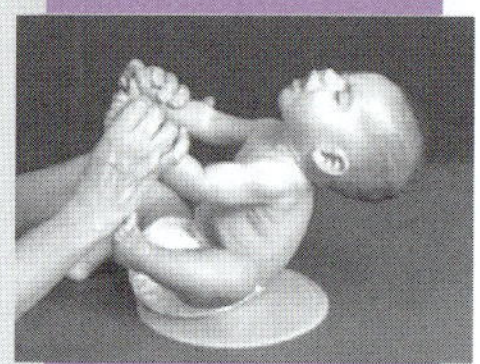
앉기	• 등뼈에서부터 능동적인 폄 운동으로 머리와 몸통의 안정된 조절을 보임 • 다리에서 넓은 지지면을 사용하면서 한쪽 팔을 뻗을 수 있음	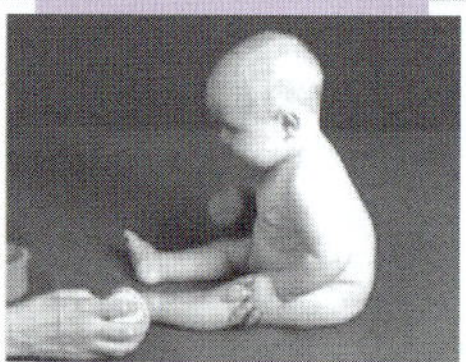	• 머리를 중심선에 바로 세우고 유지하기 위해 노력하지만 시각이나 탐색을 활용할 수 없음. 바로 선 자세를 위해 너무 많은 노력이 필요 • 안정성을 위해 가슴 위쪽을 지지해야 함 • 몸통의 폄 자세와 자유로운 팔 뻗기가 감소된 것이 나타남	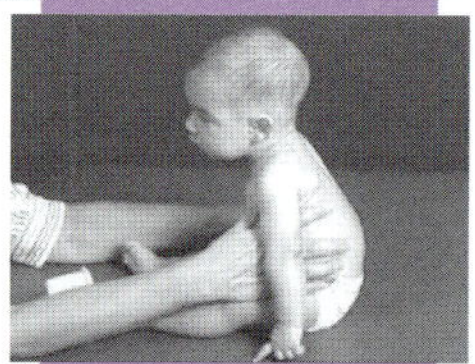
수평 걸치기	• 목, 위쪽 등뼈, 엉덩관절, 다리 등의 완전한 폄 자세가 유지됨	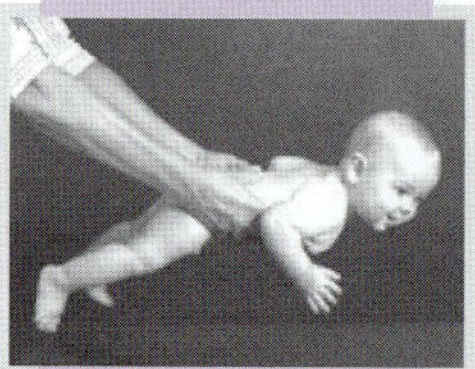	• 위쪽 등뼈를 이용하여 잠깐 동안 머리를 중심선에서 들어 올리고 펼 수 있음 • 척추와 엉덩관절을 통한 폄 운동은 볼 수 없음	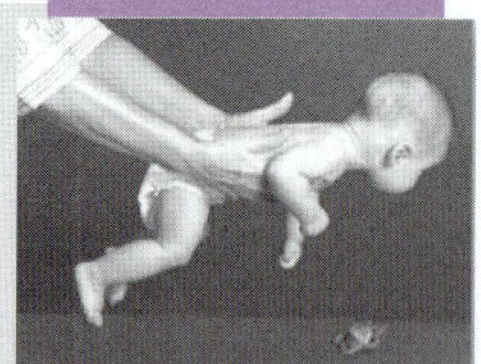
보호 폄 반응	• 앞으로 기울이면 완전한 보호 반응에 따라 쉽고 빠르게 팔을 앞으로 내밂 • 장난감을 잡으러 한쪽 팔을 뻗으면 다른 한쪽 팔은 즉시 짚음	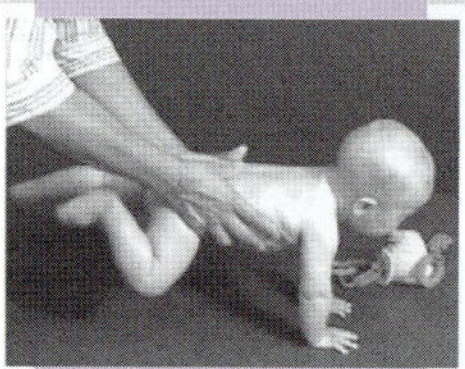	• 보호 반응을 위해 팔을 바닥으로 가져오지 못함 • 팔을 자유롭게 움직이고 앞으로 가져오기 위해 목과 몸통의 부적절한 항중력 근력이 보임	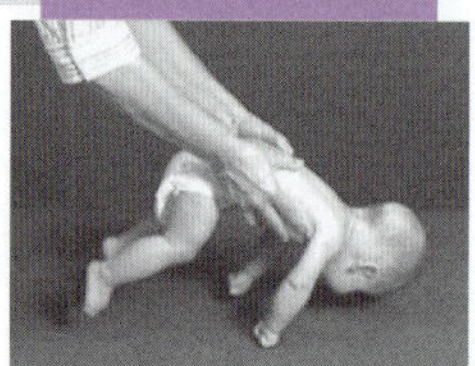
서기	• 폄 자세의 다리에 즉각적인 체중부하가 일어나며 주위를 돌아보기 위해 머리를 돌림 • 엉덩관절은 약간 구부리고 어깨 뒤에 위치함 • 몸통의 안정성을 보조하기 위해 팔을 사용	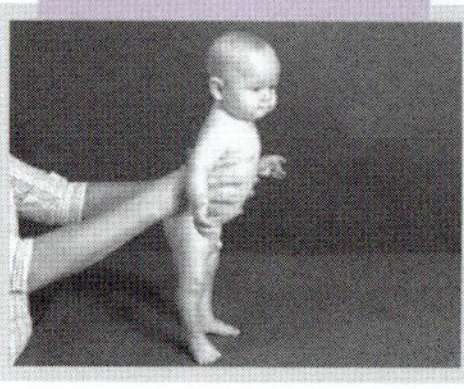	• 보조를 통해 선 자세를 유지하는 동안 능동적인 체중 이동을 시작하거나 유지하는 것에 실패함 • 머리와 몸통의 항중력적 조절의 필요성이 결여 • 머리, 몸통, 엉덩관절, 무릎관절, 발목관절 등의 수직 정렬이 어려움	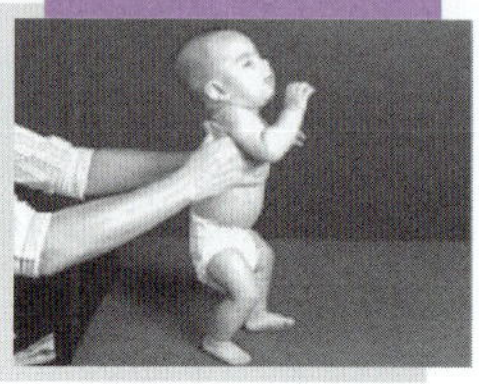

그림 1.1C 6개월 영아의 비교 검진

유아기(toddler): 13개월부터 3세(표 1.10)

독립성이 증가하는 기간이다.

일어서는 운동 기술이 정교해진다.

표 1.10 13개월부터 36개월의 운동 발달

	13~15개월	15~18개월	18~24개월	24~36개월
대운동	외부의 도움 없이 선 자세를 유지 바닥에 있는 물체를 집기 위해 허리를 구부리거나 스쿼트 자세를 취할 수 있으며, 다시 일어나 선 자세를 유지할 수 있음 외부의 도움 없이 바닥에 서 있을 수 있음	걸으면서 물체를 잡아 당기거나 옮길 수 있음 계단을 기어오르거나 내려올 수 있음. 손잡이를 잡고 걷기를 함 공을 차려고 함	순간적으로 한 발로 설 수 있음 낮은 장애물을 넘어 갈 수 있음	작은 공을 전방으로 찰 수 있음 공을 던질 수 있음 낮은 높이의 점프 가능 한쪽 발을 먼저 내세워 점프 가능 두 발로 점프할 수 있음 발끝으로 서는 자세를 따라 할 수 있음 세발자전거를 탐
지각 운동	같은 손에 두 개의 사각형을 잡음 2~3개의 사각형을 쌓을 수 있음 탁자나 높은 의자에 있는 물체를 바닥으로 던질 수 있음 팔꿈치를 펴고 던질 수 있음	한번에 여러 장의 페이지를 넘길 수 있음 글씨를 흘려 쓸 수 있음 3~4개의 사각형을 쌓을 수 있음 나무못을 판에서 빼고 다시 제자리에 꽂을 수 있음	5~6개의 사각형을 쌓을 수 있음 작은 알갱이를 병 속에 넣음 목걸이를 뚝 분리할 수 있음 움직임을 따라 할 수 있음	6~7개의 사각형을 쌓을 수 있음 책을 한 장씩 넘길 수 있음 문 손잡이를 돌릴 수 있음 일직선, 수평성, 원형 등의 표시를 따라 그릴 수 있음 삼각형태로 잡음(tripod grip)
이동 운동	독립보행 성인용 의자에 올라감 뒤로 몇 걸음 걸어감 몸을 쉽게 굽혔다 폈다 함 걸으면서 물체를 옮김 외부의 도움에 의해 기어 올라가거나 걸어서 올라감	골반의 넓이에 맞는 지지면 달릴 수 있지만, 충분히 협응되지 못하거나 팔의 교대 운동이 없거나 함 옆으로 몇 걸음 갈 수 있음	한쪽 손을 잡고 한 발을 계단에 올리거나 올라감 달리기 속도나 리듬감이 좋아짐 제자리 점프를 시도함	한 발 올리고 또 다른 발을 올리는 패턴으로 계단을 오르거나 내려감 성인처럼 한 발씩 교대로 계단을 올라가려고 시도함 좋은 협응과 팔의 교대 운동으로 달리기를 함 선을 따라서 뒤로 걸어감
비전형적 운동	엉덩이를 바닥에 붙이거나 토끼 걸음 혹은 구르기로 주위를 돌아다님	바로 선 자세에서 걷기가 어려움	골반의 위치보다 지지면이 좁거나 넓음 걷거나 달리기 동안 종종 넘어짐	걷지 못하거나 걷는 동안 자주 넘어짐 안짱다리 혹은 과도한 바깥 돌림 과도한 발목관절 엎침 혹은 뒤침 골반보다 너무 넓거나 좁은 지지면 새로운 기술이나 창의적 활동을 피함

학령전기(preschool): 3세부터 5세(표 1.11)

움직임은 점점 더 정밀해진다.

운동 기술은 일상생활이나 놀이활동으로 통합된다.

일상생활활동의 독립성이 증가된다.

표 1.11 36개월부터 5세까지의 운동 발달

	36개월	42개월	4세	54개월	5세
대동작	점프하고 두 발로 착지함 자전거를 타고 발바닥으로 혹은 페달로 쉽게 앞으로 갈 수 있음 1~2인치(약 2.5~5cm) 정도의 물체를 점프할 수 있음 공을 잡으려고 예측하는 곳으로 팔을 뻗을 수 있음	세 발 형태로 된 다양한 물체에 오르고 페달을 밟을 수 있으며 내려올 수 있음 한쪽 발로 3초 이상 설 수 있음 한 발로 점프할 수 있음 공을 찰 수 있음 여러 차례 앞으로 점프를 성공적으로 할 수 있음	앞으로 뻗어 가는 공을 잡으려고 몸을 돌릴 수 있음 한 발로 점프를 여러 번 성공적으로 할 수 있음 발끝으로 서고 걸을 수 있음 보조 바퀴가 있는 두발자전거를 탈 수 있음	공이 오는 곳으로 팔을 뻗쳐 잡을 수 있지만, 팔꿈치는 옆에 위치할 수 있음 8~10피트(약 2.5~3m) 거리에 있는 사람에게 공을 던질 수 있음 바닥에서 2~3인치(약 5~7.5cm) 점프할 수 있음	두 발로 크게 점프할 수 있으며 두 발로 착지할 수 있음 바닥의 6~8인치(약 15~20cm) 물체 높이를 점프함 10피트(약 3m) 거리의 목표에 공을 던질 수 있음 롤러스케이트를 탈 수 있음 자전거를 탈 수 있음
지각 운동	표시에 따라 십자를 그릴 수 있음 가위질을 시도함 사각형으로 다리를 모방함 우세 손이 나타남	크기에 맞게 끈과 끈을 연결함 블록을 이용하여 다리를 만듦 병 안에 들어 있는 물체를 확인하기 위해 병 마개를 엶	동적으로 연필을 삼각 잡기할 수 있음 십자 형태를 만들 수 있음 선을 그리려고 노력함 우세 손이 확정됨	종이를 반으로 접을 수 있음 종이를 큰 사각형태로 자를 수 있음 글자 형태가 시작됨	동적 삼각 잡기 간단한 형태, 글자, 숫자를 그림 작은 나무못을 보드에 꽂고 다시 쉽게 뺄 수 있음 실패에 끈을 감음
이동 운동	두 발을 교대로 계단을 올라감 빠른 속도와 리듬감으로 달리기	달려가 공을 참	리듬감 있게 달리며 두 팔을 교대로 움직임	균형대나 연석 위에서 넘어짐 없이 걸어감	공을 땅에 떨어뜨렸다가 참 줄넘기를 함
비전형적 운동	걷지 못하거나 잘 넘어짐 안짱다리 혹은 과도한 바깥 돌림 지지면이 과도하게 넓거나 골반보다 좁음 새로운 기술이나 창의적인 행동을 피함	부드러운 물체나 공을 잡는 데 성공하여도 반응 시간이 불충분함 공을 차거나 점프를 하기 위해 한 발로 서는 것이 불가능하며, 한 발로 서 있는 것도 불가능	높이 점프하기, 높은 곳에 올라가기 등과 같은 중등도에서 고난이도를 요구하는 운동 기술은 시도하지 않음 공 잡기, 공 차기 등은 어려움 우세 손이 모호함	한손으로 던지기, 한쪽 다리로 점프하기 등의 비대칭적인 신체 자세나 팔다리의 분리 운동을 요구하는 운동 기술은 어려움	장난감에 타거나 페달링이 어려움 다른 사람이 완성하는 것을 본 후에도 그것을 모방할 수 없는 운동 기술 골반보다 넓은 지지면 공을 잡을 수 없음 마커나 연필을 잡을 때 삼각 잡기보다는 주먹 쥠

이동의 발달

출생 전 이동운동

- 자궁 내 태아의 자세 변화를 말한다.
- 관절 발달의 중대 시기이다.
- 엉덩관절의 폄 운동으로 자궁벽을 활발하게 밀어서 태아가 출생을 준비하는 자세를 만든다.

신생아의 이동운동

- 신생아를 바로 세웠을 때 나타나는 교대운동이다.
- 양성 지지 반응이다.

첫 1년 동안의 이동운동 능력(표 1.12)

영아와 아동에 있어서 이동운동의 다양한 변화가 존재한다.

- 어떤 아동은 전형적인 보행 이전에 네발기기나 배밀이를 하지 않지만, 네발기기는 양쪽/교대 운동 기술의 기초가 되는 중요한 요인이다.
- 엉덩이로 기거나 배를 들고 기어가는 것은 아동이 손상이 없다는 것을 나타내는 전략이다.
- 성장하는 아동에게 다양한 신체적 활동은 이동운동 패턴에 우선적으로 영향을 미친다.
- 문화적 기대감과 양육자의 태도는 독립적인 이동운동 발달에 영향을 미친다.

표 1.12 이동운동: 출생부터 12개월

나이	이동운동
출생~3개월	• 엎드린 자세, 신생아는 움직이고 가끔 침대의 구석으로 교대운동으로 움직임
3~7개월	• 위쪽 몸통을 들어 올리고 축회전
5~7개월	• 순차적인 구르기 혹은 배 들고 기기
7~9개월	• 엉덩이로 기기 혹은 잡아당김 • 손과 무릎으로 기기 혹은 네발기기
8~11개월	• 크루징(cruising) • 초기에 손으로 잡고 일어서서 한 발 떼기
12~15개월	• 독립보행: 지지기 동안 짧고 고르지 않은 발자국, 넓은 지지면, 높은 팔의 자세, 발바닥 혹은 발 앞쪽으로 초기 닿기, 증가된 발등 굽힘, 최소한의 전진 발뒤꿈치 들기 • 30%의 아동은 달리기를 격려하면 속도를 증가시킬 수 있음

초기 아동기 보행의 변화(표 1.13)

표 1.13 초기 아동기에서 보행의 변화

나이	보행 변화
18개월	• 발뒤꿈치 닿기가 나타남 • 50%의 아동은 교대 팔 흔들기를 보임 • 78%의 아동은 달리기를 격려했을 때 보행 속도가 증가
2년	• 디딤기 동안 일관된 무릎 굽힘 동작이 현저하게 나타남 • 7%의 아동이 균형대(10m×3cm) 위를 옆으로 걷거나 한 발씩 교대로 걸을 수 있음
2년 6개월	• 대부분의 아동이 뒤꿈치 들고 혹은 뒤꿈치로 걸을 수 있음 • 5%의 아동은 한 발로 뛸 수 있음(hopping)
3년	• 보행 패턴의 성숙: 분당 발자국 수(cadence)가 증가되고 성인에 비해 한 발자국 거리가 짧은 것 외에 모든 보행 특성은 성인과 유사함 • 디딤기 없이 달리기가 가능함
3년 6개월	• 지지면이 골반 너비보다 작아지거나 비슷해짐
4년	• 팔의 교대 흔들기가 확실해짐 • 대부분의 아동이 균형대 위를 걸을 수 있음 • 대부분의 아동이 한 발로 앞으로 뛸 수 있음
6~7년	• 키와 다리 길이가 증가함에 따라 두 발 거리가 증가해 나가면서 모든 보행 특성이 성숙됨

보행 패턴에서 보이는 이행동작

지지면은 점진적으로 골반의 너비만큼 감소: 독립보행이 시작된 후 3년 내에 발생한다.

보행 속도의 증가는 외부의 도움에 따른 보행에서 독립보행으로 발달하는 과정에서 1분간 발자국 수의 증가에 의해 영향을 받는다.

보행 속도는 독립보행이 이루어진 후 양발 거리의 증가에 의해 영향을 받는다.

양발 거리는 나이, 다리 길이, 키와 관련 있다.

양팔을 높이 들고 걷다가 양팔이 교대 흔들기 운동으로 바뀌는 것은 독립보행을 성취한 후 4~5개월 뒤에 나타난다.

과도한 엉덩관절 굽힘과 함께 일어나던 발바닥의 초기 닿기에서 발뒤꿈치 닿기로 바뀌는 것은 독립보행이 나타난 후 약 5~6개월이 지나서야 가능하다(약 18개월).

독립보행 이후 약 4개월 정도에 발목관절의 발바닥 굽힘이 무릎관절의 굽힘과 동시에 나타나게 된다. 2년 이내에 나타나야 한다.

발뒤꿈치 닿기는 2세까지 무릎관절의 폄과 함께 발목관절의 발등 굽힘에 의해 촉진된다.

이동의 구성요소

분속수(cadence): 분당 발자국 수, 유아기에서 성인으로 가면서 점차 줄어든다.

- 12개월: 175
- 3세: 153
- 7세: 143
- 성인: 114

보행주기(gait cycle): 오른쪽 발뒤꿈치 닿기에서 다시 오른쪽 발뒤꿈치 닿기

초기 닿기(initial contact): 발의 디딤, 발뒤꿈치 디딤 혹은 발뒤꿈치 닿기

골반돌림(pelvic rotation): 양다리의 흔듦기와 디딤기에서 나타나는 골반의 돌림운동

디딤기(stance phase): 보행주기의 60%

- 초기/이중 지지기(initial/double support): 부하 기간, 한쪽 다리의 초기 닿기에서부터 반대쪽 다리의 발끝 떼기
- 단일 지지기(single limb stance): 한쪽 다리의 흔듦기 동안 다른 한쪽 다리의 디딤기

발자국 거리(step length): 두 발이 동시에 바닥에 닿아 있을 때 한쪽 발뒤꿈치에서 다른 한 발의 발뒤꿈치까지의 거리

두 발 거리(stride length): 오른쪽 발자국거리와 왼쪽 발자국거리를 합한 거리

흔듦기(swing phase): 보행주기의 40%, 한쪽 발의 발끝 떼기에서 시작하여 같은 발의 발뒤꿈치 닿기까지

- 가속기(acceleration phase)
- 중간 흔듦기(midswing)
- 감속기(deceleration)

보행 속도(walking velocity): 단일 방향에서 평균 속도. 나이보다는 키와 다리 길이에 의존적이다.

- 12개월: 64cm/s
- 3년: 86cm/s
- 7년: 114cm/s
- 성인: 122cm/s

비전형적 이동행동(표 1.14)

표 1.14 비전형적 이동행동

태아운동불능/무운동	• 무뇌증, 척수갈림증, 선천성신경병증, 신경병증, 뇌병증, 자궁기형으로 인한 태아군집, 다태아, 양수부족 등과 같은 신경관 장애로 인함
비대칭성 혹은 만성 엎드린 자세에서 피봇 돌림	• 신생아가 9개월이 될 때까지 한쪽 방향으로만 돌거나 다른 이동 가능한 자세로 바꾸지 못할 경우 • 쇠약, 체중이동 불가능, 근 긴장도 이상 등이 원인이 될 수 있음
특공대 기기	• 다리는 펴고 몸통은 바닥에 붙이고 한쪽 혹은 양쪽 팔을 이용하여 앞으로 기어 나감 • 9개월 이후에도 이러한 기기가 계속된다면 주시해야 함 • 척수갈림증 아동일 수 있음
토끼 기기	• 양쪽을 이용하는 교대 운동이 안 됨. 몸통 아래에서 굽혀져 있던 엉덩관절과 무릎관절을 당기고 팔을 펴면서 기어감 • 아동이 18개월이 될 때까지 이 동작만 이용하고 다른 동작으로 바꾸지 못할 경우 주시해야 함 • 경직형 양다리 마비 아동에게는 전형적인 패턴
엉덩이 기기, 끌기, 절룩거림	• 앉은 자세에서 팔과 다리 혹은 발뒤꿈치만을 이용하여 앞으로 감 • (비록 흔하지 않지만) 때때로 아동은 누운 자세에서 머리와 발뒤꿈치를 이용하여 앞으로 이동하기도 함 • 출생 후 12개월까지 이러한 방법으로만 이동이 가능하다면 주시해야 함
아웃토잉 (과도한 바깥돌림)	• 근위축, 결합조직의 이완 등과 관련 있음 • 무릎, 발목관절의 안정성이 결여된 경우 보상 운동이 있을 수 있음 • 넙다리뼈머리끝분리증의 증상일 수 있음. 특히 한쪽만일 경우는 더함 • 넙다리뼈 뒤굽음증 혹은 발뒤꿈치뼈의 기형과 관련이 있음 • 종종 척수갈림증, 소아마비, 아래운동신경원과 내재성 근육 장애 등에서 볼 수 있음
인토잉 (과도한 안쪽 돌림)	• 3세 이하 아동에게는 전형적인 패턴 • 이러한 패턴이 지속되거나 효율적인 보행을 방해한다면 근위축, 근 긴장도의 불균형, 엉덩관절 아탈구, 넙다리뼈의 앞굽음 증가, 정강뼈 안쪽 회전, 발의 안굽이, 중간발의 엎침 혹은 뒤침, 발뒤꿈치뼈 가쪽 혹은 안쪽 번짐 때문일 수 있음 • 종종 경직형 양다리 마비 아동에게서 볼 수 있음
무릎관절 안굽이 걸음	• 대개 자연적으로 교정됨 • 정강뼈에 비정상적인 힘을 만들어 내거나 블런트병(Blount disease)이 발생할 수 있음
무릎관절 밖굽이 걸음	• 무릎관절의 밖굽이 각도는 3~6.5세까지 점차적으로 감소함 • 드물게 6.5세 이후에 계속될 수 있지만, 심각한 류마토이드 관절염과 관련이 있음
특발성 발끝 걸음	• 신경학적 혹은 근뼈대계 장애와 관련성이 없을 수 있음 • 심각한 인지 장애 혹은 자폐성 아동에게서 감각 전달 장애를 가진 경우 나타남
발꿈치들린휜발 걸음	• 흔듦기 동안 발의 발바닥굽힘이 심하게 나타나며, 디딤기 시 발 앞부분이 닿음 • 전형적으로 휜발이나 만성적인 근육의 불균형의 결과로 인한 아킬레스힘줄의 심각한 짧아짐이 원인 • 구부정한 자세에서 보행을 안정화시키게 됨. 신경학적으로 초기에 나타날 수 있음

표 1.14 비전형적 이동행동(계속)

웅크린 걸음	• 디딤기 동안 과도한 엉덩관절, 무릎관절 굽힘, 발목관절의 발등 굽힘이 나타남 • 저긴장 혹은 근위축으로 인한 엉덩관절과 무릎관절의 완전한 폄 운동이 이루어지지 않기 때문이기도 하며, 엉덩관절, 무릎관절 등의 강직 때문이기도 함
발꿈치 걸음	• 이완성 마비 혹은 감각 소실로 인해 발꿈치 들기 없이 편평발 걸음
트렌델렌버그 걸음	• 다리 길이 차이 혹은 척추옆굽음증이 원인이 될 수 있음 • 중간볼기근이 기울어지게 되는 엉덩관절의 벌림근 위축과 관련이 있으며, 이는 선천성 엉덩관절 어긋남 혹은 양쪽 내재근 질병 때문일 수 있음 • 간혹 의지가 잘 맞지 않을 경우에도 발생 • 트렌델렌버그는 양쪽 긴다리 보조기를 착용하였을 때 우세한 쪽의 다리를 의미하는 용어로 사용되기도 함

자세조절의 발달

감각계(sensory system)는 자세조절의 발달에 매우 중요하다.

시각(vision)은 생후 1년간 주요 전환점에서 자세를 조정하는 데 지배적인 지각 수단으로 보인다: 앉은 자세에서 기기, 기기에서 일어서기, 서기에서 걷기

안뜰계통(vestibular system)은 어린 신생아가 시각을 활용할 수 없을 때 작용하게 되는데 이는 자세의 방향성에 대해 피드백을 제공한다.

몸감각계통(somatosensory system)은 팔다리의 위치에 대한 감각을 입력한다.

1~7세 아동은 외부 동요에 반응할 때, 몸쪽 근육이 반응하기 전에 먼쪽 근육(특히 발목)이 반응하게 된다.

7세 이후 아동은 성인과 같이 반응하게 되는데, 초기에는 자세를 유지하기 위해 몸통의 폄 근육을 사용한다.

적응기술의 발달(표 1.15)

적응기술은 독립성 수준에 영향을 미치는 일상생활활동 혹은 자조기술 같은 활동이다.

운동기능부전은 아동의 수행능력에 크게 영향을 미칠 수 있다.

이러한 적응기술은 문화적 영향력과 가족의 기대치 등이 있기 때문에 (아동 개인마다, 국가마다) 편차가 크게 나타난다.

표 1.15 18개월부터 5세까지 아동의 적응기술

	18~24개월	24~30개월	3세	4세	5세
먹기	• 손가락 사용 • 컵으로 마시기 • 스푼으로 먹기	• 스푼, 포크 사용 • 컵에서 다른 컵으로 물을 부을 수 있음	• 식사도구를 적절히 사용	• 식탁에 수저를 놓거나 정리할 수 있음	
옷 입기	• 신발, 양말 벗기 • 입었던 셔츠를 벗기 위해 손을 내밂	• 신발을 신을 수 있음 • 바지를 올리고 내릴 수 있음 • 겉옷의 옷소매를 찾을 수 있음	• 스웨터와 같은 옷을 입고 벗을 수 있음	• 단추를 끼우거나 풀려고 시도함	• 신발끈이 없는 신발 사용 • 버클 사용 • 단추를 채우거나 풀 수 있음
대소변 처리	• 오염 여부를 확인할 수 있음 • 하루 중 몇 시간은 소변이 젖지 않음	• 좌변기에 앉을 수 있음 • 낮잠 때 실수를 하지 않음 • 규칙적으로 화장실 사용	• 좌변기를 적절히 사용할 수 있지만 가끔 실수함		

인지 발달(표 1.16)

발달의 여러 지표 중 아동의 문제해결능력에 기초한다.

여섯 가지 주요 과정이 있다.

- 분별: 비슷한 물체끼리 모으거나 혹은 서로 다른 물체를 분리할 수 있음
- 예측: 사건의 패턴이나 중복을 인식함으로써 익숙한 사건을 기대하는 것과 관련
- 모방: 복사. 아동이 새로운 행동을 배울 수 있는 능력. 언어 발달 촉진
- 사물영속성(object permanence): 현재 물리적으로 존재하지 않는 물체도 존재하고 있다는 것을 아는 능력으로, 정신적 재현의 한 형태이며 상징성을 사용하고, 기억의 기초로서 기여함
- 주의력: 하나의 사물이나 활동에 집중하는 것으로, 상관없는 일이나 경쟁적인 자극을 가려내는 능력
- 문제해결능력: 도전적 과제를 해결하는 과정을 익히는 것

초기에는 자신에게 초점이 맞추어지다가 점차적으로 다른 사람들과 사물과의 관계에서 자신을 보게 되며 결과적으로는 상징화(사물, 그림, 단어)를 통한 세계를 재현할 능력이 생기게 된다.

신생아 발달 평가는 아동의 미래에 나타나는 지능 혹은 학습 수행능력을 예측할 만한 신뢰도를 갖고 있지 않다.

표 1.16 인지 발달

나이	기술
0~6개월	• 종소리 혹은 딸랑이의 소리에 반응 • 모양 혹은 무늬를 좋아함 • 눈이 움직이는 사람을 따라감 • 사물보다 사람을 더 좋아함. 엄마를 인식 • 행동과 사람을 연합시킴 • 자기만족을 위한 행동을 반복함 • 거울을 보면 소리를 냄 • 떨어뜨린 물체를 향해 머리를 돌림 • 주어진 환경 내에서 한 물체를 오랫동안 관찰함
6~12개월	• 사물이나 물건 등에 대해 팔을 뻗고, 쳐다보고 집중함 • 모방이 시작됨 • 이름을 부르면 반응함 • 짝짜꿍 놀이 • 손을 흔듦(바이바이) • 의도적으로 장난감을 선택함 • "안 돼"에 반응함 • 단순한 문제해결 가능: 소리를 내기 위해 종을 당김 • 책에 있는 그림을 바라봄 • 사물영속성이 나타남 • 한 손의 물체를 다른 손으로 옮김
12개월	• 상자 안의 물체를 잡으려고 함 • 간단한 지시를 이해하거나 따름 • 하나의 물체에 표찰을 붙임 • 한 단계의 지시(one step directions)에 따름 • 신체의 세 부분을 가리킴(머리, 눈, 코) • 책의 그림을 구분함 • 지시에 따라 인형의 부분을 가리킴 • 두 개의 물체를 분별함(컵, 상자)
2세	• 동요나 노래를 따라 함 • 비슷한 사물끼리 짝을 지음 • 두 개 혹은 셋 이상의 지시에 바르게 반응함 • 머리, 손, 발, 코, 눈, 입, 신발 등의 이름을 불러 주면 보여 줌 • 노래의 한 구절을 따라 부름 • 물건과 용도를 연관시킬 수 있음 • 책에서 간단한 이야기를 읽는 것을 좋아함 • 하나의 물체를 사용함 • 사진에서 자신을 알아냄 • 두 개의 손가락을 이용함 • 악기 소리에 귀 기울임

표 1.16 인지 발달(계속)

나이	기술
3세	• 자신의 성별을 인지 • 혀, 목, 팔, 무릎, 엄지 등을 가리킬 수 있음 • 그림의 행동을 말함 • 2, 3의 개념을 앎 • 여러 개의 퍼즐 조각을 모을 수 있음 • 과거와 현재를 이해 • 세 개의 전치사를 이해(위, 아래, 안) • 간단한 이야기를 설명함 • 동요를 반복함 • 크다/작다, 빠르다/느리다, 위/아래 등의 개념을 앎 • 두 단계 지시를 따름
4세	• 적절한 순서의 세 단계 지시를 따라 함 • 사물의 이름을 지정할 수 있음 • 나이를 말할 수 있음 • 낮과 밤을 앎 • 그림의 모양과 차이점을 앎 • 더 무거운 것을 선택할 수 있음 • 반대의 비유를 말할 수 있음 • 네 가지 기본 색상의 이름을 알고 짝지을 수 있음 • 연필, 스푼, 차 등을 사용할 수 있음 • 이야기에 집중해서 들을 수 있음 • 방향을 따를 수 있음: 위, 아래, 앞, 뒤
5세	• 과거, 현재, 미래를 분별 • 6단어를 정의할 수 있음 • 집 주소, 이름, 형제의 나이 등을 말할 수 있음 • 무게를 판단할 수 있음 • 동전(센트, 페니, 니켈)의 단위를 앎 • 왼쪽에서 오른쪽을 앎 • 손바닥, 눈썹, 팔꿈치, 엄지 등의 이름을 앎 • 몇 개의 글자를 앎 • 20까지 셀 수 있음

말하기 및 언어 발달(표 1.17)

말하기: 정보나 생각을 소리를 이용하여 전달하는 것이다.

- 영역
  - 조음
  - 공명
  - 음성
  - 유창성/운율

언어: 자신이 말하거나 들리는 소리를 이해하고, 의미를 말하는 것이다(표 1.17).

- 순서적인 영역: 음성학 → 어의학 → 문법 → 어용론

표 1.17 언어 발달

나이	기술
0~6개월	• 말하기의 주된 기전의 목적은 숨쉬기 • 다른 사람의 목소리에 반응 • 만족했을 때 옹알이와 같은 소리를 냄 • 단음절 발화(0~3개월) • 유쾌 혹은 불쾌한 소리 • 소리에 반응 • 엄마의 목소리에 웃음 • 2음절 발화(3~6개월)
6~12개월	• 발성을 동반한 운동 반응 • 주목받거나 다른 상호관계를 위해 소리를 냄 • 즐거운 상황이나 물체를 다시 불러오기 위해 소리를 재창조 • 사람의 웃음이나 소리에 대해 반응 • 화난 목소리와 즐거운 목소리를 구분 • 부모의 음성을 모방하기 시작 • 단순 단어가 나타남 • 12개월에 많은 동사와 명사를 이해 • 첫 단어(아빠, 엄마, 바이바이)
12~24개월	• 수용언어가 표현언어보다 더 크게 나타남 • 초기 문법체계가 시작 • 단어나 음절 등의 반복이 자주 나타남 • 명사, 몇 개의 동사 등을 사용하고 약간의 성인 발음을 사용 • 20~100개 단어를 사용 • 책 속의 사물에 이름을 붙임

표 1.17 언어 발달(계속)

나이	기술
2세	• 언어성장이 빠르게 증가됨 • 다른 사람에게 반응을 요구 • 두 단어를 발음-초기 문법체계 • 음성의 조절-2년 후반기 • 250단어 사용
3세	• 성인의 구문과 문법을 획득 • 언어 사용이 다재다능함 • 언어에 의해서 조절 가능 • 웃음, 한숨 • 정상적인 음량과 음색을 사용 • 900단어 사용 • 추상적 사고에 따른 언어를 이용 • 자기중심적 설명
4세	• 다른 사람의 활동에 대해 질문을 함 • 4.5세가 되면 여자아동의 언어 능력이 남자아동보다 더 우월해짐 • 부모의 억양 패턴을 모방 • 목소리가 잘 조절되고 견고해짐 • 보다 복잡한 문장 구조 • 단어 사용 수가 점점 증가됨
5세	• 보다 많은 언어의 철학적 사용과 언어의 이해 • 사회적 상호작용을 위해 언어 능력이 증가 • 2,000단어 이상을 사용

시각의 발달(표 1.18)

표 1.18 시각 주의력과 기능적 시각의 발달

나이	시각 주의력	기능적 시각
출생~2개월	• 순간적으로 주시를 함 • 밝은 빛에 반사적으로 반응 • 고도의 대비 유형에 집중 • 바깥쪽 가장자리를 더 많이 바라봄 • 얼굴을 더 많이 좋아함 • 주변시각을 사용	• 눈과 머리가 함께 움직임 • 태어났을 때 8인치(약 20cm) 거리를 볼 수 있으며 6주가 지나면 12인치(약 30cm)를 볼 수 있음 • 한 눈을 돌림 • 희미한 빛을 선호
2~3개월	• 움직이는 물체를 따라가기 시작함 • 어른들의 얼굴과 상호작용하는 것을 바라봄 • 자신의 손을 들여다봄 • 시야를 살펴봄 • 안쪽의 무늬와 바깥 가장자리를 바라봄 • 출생~3개월에 중심선으로 모으고 중심선을 지나침 • 밝은 물체에 집중 • 중심시야가 발달	• 눈 깜빡임 시작 • 6인치(약 15cm)에서 3피트(약 90cm)까지 볼 수 있음 • 3~5인치(약 7~12cm) 내에서 눈모음
3~6개월	• 손, 우유병, 간단한 장난감/물체 등의 주위를 둘러봄 • 중심선에 따라 눈을 돌릴 수 있으며 방 안을 돌아다니는 사람을 눈이 따라갈 수 있음 • 180°를 둘러볼 수 있음 • 6개월에 모든 방향으로 눈을 돌릴 수 있음 • 먼 거리의 물체를 볼 수 있음 • 단위로서 눈을 움직임: 눈모음 • 4개월에 두눈보기 가능 • 초점을 조절함 • 색상을 봄 • 거울에서 자신을 봄	• 눈의 움직임 많아짐, 머리의 움직임은 줄어듦 • 눈 깜빡임과 팔 뻗기가 시작 • 5인치(약 12cm)에서 6피트(약 180cm) 거리의 물체를 봄 • 깊이 지각이 발달 • 3피트(약 90cm) 거리의 물체에 눈을 고정함 • 사람과 표정을 구분함 • 아직까지 교차됨
6~12개월	• 모든 주위를 둘러봄, 환경을 살펴봄 • 오랫동안 물체를 봄 • 장난감/물체, 사람을 바라봄 • 떨어지는 장난감을 바라봄 • 형태에 따른 색상, 재질, 크기 그리고 다른 형태 등을 알아차림 • 빛나는 물체에 흥미	• 머리의 움직임 없이 눈을 움직임 • 강한 팔 뻗기 • 물체를 잡을 수 있음 • 장난감을 잡기 위해 혼자 움직임 • 3인치(약 7cm)에서 20피트(약 6m) 이상의 거리를 봄 • 6~20피트(약 1.8~6m) 거리에서 얼굴을 알아볼 수 있음 • 가까운 곳에서 물체의 형태를 알아냄
12~18개월	• 그림을 바라봄 • 물체를 가리킴 • 하나의 물체로부터 다른 그리고 뒤에 있는 물체를 바라봄 • 20/20 시력	• 시각과 눈을 같이 사용 • 손의 조작을 더욱더 강화함 • 물체를 손에 잡고 눈에 가까이 가져오면서 바라봄
2~3세	• 물체의 움직이는 부분을 봄 • 모방하기 시작함 • 깊이 지각이 풍부해짐	• 걷고 계단을 올라감 • 장애물을 피하기 위해 달리기를 시작함 • 보다 나은 놀이를 위해 시각을 사용
3~5세	• 새로운 물건에 많은 시각적 흥미	• 표현을 위해 눈을 사용할 수 있음 • 책을 볼 때 눈에 매우 가까이 가져올 수 있음

놀이(표 1.19)

놀이의 단계

목적 없는 놀이

- 목적 없는 무작위 움직임이다.
- 주로 신생아 혹은 영아에게서 보인다.

혼자 놀이

- 장난감을 바꾸며 혼자서 노는 것이다.
- 자신의 옆에서 놀고 있는 다른 아동들에게 관심이나 흥미가 없다.
- 일반적으로 2~3세 아동에게서 주로 볼 수 있다.
- 스스로 즐겁게 놀 수 있는 방법을 가르쳐야 한다.

방관자 놀이

- 다른 아동을 관찰하고 있지만 함께하지는 않는다.

표 1.19 놀이 기술의 발달

나이	기술
1~12개월	• 탐색 혹은 감각운동 놀이 등을 좋아함 • 양육자와의 결합에 초점: 노래 부르기, 웃음 짓기 등과 같이 서로의 상호작용 • 다른 소리, 시각, 촉감, 느낌 등을 경험하면서 반복된 움직임을 사용
12~18개월	• 놀이와 연관된 혹은 기능적인 것을 좋아함 • 장난감의 목적을 이해하고 장난감을 기능 원인, 효과에 따라 조작할 수 있음 • 다른 사람들과 게임 놀이를 시작함(까꿍 놀이, 두드리기)
18~24개월	• 상징적인 놀이를 좋아함 • 행동하기 위해 생명이 없는 물체를 사용 • 혼자 놀이와 모방 놀이를 좋아함 • 즐기기 위해 움직임을 이용함 • 유아기 후반에서는 여러 행동을 연속으로 하게 됨
2~3세	• 시나리오 내에서 행동이 결합됨 • 다른 아동과 순서를 지켜 가며 놀기 시작 • 가상 놀이가 보다 추상적으로 나타나며, 하나의 대상이 다른 것을 의미하는 것으로 사용될 수 있음 • 운동 기술의 증진. 아동은 세발자전거와 던지기 게임 등을 즐길 수 있음
3~4세	• 고도의 사회성과 상호작용, 우정이 발달 • 다양한 단체 게임과 활동에 참여함

- 다른 아동이 놀고 있는 것에 대해 물어볼 때도 있다.
- 전형적으로 2.5~3.5세에서 보인다.

병행 놀이

- 비슷한 장난감을 가지고 놀거나 다른 아동을 흉내 내면서 함께 놀이를 하는 것이다.
- 일반적으로 2.5~3.5세에서 보인다.
- 사회성이 성숙되는 전환 단계로서 중요한 시기이다.

연합 놀이

- 함께 놀이를 시작한다.
- 따로 놀고 있을지라도 다른 아동이 놀고 있는 것에 대해 관심이 있다.
- 전형적으로 3~4세 사이에서 보인다.

협동 놀이

- 조를 짜고 팀워크를 구성한다.
- 사람, 물체, 활동 등에 흥미를 느낀다.
- 놀이의 목적을 위해 역할, 편, 조직 등을 가진다.
- 일반적으로 4~6세 사이에 나타난다.

심리 및 정서의 발달

기질

생물학적 기반에서 시간이 지남에 따라 일관된다.

아동의 운동 활동 수준, 일상의 리듬감, 기분, 적응력, 사회성 그리고 환경적 책임감 등을 포함한다.

아동의 명백한 행동, 사람 간의 대인관계 및 중재에 대한 반응에 중요한 영향을 끼칠 수 있다.

애착

부모-아동의 애착 관계는 건강한 대인관계를 형성하는 데 결정적이다.

아동의 애착 상태는 아동이 환경과 어떻게 연결되는지에 영향을 미친다.

모든 정보는 모성-영아 애착에 유용하다.

- 안정적 애착이 형성된 영아는 가정 내에서 엄마의 위치를 바탕으로 탐구하고 학습한다.
- 불안-회피 영아는 엄마와의 접촉을 최소화하거나 전혀 접촉하지 않고 환경을 탐색한다.

- 불안-저항 영아는 수동적이며 엄마와의 분리에서 크게 저항한다. 저체중아, 낮은 아프가(Apgar) 점수, 운동 미성숙, 자기 조절 문제 등과 높은 상관관계를 나타낸다.

동기

아동은 탐색에 대한 동기 부여와 환경을 지배하려는 자극을 능동적으로 추구한다.

목표지향적 행동이 기반이 된다.

영아기 초기에 환경과 상호작용을 시도하려는 반응을 통해 증가된다.

나타나는 결과가 자신의 시작에 달려 있음을 배우게 된다.

자신에 의해 환경적 결과가 바뀌지 않음을 알게 되는 자기 인식이 동기 부족의 기반이 된다(예: '내가 어떻게 해도 바뀌지 않는구나!').

심리사회적 · 정서적 발달에 대한 관점들

인지 발달: 장 피아제(Jean Piaget, 표 1.20)

- 아동의 인지행동 관찰은 계통적으로 기록될 수 있는데, 그것은 전 세계에 걸친 사회에서 확증되어 왔다.
- 조직화된 인지 발달은 영아가 환경과의 상호작용을 직접적으로 요구하는(감각운동 단계) 단계로부터 직접적인 경험이 없는 상태에서 추상적인 개념을 조작하려는 개인의 능력으로 발달하는 단계(형식적 조작기)를 거친다.
- 기본 전제는 세계에 대한 아동의 정신적 표현이 경험의 범위가 넓어질수록 더욱 정교해진다는 것이다.

가족의 맥락에서 아동의 발달: 안나 프로이트(Anna Freud)

- 아동 발달에 가족이 큰 영향력을 미친다는 것을 강조하며 가족의 맥락이라는 관점에서 결정적인 욕구를 강조한다.

사회의 맥락에서 아동의 발달: 에릭 에릭슨(Erik Erikson)

- 가족과의 상호작용을 강조한 안나 프로이트의 확대된 개념으로 문화적 맥락이 개인에게 영향을 미친다는 개념이다.
- 특정한 주요 연결점의 진행을 기반으로 심리사회적 성장의 순차적 순서를 개발하였으며, 이는 후속 행동반응에 영향을 끼친다.
- 후성적(epigenetic) 발달의 응용된 개념: 발달 단계를 통한 자아 실현으로 개인의 성격이 형성된다.

표 1.20 피아제에 따른 발달 단계

단계	특성
감각운동 단계(출생~2년)	
반사 단계	원시적인 생존 행동
지각과 습관의 조직화	영아는 환경에 영향을 주는 행동을 배움(우발적 사고 인식)
• 1차순환반응기(출생~8개월)	영아의 신체에 대해 제한적인 어떤 한 행동이 다른 행동에 영향을 미침
• 2차순환반응기(8~10개월)	환경에 대한 영아의 행동이 반복적으로 생성 영아는 환경에 대한 반응을 탐색, 변화시키기 위해 행동을 수정함
• 3차순환반응기(11개월 이후)	영아는 사슬화되었던 2차순환반응의 행동을 순차적으로 분리함 환경을 탐색하기 위해 행동을 지속적으로 수정함
감각운동 혹은 실용적 지능	영아는 외부의 지식을 얻기 위해 직접적인 경험, 주로 조작을 사용 환경 속에서 사물과의 통합이 행동 도식이 됨
전조작기 혹은 구체적 조작기의 조직화(2~11세)	
전조작기(2~7세)	언어를 통한 정신적 표현 사물의 지각적 · 공간적 특성에 초점 자기중심적
구체적 조작기(7~11세)	변한을 통한 사물의 영속성을 이해: 양, 수, 무게, 지속적 양의 보존 사물의 서열화 1:1 대응 물리적 배열에서 변화에 대한 등가 보존
형식적 조작기(12세 이후)	
형식적 조작기(12세~성인)	직접 경험이 없는 새로운 일을 일반화 가설을 만들고 검증하기 위해 '시도-실패' 사용 직접적인 경험과 관련 없이 유연하고 추상적인 사고 하나의 상황에 내재된 많은 가능성을 상상할 수 있는 능력

신체 성장

성장은 영양, 성별, 호르몬, 역학적, 환경적 요소 등의 상호작용과 관련이 있다.

키, 몸무게, 비율, 머리크기, 골화 진행(뼈 나이)과 같은 성장 지표를 표준치와 대조하여 아동의 크기를 파악할 수 있는 성장도표는 온라인으로 활용할 수 있다.

성장도표는 조산아, 다운증후군으로 태어난 아동에게 적용할 수 있다.

태아 성장

다태아 혹은 자궁 이상에 의한 공간의 부족은 관절 기능부전, 특히 휜발과 엉덩관절 어긋남 등을 만든다.

임신 후기 제약으로 인한 성장 결핍은 출생 후 추격 성장(catch-up growth)으로 보상된다.

태내성장지연(IUGR)은 모체의 영양실조, 질병, 태반기능부전, 알코올, 독소노출(중금속, 약물)의 결과일 수 있다.

인슐린의존성 당뇨 혹은 임신당뇨증을 가진 모체의 태아는 종종 임신 나이에 비해 크다(LGA).

신생아의 크기는 갑상샘저하증 혹은 성장호르몬 부족 등에 영향을 받지 않지만, 갑상샘호르몬은 태아의 뼈 성숙에 필수 요인이다.

출생 체중(표 1.21)

평균 출생 체중은 7파운드(약 3.2kg)이며, 범위는 5.5~9파운드(약 2.5~4.1kg)이다.

임신 나이에 대한 적정/평균 체중(AGA)은 영아의 임신 연령을 기준으로 출생 체중이 10~90퍼센타일 범위인 경우이다.

임신 나이보다 큰 아동(LGA): 출생 체중>임신 나이의 90퍼센타일

임신 나이보다 작은 아동(SGA): 출생 체중<임신 나이의 10퍼센타일

표 1.21 출생 체중 범위

저체중 출생(LBW)	<2,500g
초저체중 출생(VLBW)	1,000~1,500g
극초저체중 출생(ELBW)	800~1,000g
최저체중 출생(micropreemie)	<800g

키

영양이 결정적 요인이다.

- 4세 이전의 영양 결핍은 최종적 키를 감소시킨다.
- 4세 이후의 영양 결핍으로 인한 성장 저하는 뼈가 성숙되기 전 추격 성장에 의해 완전히 보상될 수 있다.

- 심한 미숙아는 평균 혹은 평균보다 큰 키가 가능하다.
- 여러 가지 요인 혹은 상태가 평균 성인 키에 다다를 수 있는 개인적 능력을 방해할 수 있다.

CHAPTER 2

2

소아 질환
PEDIATRIC CONDITIONS

물리치료사 관련 전문가가 접하는 소아 질환의 범위는 매우 광범위하다. 아동의 진단에는 여러 신체 시스템이 포함되고, 대부분의 질환은 조기에 진단(diagnosis)되어 발달을 방해한다. 학습장애(LDs)와 같은 다른 장애는 어린 시절 중반까지 명확하게 나타나지 않는다. 이 장은 소아물리치료사가 접할 수 있는 장애 상태의 발병률, 병인 및 장애 상태에서 필수적으로 나타나는 특징에 중점을 두고 있다. 중재는 제4장에서 설명할 것이다. 이 장에서는 장애의 원인이 알려진 경우, 장애를 병인에 따라 분류하였다. 예를 들어, 장애 또는 상태의 원인이 특정 염색체 이상일 경우, 이는 유전적 장애 부분에서 찾을 수 있다. 뇌성마비와 같이 여러 가지 원인이 있는 질환이더라도, 근골격계, 신경계, 심폐계, 피부계, 발달장애, 암으로 분류하여 설명할 것이다. 발달장애 범주는 지적장애, 자폐스펙트럼장애(ASD), 학습장애와 같은 상태로 분류될 것이다.

일반적인(대표적인) 발달방해요인

이 부분은 발달에 영향을 미치는 질환에 대한 정보를 포함한다. 유전, 미숙아, 감염 등은 태아, 신생아 또는 생후 몇 년 동안의 전형적인 발달과정을 방해하여 아동이 발달지연, 장애, 손상 및 기능장애를 경험할 가능성이 있다. 그러나 대부분의 경우 장기적으로는 발달상에 영향을 미치지는 않는다.

유전장애

출생결함(birth defects)은 영유아 사망의 주요 원인 중 하나이며, 전체 영아 사망의 20%를 차지하고, 전체 소아과 병원 입원의 30~50%를 차지한다.

영유아의 약 3%가 선천적 결함으로 태어난다.

단일유전자 장애

우성, X연관 유전 또는 자발적 돌연변이가 원인일 수 있다.

인구의 5% 미만에서 발생한다.

발생률은 인종에 따라 다르다.

단일유전자 정보 단위의 오류로 인해 발생한다.

연골무형성증 Achondroplasia

단발성 왜소증이 가장 일반적인 유형이다.

신생아 15,000~40,000명당 1명 발생한다.

FGFR3 유전자의 돌연변이는 FGFR3 단백질의 과활성으로 인하여 골격 발달 및 뼈 성장을 방해한다.

위팔뼈와 넙다리뼈의 양측 단축, 팔꿉관절의 관절운동범위(ROM) 감소 및 출생 시 뇌수종과 관련된 대두증 등의 특성이 포함될 수 있다.

평균지능은 정상이다.

건강 관련 문제에는 무호흡증, 비만, 척주앞굽음증, 안굽이무릎, 척주뒤굽음증, 척추관협착증이 포함될 수 있다.

낭포성섬유증 Cystic Fibrosis

출생 3,000명 중 1명(대다수 백인)이며, 1,800명 이상의 돌연변이가 확인되었다.

미국의 신생아는 일상적으로 검진을 받는다.

주로 폐와 췌장/소화기에서 두껍고 과도한 분비물을 포함하여 호흡기와 폐의 감염을 유발하고, 췌장 기능의 불충분으로 인하여 영양상태와 성장을 방해하는 외분비샘의 진행성 장애이다.

손가락곤봉증(digital clubbing)

갈비뼈의 제한, 호흡보조근의 사용, 몸통 흉부 기형

골다공증, 변비, 당뇨병, 만성 기침, 호흡 곤란, 운동못견딤(exercise intolerance), 짠 피부(salty skin), 호흡 곤란 및 저혈압

정관의 양측부재로 인하여 남성불임이 흔하다.

평균수명은 40년 이상이며, 새로운 약물과 치료제가 가능해짐에 따라 수명은 계속 증가하고 있다.

백색질장애 Leukodystrophy

뇌 백색질의 퇴행에 의한 질환이다.

크라베병(Krabbe disease), 카나반병(Canavan disease), X 염색체 관련 부신백색질형성장애증(adrenoleukodystrophy)이 일반적인 형태이다.

종종 가족 중 한 명 이상 발생된다.

근 약화, 운동기능저하, 근육 경직(spasticity), 경축(rigidity), 실조(ataxia), 시각과 청각의 퇴화, 지적장애 및 뇌전증(epilepsy)을 포함한 특징이 있다.

일반적으로 발병으로부터 10년 후 사망에 이르며, 유아기에서 발병하는 경우 기대수명은 10년 미만이다.

불완전골형성증 Osteogenesis Imperfecta(OI), 취약성 골절(Brittle Bone disease)

불완전골형성증은 현재 11가지 유형이 있다(표 2.1).

다발성골절과 관련된 콜라겐 발달의 문제이다.

- 긴 다리뼈는 가장 빈번한 골절 부위이다.
- 젊은 성인에서 골절 빈도가 감소하면서 일생 동안 골절이 발생한다. 추후 골절 빈도가 증가할 수 있다.
- 청소년기 이후 골절은 감소하지만 임신, 수유 또는 비활동 기간에 의해 부정적인 영향을 받을 수 있다.
- 대부분 임상적으로 진단되지만 일부 유형의 불완전골형성증을 식별하는 DNA 기반 시험이 있다.

관련 문제로는 단신, 허약한 피부, 근육 약화, 난청, 불완전상아질발생(dentinogenesis imperfecta), 척추옆굽음증 및 관절 이완 등이 있다.

표 2.1 불완전골형성증 유형

유형		
유형 1	• 가장 흔함 • 사춘기 이전에 쉽게 뼈 골절 • 거의 정상 키 또는 약간 짧음 • 청색공막(blue sclerae) • 치과 문제	• 비변형(nondeforming) • 20대 또는 30대 초반에 청력손실 • 척추 굽음의 경향 • 독립보행
유형 2	• 신생아는 심하게 영향을 받으며 종종 치명적임 • 작은 가슴과 덜 발달된 폐와 작은 키	• 보행불능 • 호흡과 삼킴곤란
유형 3	• 변화가 심한 취약한 뼈: 종종 심함 • 진행성 골격 기형 • 아주 작은 키 • 청력손실	• 보행불능 • 갈비뼈 골절 • 척추옆굽음증 증가 • 출생 시 청색공막
유형 4	• 취약한 뼈 • 작은 키 • 청력손실 가능	• 보조장비를 착용한 보행 • 대부분의 골절은 사춘기 이전에 발생
유형 5	• 중등도(moderate) 정도의 취약한 뼈 • 작은 키 • 보행 가능	• 뼈사이막의 석회화 • 유형 4와 유사
유형 6	• 매우 작은 키 • 출생 시 골절이 흔함 • 심한 초기 청력손실	• 팔다리의 느슨한 관절과 근육 발달 저하 • 통모양의(barrel-shaped) 흉곽 • 보조장비를 착용한 보행
유형 7	• 사춘기 이전에 쉽게 뼈 골절 • 정상 공막 • 척추굽음	• 느슨한 관절 • 약간의 보행 문제
유형 8	• 팔다리의 휨(bowing) • 아주 작은 키	• 유형 2, 3과 유사함
유형 9	• 심한 뼈형성이상(bone dysplasia) • 심한 휨 • 아주 작은 키	• 보행불능 • 유형 2, 3과 유사함
유형 10	• 골절 • 아주 작은 키 • 청색공막	• 보행불능 • 치명적일 수 있음
유형 11	• 긴 뼈의 골절 • 인대 이완	• 짧고 굽은 팔과 다리 • 심한 진행성 기형

겸상적혈구병 Sickle Cell Disease

아프리카계 미국 영아 365명 중 1명이 겸상적혈구병을 가지고 있지만, 13명 중 1명은 겸상적혈구 특징이 있다.

미국의 신생아는 일반적으로 보균자 또는 질병에 걸린 상태를 확인하기 위해 검사를 받는다.

적혈구가 겸상(낫) 모양이 되어 순환계를 통과하기가 어렵고, 사지 및 기관의 산소를 감소시켜 혈류의 막힘을 유발하는 혈액 장애이다.

여러 합병증

- 통증: 급성(갑작스러운 특정 환경 또는 내부 요인으로 인한) 또는 신체 부위에 산소부족으로 인한 만성
- 손발증후군(hand foot syndrome)(손과 발에 통증, 부종, 불편한 감각)
- 뇌졸중(임상적 또는 암묵적), 학습 및 기타 인지 기능에 영향을 줄 수 있음
- 빈혈증
- 비장(spleen) 문제(비장이 손상되어 감염에 약하고, 빈혈과 통증으로 이어질 수 있음)
- 감염(비장 기능이 약하기 때문에)
- 급성 가슴증후군(chest syndrome)(산소공급으로 인한 폐 손상 및 기능 저하)
- 안구혈관 손상으로 인한 망막 박리 또는 기타 눈 문제
- 지속발기증(priapism)(남성에게 고통스럽고 지속적이며 원치 않는 발기)
- 호흡곤란과 피로로 인한 폐고혈압
- 신장 기능/배뇨문제, 탈수
- 엉덩관절 또는 다른 관절의 무혈관 괴사
- 심부정맥혈전증, 폐색전증, 다리궤양
- 담석, 장기 손상
- 성장 및 사춘기 지연
- 신장수질암종(renal medullary carcinoma)의 위험 증가

평균 수명은 40~60세이며 적절한 유전자 조합에서의 골수 또는 줄기세포 이식은 치료로 사용될 수 있다. 처방되는 일반적인 약물에는 항생제, 진통제 및 수산화요소(hydroxyurea)가 포함된다.

척수근위축 Spinal Muscular Atrophy, SMA

진행성 앞뿔세포 퇴행 및 이완성 마비이다.

CHAPTER 2

영유아 사망의 주요 유전적 원인이다.

매년 출생의 6,000~10,000명 중 1명이다.

생존운동뉴런(survival motor neuron) 신경원의 부재 또는 결함에 의해 유발된다: 적절한 신경 및 근육기능에 필수적인 유전자단백질(SMN1)

진단: 유전자 SMN1의 결손을 선별하기 위한 혈액 검사. 유전자 결손의 문제 없이 증상이 존재하는 경우 근육 생검 및 근전도(EMG)를 사용할 수 있다.

지능, 사회성 발달, 감각 및 괄약근 기능에 영향을 미치지 않는다.

몸쪽 근육이 가장 심각하게 영향을 받는다.

네 가지 유형이 있다(표 2.2).

테이-삭스 Tay-Sachs (표 2.3)

미국에서 320,000명 중 1명이다.

효소 헥소사미니다아제 A(Hex-A)의 부족으로 인한 진행성 신경장애로, 지방물질 축적에 의해 중추신경계 신경세포가 파괴된다.

Sandoff 장애로, 지방질 저장 장애와 유사한 임상 특성과 진행양상을 가진다.

X연관 장애 X-Linked Disorders

X 염색체 전달: 우성 또는 열성일 수 있다.

남성이 주로 영향을 받고 여성은 최소한의 영향을 받거나 영향을 받지 않는 보균자(carriers)이다.

보균자 어머니에게서 태어난 남성은 X연관 장애를 유전받을 확률이 50%이고, 딸이 보균자가 될 확률은 50%이다.

X연관 장애의 영향을 받은 딸은 아버지와 어머니 모두에게서 돌연변이 유전자를 물려받았다. 그러므로 영향을 받지 않은 X염색체는 비활성되어 있다.

표 2.2 척수근위축의 유형

SMA I (베르드니히-호프만병)	SMA II (만성 베르드니히-호프만병)	SMA III (쿠겔버그-벨렌더병)	SMA IV (성인형)
임신후기 태아의 움직임 감소 근긴장저하 몸쪽, 대칭적 약화가 먼저 확인된 후 호흡과 먹기의 어려움 발생 운동 발달 문제 3세 이상 생존은 드묾	SMA I과 유사하나 진행이 느리고 좀 더 낙관적 예후 앉을 수는 있지만 절대로 서기는 어렵기 때문에 운동지연이 3~6개월 후에 분명해짐	몸쪽 근육의 경미하고 점진적인 근 약화 2~17세 사이에 분명히 나타남 근이영양증과 감별진단 필요	성인기에 발병 보행 가능

표 2.3 테이-삭스의 유형

유아기	청소년기	후발성

• 유태인, 동유럽, 아미시파, 케이즌, 일부 아일랜드인, 일부 프랑스 캐나다인에서 흔히 발생
• 출생 시 전형적인 발달 특성, 6개월에 발달 능력 악화, 일반적으로 4세 이전 유아기에 사망
• 구체적인 특성은 다음과 같음
  • 시각, 청각 문제
  • 놀람 반사 증가
  • 발작
  • 삼킴곤란
  • 대두증
  • 황반의 선홍색 반점
  • 운동 능력의 퇴행(6개월)
  • 낮은 긴장도, 약화
  • 실조증, 경직
	• 증상은 일반적으로 2~5세 사이에 나타나고 15세경에 사망
	• 구체적인 특성은 다음과 같음
	  • 경련
	  • 삼킴 문제
	  • 분명하지 않은 말투
	  • 서투름
	  • 근 약화, 계단 사용에 문제가 있을 수 있음
		• 증상은 일반적으로 청소년기 또는 성인 초기에 나타남
		• 구체적인 특성은 다음과 같음
		  • 종종 밤에 다리경련
		  • 분명하지 않은 말투
		  • 삼킴곤란
		  • 균형문제/낙상
		  • 협응/보행장애
		  • 떨림
		  • 근긴장이상
		  • 근 약화: 의자에서 일어나는 데 문제가 있을 수 있음

에카르드 증후군 *Aicardi Syndrome*

클라인펠터 증후군(Klinefelter syndrome)이 있는 소녀와 일부 남성에게서 주로 나타난다.

뇌들보(corpus callosum)의 부재 또는 발육부전과 관련되며, 눈의 선천적 기형 및 영아 발작이 나타난다.

발달지연, 경증에서 중증의 지적장애, 척추와 갈비뼈 이상/척추옆굽음증, 손의 기형, 역류 및 작은머리증의 가능성이 있다.

취약X증후군 *Fragile X Syndrome*

남성에게 나타나는 지적장애 원인 중 두 번째로 많은 원인이라 알려져 있으며, 여성 또한 영향을 받을 수 있다.

나이 많은 아버지와 여성의 보균자 상태와 관련된다.

머리 둘레의 증가, 돌출된 이마, 전신성 저긴장증, 기운목, 척추옆굽음증, 지적장애 및 운동지연 등의 특성이 있다.

혈우병 *Hemophilia*

혈액 응고 기능의 손상으로 관절 내부의 출혈로 이어질 수 있다.

일반적으로 경첩관절(hinged joints)에서 가장 영향을 받는다: 무릎, 팔꿈치, 발목관절

CHAPTER 2

통증, 관절운동범위 감소, 근력 약화가 나타난다.

혈액인자 결핍을 나타내는 두 가지 유형이 있다.

- 혈우병 A: VIII 인자 결핍
- 혈우병 B: IX 인자 결핍

레쉬-니한증후군Lesch-Nyhan Syndrome

과도한 요산 생성과 뇌와 간에 유해한 영향을 미치는 X연관 열성 장애이다.

6~8개월에 경직(spasticity) 발병, 후에 무도무정위운동(choreoathetosis), 성장장애 및 지적장애로 이어질 수 있다.

이 장애의 대사 표지자 검사는 양수천자로 감별할 수 있다.

아이들의 자해 경향이 두드러진다. 1~2세 때 입술 깨물기로 시작하여 손가락과 같은 다른 신체 부위로 진행될 수 있다.

레트 증후군Rett Syndrome (표 2.4)

X연관 우성

여성에만 영향을 미치는 MECP2 유전자의 돌연변이이다.

인지, 의사소통 및 운동 기술의 점진적 손실, 머리 성장의 감속, 근긴장저하 발병, 6개월 후 운동 실조증(ataxia)이 나타난다.

4개의 단계

- 1단계: 조기 발병 단계-6~18개월 사이에 시작되며, 눈 접촉이 적고, 장난감에 대한 관심이 감소하며, 대단위 운동 능력이 지연된다. 이 단계는 몇 개월에서 1년 이상 지속될 수 있다.

표 2.4 레트 증후군의 진단기준

주요 기준	전형적인 레트 증후군의 제외기준	비전형적인 레트 증후군의 보조기준
• 획득한 목적이 있는 손 기술의 부분적 또는 전체 소실 • 획득한 음성언어의 부분적 또는 전체 소실 • 비전형적 또는 통합운동장애 보행 또는 걸을 수 없음 • 전형적인 손 움직임(비틀기, 압축, 박수, 두드리기, 물어뜯기, 씻기, 마찰)	• 외상 후 2차 뇌손상(출생 전 또는 출생 후) • 신경 대사 질환 • 신경학적 문제를 일으키는 심한 감염 • 생후 첫 6개월 동안 두드러지게 나타나는 비정상적인 정신운동 발달	• 깨어 있을 때 호흡장애 • 깨어 있을 때 이갈이(bruxism) • 수면패턴 장애 • 비정상적인 근 긴장도 • 말초혈관 장애 • 척주옆굽음증/척주뒤굽음증 • 성장지연 • 작고 차가운 손과 발 • 부적절한 웃음/비명 • 통증에 대한 반응 감소 • 강한 눈을 통한 의사소통(eye pointing)

- 2단계: 급속한 파괴 단계–1~4세 사이에 시작되며 수 주~수개월까지 지속될 수 있다. 아이는 목적 있는 손 기술과 언어를 소실한다. 비틀기, 씻기, 박수 치기, 두드리기 및 손을 입으로 가져오는 것과 같은 손의 움직임이 반복적으로 나타난다. 무작위 터치, 쥐기 및 놓기도 볼 수 있다. 아이는 자폐증으로 보일 수 있다. 종종 머리 성장이 느려진다.
- 3단계: 안정기–2~10세 사이에 시작되어 수년 동안 지속될 수 있다. 행위실행증(apraxia), 운동 문제 및 발작이 흔하다. 아동은 주변 환경에 관심을 보일 수 있으며, 의사소통뿐만 아니라 의식과 주의력이 증가한다.
- 4단계: 후기 운동 악화 단계–이동성, 척추옆굽음증, 근육 약화, 경축(rigidity) 및 경직이 감소한다. 아이가 걸을 수 있었다면 주로 이 단계에 이르러 보행능력을 잃게 된다.

X염색체 연관 근이영양증 X-Linked Muscular Dystrophies (표 2.5)

근육을 유지하는 데 필요한 단백질이 없기 때문에 골격근량의 소실 및 약화를 포함한 진행성 질환이다.

표 2.5 근이영양증

유형	특성
신경근육 관련	
X연관 유전	
뒤센(Duchenne)	가장 흔한 형태 주로 소년에게 영향을 미침 2~6세에 발병 몸쪽 근육의 약화와 근 소모 지방세포 대체에 의한 장딴지 근육의 확대 서서히 진행되며 결국 모든 수의적인 근육에 영향을 미침 보통 12세 때 걷기 능력 상실 20대 후반까지 생존은 매우 드묾 고어스 방법(Gowers maneuver)은 종종 초기 징후
베커(Becker)	청소년기 또는 성인기 발병 몸쪽부터 먼쪽 근육의 약화 및 근 소모 심장 질환과 관련 성인기 중기~후기까지 생존
에머리-드레이푸스(Emery-Dreifuss)	아동기부터 10대 초반에 발병 어깨, 위팔 및 턱 근육의 약화 및 근 소모 관절 기형과 관련 심장 합병증 느린 진행
지대형(Limb-Girdle)	어깨와 골반대에 먼저 근 약화와 근 소모, 일반적인 근 약화의 느린 진행 후기의 심장 문제와 연관

표 2.5 근이영양증(계속)

유형	특성
보통염색체 우성(autosomal dominant)	
얼굴어깨위팔(랑도우지-데제린) [facioscapulohumeral(Landouzy-Dejerine)]	후기 아동기부터 초기 성인기까지 발병 얼굴 근육 약화 어깨와 위팔, 가슴의 근 약화와 근 소모 수십 년에 걸쳐 급속한 악화 기간을 동반하면서 서서히 진행
근육긴장퇴행위축(스타이너트병) [myotonic dystrophy(Steinert's disease)]	아동기부터 중년기에 발병 초기에는 얼굴, 목, 손, 발에 근 약화 및 근 소모 수축 후 근육 이완의 지연 50~60년에 걸쳐 서서히 진행
선천성(후쿠야마형) [congenital(Fukuyama)]	출생 시 발병, 서서히 진행 일반적인 근 약화 흔한 관절 기형 저긴장증 인지결함
말초신경장애(열성, 우성 또는 X 염색체 연관)	
샤르코-마리-투스병 (Charcot-Marie-Tooth) (유전성 운동 및 감각 신경병증, 종아리 근위축증)	손과 종아리 근육의 약화와 위축 발 기형 발 감각 상실 느리지만 변화하는 진행
데제린-소타스병 (Dejerine-Sottas disease)	아동기에 발병 샤르코-마리-투스병과 유사하지만 더 심각함
프리드라이히 실조증 (Friedreich's ataxia)	아동기 발병 협응 능력 부족 근 약화 및 근 소모 당뇨/심장질환과 관련 심각도와 진행 상황이 다양함
근육병증(myopathies)(열성, 우성 또는 X 염색체 연관)	
선천적 근육강직증 (myotonia congenita)	유아기에서 아동기에 발병 근육 굳음(muscle stiffness) 불편함을 유발하지만 생명을 위협하지는 않음
중심핵병 (central core disease)	초기 유아기에서 아동기에 발병 운동발달지연 출생 시 엉덩관절 전위 심각도나 진행 정도는 다양함
근세관성근병증 (myotubular myopathy)	유아기 발병 눈꺼풀 처짐 얼굴 근육 약화 갑작스러운 의식소실, 실신 근 약화 서서히 진행
네말린근병증 (nemaline myopathy)	초기 아동기에 발병 운동발달지연 얼굴과 목 근육을 포함한 근 약화 심각도와 진행 정도는 다양함

염색체 장애

모든 신생아의 약 0.7%에서 발생한다.

첫 석 달 자연유산의 약 50%를 차지한다.

중증 지적장애와 선천적 기형을 가진 개인의 약 10~15%를 차지한다.

대부분의 염색체 장애는 지적장애, 독특한 신체적 특징, 선천성 기형이 특징이다.

학습장애(LDs)와 작거나 큰 키를 특징으로 하는 성 염색체의 장애이다.

다른 가족 구성원의 재발 위험은 낮다.

염색체 수 이상

다운증후군 Trisomy 21

지적장애를 동반하는 가장 빈번한 염색체 장애이다.

아버지와 어머니 연령의 증가는 기여요인으로 생각된다.

다운증후군의 90~95%는 세염색체21이고, 자리옮김형 또는 모자이크형이 나머지를 차지한다.

근긴장저하, 과도한 유연성, 목 뒤쪽의 과잉 피부, 납작한 얼굴 윤곽, 경사진 눈꺼풀 틈새, 얕은 절구각도를 가진 골반저형성증, 일자 손금을 특징으로 한다.

40%의 심장이상: 심실사이막 결손 또는 방실관(atrioventricular, AV) 결손이 가장 흔하다.

청각 및 시각장애가 나타난다.

정형외과적 문제에는 고리중쇠뼈 불완전탈구 및 탈구, 평발, 발허리 모음증, 척추옆굽음증, 무릎과 엉덩관절의 아탈구 및 탈구가 있다.

대동작 운동 지연을 보인다.

에드워드 증후군 Edwards Syndrome (Trisomy 18)

21세염색체증에 이어 두 번째로 흔한 보통염색체세염색체증이다.

심한 지적장애가 나타난다.

영아의 90%는 심혈관, 근육뼈대계, 비뇨생식기 및 위장관 이상이 나타나며 1년 이상 생존하지 못한다.

연령의 증가에 따라 저긴장도와 과긴장도 사이의 변화가 심하다.

다지증(polydactyly), 손가락 굽힘 구축 및 호상족(rocker bottom feet)이 나타난다.

클라인펠터 증후군 Klinefelter Syndrome (47XXY)

성인 남성 불임의 가장 흔한 원인이다.

성기능 부전, 긴 사지, 날씬한 키, 사춘기 지연 또는 손실, 여성형 유방이 특징이다.

청소년기 전에 테스토스테론 대체 요법을 받지 않은 성인은 비만 문제가 발생한다.

마르팡증후군 *Marfan Syndrome*

척추옆굽음증, 긴 사지로 인한 신장 증가, 불규칙한 가슴벽, 안구문제, 심장 기형 등의 특징이 나타난다.

소토스 증후군 *Sotos Syndrome*

돌출된 이마, 좁은 턱, 긴 얼굴 및 뾰족한 머리, 출생 및 평생 동안 커짐, 다양한 지적장애, 척추옆굽음증, 발작, 사시, 청력 소실, 심장결손, 신장 이상을 포함한 발달지연을 보인다.

터너증후군 *Turner Syndrome (45XO)*

여성에서 발생한다.

일시적인 선천성 림프부종, 출생 시 눈에 띄는 작은 키, 거미줄 모양의 측면 목(lateral neck), 발달이 덜 된 생식선, 청각장애, 학습장애(LDs), 해면뼈(bone trabecular) 이상을 보인다.

13세염색체증(D_1 세염색체 증후군)

제한된 수명, 아동의 5% 미만이 3년 이상 생존한다.

무안구증, 작은안구증과 관련된 통앞뇌증(holoprosencephaly), 구순구개열 같은 심한 중추신경계 이상이 흔하다.

다지증, 손가락 굽힘 구축 및 호상족이 나타난다.

네염색체증 *Tetrasomy* (48XXYY, 48XXXY)과 오염색체증(49XXXYY, 49XXXXX)

작은 키, 생식기발육저하증, 중등도에서 중증의 지적장애, 저산소증이 나타난다.

아이들은 종종 다운증후군의 특징이 나타난다.

감별진단을 위한 유전자 검사가 필요하다.

47XYY 증후군

큰 키, 팔이음뼈(shoulder girdle) 약화, 협응능력 부족, 특히 미세한 운동, 심한 여드름, 학습장애, 충동성 행동(impulsivity)이 가능하다.

47XXXY, 47XXXXY

심각한 지적장애가 특징이다.

여러 선천성 기형[작은머리증, 두눈먼거리증(hypertelorism), 사시, 구개열]이 나타난다.

뼈대계 이상(가쪽 휜 무릎), 평발, 노자관절의 협착, 목뼈 기형이 나타난다.

염색체 구조 이상

모자이크현상 Mosaicism

유사분열 동안 비분리 염색체의 오류로 인한 전형적 결과이다.

접합세포가 배아가 되기 위해 수적으로 증가함에 따라, 일부 체세포는 전형적인 염색체 보체(chromosomal complement)를 지니고, 다른 체세포는 비전형적 유전자형을 가진다.

상염색체(autosomes)뿐만 아니라 성염색체에서도 발생한다.

특정 유전 상태와 관련된 모자이크 현상이 있는 어린이는 비모자이크 현상이 있는 어린이보다 신체적, 인지적 증상이 덜 심하다.

전위 Translocation

염색체 물질이 관계없는 다른 염색체 쌍으로의 파손 및 이동이다.

다운증후군이 있는 어린이의 3~4%에서 발생하며, 별도의 21번째 염색체는 21이 아닌 온전한 염색체에 부착된다.

세염색체 9, 모자이크 증후군과 같은 매우 드문 세염색체 증후군의 근거이다.

전위가 항상 비정상적인 발달과 관련 있는 것은 아니다. 염색체 14와 21 사이에 전위가 있는 균형전위 운반체는 전위의 외부 징후 없이 표현형이 정상일 수 있다.

염색체 결손 Chromosomal Deletion (표 2.6)

일반적으로 전위와 같은 염색체 파손에 의해 유도되지만 파손된 일부는 재부착되지 않고 손실된다.

전위 및 결손을 일으키는 염색체 파손은 유전이 아닌 약물, 방사선, 바이러스 또는 화학적 기형과 같은 환경적 영향으로 발생할 수 있다.

표 2.6 흔한 염색체 결손 상태

고양이울음증후군 (cri du chat syndrome)	프라더-윌리 증후군 (Prader-Willi syndrome)	안젤만 증후군 (Angelman syndrome)
• 5번 염색체의 짧은 팔의 말단 결손의 결과 • 비정상적인 후두 발달로 약하고 고음의 울음이 특징 • 지적장애, 작은머리증, 근긴장저하증, 두눈먼거리증(hyper telorism), 척추옆굽음증 • 영아의 30%에서 선천성 심장 이상	• 대부분의 경우, 결손 원인은 아버지임 • 지적장애, 근긴장저하증, 작은 키 및 일부의 경우 II형 당뇨병으로 인해 심각한 비만을 유발할 수 있는 당뇨병 과식증	• 결손의 원인은 어머니 • 심각한 지적장애, 작은머리증, 발작, 실조증, 빈번한 웃음과 관련

다인성 장애(Multifactorial Disorders)

건강결함, 만성상태 및 성인발병 장애의 대부분을 차지한다.

환경적 요인, 스트레스, 독소, 알레르기 및 식이요법과 함께 유전적 정보의 작은 변화가 결함을 생성할 수 있다.

방사선, 중금속, 전염성 또는 화학적 기형유발물질과 같은 환경물질은 염색체 이상, 특히 결손과 전위에 영향을 미치는 유전자 돌연변이의 비율을 증가시킨다.

다인성 유전은 유전적 요인과 환경적 요인이 시너지 효과를 발휘하여 기형을 발생시킨다.

독립적으로 작용하는 환경 요인은 선천성 기형의 7~10%를 담당한다.

가족 상담과 선천적 결손 예방을 통해 환경적 요인에 의한 장애인지 유전적 장애인지를 감별한다.

미토콘드리아 장애(Mitochondrial Disorders)

세포질에서 발견되는 타원형 기관 세포의 파괴와 관련 있다.

영향받은 유전자가 구조적으로 변경되어 에너지 생산 결함이 발생한다.

심각한 성인 발병 장애가 발생할 수도 있다.

미토콘드리아 근병증 Mitochondrial Myopathy

초기 유아기부터 성인기에 발병한다.

전반적인 근 약화, 이완된 목 근육, 발작, 청각장애, 균형 및 시력 상실, 지적장애, 진행 정도와 심각 정도는 다양하다.

미숙아 Prematurity

임신 37주 전에 태어난 아기를 말한다.

2,500g 미만의 저체중(LBW)이다(표 1.21 참조).

미국 내 모든 출생의 약 7%를 차지하며, 아프리카계 미국인 출생의 12%에서 나타난다.

미숙아의 원인

글상자 2.1 참조

글상자 2.1 미숙아의 원인

- 융모양막염(chorioamnionitis)(양수감염)
- 약물/알코올 사용
- 태아곤란증(fetal distress)
- 산모 연령(청소년 또는 나이가 많은 산모)
- 다태임신
- 출생 전 케어 불량
- 태반 출혈(태반조기박리)
- 양수과다증(과도한 양수)
- 막의 조기 파열
- 자간전증(preeclampsia)/독소혈증
- 자궁이상
- 자궁경부무력증(incompetent cervix)

출생 시 신체적 특성

솜털(lanugo): 가는 체모

붉은 피부

발, 귀연골, 유방 싹(breast buds)에 피부 주름이 없다.

출생 시 신경학적 특성

임신 기간(GA)이 감소함에 따라 다음과 같은 특성이 더 두드러진다.

- 근긴장저하증
- 과도한 신장성
- 원시 반사의 발달 저하

행동 특성

표 2.7 참조

표 2.7 미숙아의 특징(구상 후 연령)

30주 이전	30~34주	34주 이상
• 주로 졸리거나 졸린 상태 • 스스로 의식이 깨어 있거나 깨어 있는 상태를 유지하는 능력이 거의 없음 • 불안정한 생리학적 징후 • 근긴장저하 • 유발된 반응이 거의 없음 • 아기경련(jitteriness)	• 의식이 깨어 있는 상태가 짧음 • 졸린 상태와 까다로운 상태가 교대로 나타남 • 생리학적으로 더 안정적 • 무질서한 움직임(발차기, 침대에서 배밀이, 손을 입으로 가져가기) • 잠시 동안 보호자에게 집중함	• 외부자극을 견딤, 부적절한 자극에 대한 반응으로 울거나 몸부림침 • 편안해지고 껴안을 수 있음 • 보호자와 상호작용하며 집중함

신경행동 조직의 동기이론

네 개의 하위 시스템이 계층적으로 상호작용한다.

1. 자율적(autonomic): 호흡 패턴, 심박, 온도 조절, 소화
2. 운동(motor): 몸통 및 사지의 자세, 긴장도, 운동 활동
3. 상태(state): 유아가 이용할 수 있는 상태의 움직임 범위, 한 상태에서 다른 상태로 전환, 상태의 차별화
4. 주의/상호 작용(attention/interaction): 깨어 있는 상태를 유지하고 환경 입력에 적절히 대응하는 유아의 능력

미숙아의 주요 합병증

신경병리학적 상태

28~32주는 뇌가 손상받기 쉽고 아교세포가 발달되기 때문에 신경학적 손상이 발생할 수 있는 주요 기간이다.

뇌실내출혈 Intraventricular Hemorrhage, IVH

측면 뇌실 주변의 출혈을 일컫는다.

등급 I: 배아기 기질에서만 출혈

등급 II: 팽창되지 않고 뇌실 내 출혈

등급 III: 심실 팽창된 상태에서의 출혈

등급 IV: 출혈은 뇌수종을 동반한 뇌실질로 확장

등급 I과 II의 어린이는 유리한 결과를 갖는다. III 및 IV 등급의 어린이는 발달지연 및 신경장애 위험이 증가한다.

뇌실주위백질연화증 Periventricular Leukomalacia, PVL

측면 뇌실을 둘러싼 백질의 괴사이다.

조산아의 연약한 뇌 조직 또는 자궁 내 감염은 산소화 또는 혈류 감소와 관련될 수 있다.

경직형 양하지 뇌성마비(spastic diplegic CP)가 종종 발생하지만, 심각하고 광범위한 손상은 사지마비로 이어질 수 있다.

32주 미만의 임신기간에서 태어난 아기에게 가장 흔하다.

발작

신경 기능장애와 관련(뇌실내출혈, 뇌수막염, 패혈증)된다.

미묘한 행동 변화를 보인다.

- 떨림(tremors)
- 눈꺼풀 떨림
- 팔/다리 흔들림(flailing)

호흡상태

호흡곤란증후군 *Respiratory Distress Syndrome, RDS*

대부분 28주의 임신기간 또는 그 이하의 미숙아에게 생후 첫 주나 둘째 주에 호흡곤란증후군이 나타난다.

임신기간이 감소하면 비율이 증가한다. 장기 인공호흡기 지원이 필요한 일부 어린이는 기관지폐이형성증(BPD)이 나타날 수 있다.

폐 미숙함 및 계면 활성제 부족으로 인하여 야기된다.

생존율은 약 90%이다.

치료

- 계면활성제 대체
- 산소 보충

15% 미만의 경우 심한 발달장애가 나타난다.

기관지폐이형성증 *Bronchopulmonary Dysplasia, BPD*

장기간의 기계적 환기가 필요한 폐 질환이다.

폐벽이 두꺼워져 산소와 이산화탄소의 교환이 어려워진다.

치료

- 인공 환기
- 기관지 확장제
- 이뇨제

결과

- 활동에 대한 지구력 제한으로 인해 발달상의 어려움이 나타난다.
- 칼로리 요구와 소비 증가로 인해 성장 불량이 나타난다.
- 발달장애 위험 증가, 성장 부진, 만성 상부 호흡기 문제가 나타난다.

무호흡 *Apnea*

20초 이상의 호흡 소실을 말한다.

전체적인 시스템 미숙으로 인하여 매우 흔하게 나타난다.

종종 느린맥(bradycardia)이 보인다.

문제질환(패혈증, 빈혈 등)의 지표가 될 수 있다.

치료

- 카페인(caffeine)
- 뇌줄기의 호흡중추를 자극하는 테오필린(theophylline)

심장 질환

동맥관개존증 *Patent Ductus Arteriosus*

영아의 약 30%에서 발생한다.

동맥관 폐쇄의 결여(폐동맥과 대동맥의 연결)가 원인이다.

- 혈액 내 산소 감소는 관을 닫는 데 필요한 근 수축을 억제한다.

치료

- 인도메타신(indomethacin)
- 심부전이 발생하면 동맥관열림증(PDA) 결찰(ligation)

느린맥 *Bradycardia*

심박수가 분당 100회 미만으로 느리다.

무호흡과 관련된다.

시스템 미성숙(System Immaturity)

고빌리루빈혈증 *Hyperbilirubinemia*

혈액 내 빌리루빈 과잉 축적이 원인이다.

미숙한 간은 빌리루빈을 분비할 수 없다.

핵황달(kernicterus): 바닥핵에서 빌리루빈 축적, 이는 무정위운동형(athetoid) 뇌성마비를 유발할 수 있다.

괴사성장염 *Necrotizing Enterocolitis, NEC*

위장관 감염이다.

극저체중아(VLBW) 영아의 2~5%에서 발생한다.

사망률은 20%이다.

장벽에 허혈성 손상을 유발하는 요인: 박테리아, 경구 수유(oral formula feeding)의 조기 도입, 장 미성숙

치료

- 항생제, 정맥 내 영양 공급
- 영아의 50%가 손상된 장의 일부를 제거하기 위해 수술이 필요하다.

위식도역류 Gastroesophageal Reflux, GER

위 내용물이 식도로 역류된다.

생후 8개월간 지속될 수 있다(때때로 더 연장됨).

치료

- 적당한 자세(직립, 특히 식사 후)
- 하역류(antireflux) 약물

감각계 관련 질환

미숙아 망막병증 Retinopathy of Prematurity, ROP

망막이 분리될 수 있는 혈관의 비정상적인 성장이다.

출생 시 체중 감소(저체중)에 따른 위험이 증가한다.

냉동 요법, 레이저 요법, 환기 개선으로 발생이 현저히 감소된다.

심한 경우 실명 또는 시각 문제가 발생할 수 있다.

다섯 단계

- 단계 I: 경도(mildly)의 비정상적인 혈관 성장
- 단계 II: 중등도(moderately)의 비정상적인 혈관 성장
- 단계 III: 중증(severely)의 비정상적인 혈관 성장
- 단계 IV: 망막 부분적으로 분리
- 단계 V: 전체 망막 박리

청각장애

극저체중(VLBM) 영아의 2~5%에서 발생한다.

감각신경성 난청Sensorineural Hearing Loss

달팽이관 및 안뜰 장치의 손상이다.

패혈증 예방 차원에서 제공된 항생제를 사용하기 때문일 수 있다.

조산아의 발달

일반적 발달

표 2.8 참조

표 2.8 조산아와 만삭아 비교(40주 구상 후 연령)

	조산아	만삭아
신체적 성장과 외형		
	몸무게: 2,500g 미만 키: 46cm 적은 피하 지방 좁은 머리 '잡기(catch up)'까지 최대 2년 소요	몸무게: 3,200g 미만 키: 50cm 임신의 마지막 2개월 동안 발달된 많은 피하 지방 둥근 머리 뺨의 지방은 빨기(suck)를 강화시킴
행동		
	최소한의 반응, 쉽게 피곤해함 읽기에 어려움을 보임, 상태 조절이 어려움 관심 감소 더 흥분되고 불안해함 빨기-삼키기-호흡의 협응 저하	통제되고 조절된 방식으로 자극을 인지함 5시간까지 깨어 있음
감각		
시각	인형눈반사(Doll's eye reflex) 존재. 사람의 얼굴을 좋아함. 호(arc)를 따름	사람의 얼굴을 좋아함. 밝음. 가로(horizontally) 추적 운동이 가능함
청각	소리에 반응하여 움직임과 심박수 증가	습관화에 따른 운동 증가(habituation)
촉각	접촉에 대한 반응이 적음. 구역반사(gag reflex)가 과도함	가벼운 접촉에 대한 행동 반응과 심박수 증가
안뜰 감각	운동에 긍정적으로 반응	울음 감소에 효과적
운동		
반사	덜 나타남	빠르고 관찰 가능하며 일관성 있음
근 긴장도	근긴장저하	정상범위 내(within normal limits, WNL)
운동범위	신장성 증가	생리적 굽힘
휴식 자세	벌림과 어깨관절과 엉덩관절의 가쪽 돌림	굽힘. 벌림. 신체중심 인식
능동적 움직임	큰 진폭, 변하기 쉽고 조직화 어려움	조절되고, 안정적이며, 중심선에서 움직임이 나타남

감각계의 발달

표 2.9 참조

표 2.9 감각계의 발달

	임신기간(주)	행동
촉각	8~10주	촉각 자극에 반응. 스스로 촉각적으로 자극
안뜰감각	28주	해부학적으로 성숙. 스스로 유도된 움직임과 외부에서 유도된 운동에 대해 반응
시각	30주 미만 32주 33주 34주 35주 38주	조절되지 않은 안구 움직임 얼굴에서 6~9인치 떨어진 안정된 물체에 잠시 동안 초점을 맞춤 수평적 추적운동 시각적 선호: 선명하고 복잡한, 물체 곡선, 사람을 선호 수직적 선호 고정
청각	30주 미만 36주	회피반응 새로운 소리에 반응함

신경운동 발달(Neuromotor Development)

반사: 28주까지 반사가 나타나지만, 40주 PCA(postconceptual age)에서도 만삭아에서 볼 수 있는 것처럼 쉽게 유도되지 않거나 강력하지 않다.

근 긴장도: 근긴장저하

- 28주 이전: 이완, 폄 자세가 나타난다.
- 32주: 능동적 굽힘 긴장도가 발에서 머리로의 패턴으로 발달하기 시작한다.

운동 기술 발달(Motor Skill Development)

발달지연과 더불어, 일시적인 신경학적 징후, 질병의 심각성, 신생아 합병증의 유형 및 조기 신경운동 편향[폄, 들임(retraction) 및 어깨관절과 견갑골 부위의 올림 증가, 전방 굽힘 조절 발달 저하]으로 인해 미숙아에서 운동 능력에 질적 차이가 있다.

신생아(표 2.10)

무작위, 무질서한 움직임

축(axial)의 긴장도 결여

생후 1년 동안

일시적인 신경학적 징후

- 긴장도가 변함
- 과민성 또는 무기력
- 차별화된 반사 결여
- 정교하지 않은 움직임 구성
- 분리된 동작 결여
- 자세조절(특히 전방 굽힘 능력)이 천천히 발달
- 폄 동작 우세

표 2.10 미숙아의 신생아 운동 발달

	24주 이하	30~34주	35주 이상
엎드린 자세 (prone)	매우 낮은 근 긴장도	깨어 있는 기간이 더 길 최소한의 기기 행동	머리를 들고 얼굴을 명확히 듦. 네발기기 움직임
바로 누운 자세 (supine)	폄 동작으로 편향 낮은 톤 다리의 폄, 가쪽 돌림, 벌림	폄 동작으로 편향 무질서한 발차기	발차기 동안 엉덩관절, 무릎 발목 사이에서 일시적으로 결합이 나타남
앉은 자세 (sitting)	불안정한 생리학적 반응, 특히 심호흡	똑바로 앉는 능력이 없음. 생리학적으로 여전히 불안정함	지지하여 앉을 때 혼자서 앉거나 똑바로 앉지 못함
팔/손 (arm/hand)	불안한 움직임, 특히 먼쪽. 도출된 반응은 주로 회피 움직임이거나 무질서함	손 휘두르기. 손을 입으로 가져가기. 스스로 편안한 움직임	손을 얼굴로 또는 입으로 가져가는 움직임이 더 조절됨
비전형적 (atypical)		자발적인 움직임이 거의 없거나 전혀 없음. 심호흡계 불안정	빨기가 어렵거나 불능. 약간의 자발적인 움직임. 보호자와의 상호작용 불능

발달 결과 Developmental Outcome (글상자 2.2)

글상자 2.2 미숙아의 발달 결과

미숙아는 운동 장애의 위험이 증가한다. 아이가 신경계 기능 장애를 나타내면 위험이 증가한다.
아이의 IQ가 평균 범위에 있더라도 시운동 기술에 어려움을 겪을 위험이 증가한다.
취학 연령의 IQ 점수는 평균적인 경향이 있지만 그룹 평균 점수는 표준화된 표본보다 일관되게 낮다. 미묘한 신경기능 장애를 보이는 아동은 평균적 점수일지라도 더 큰 위험이 있을 수 있다.
IQ 점수가 평균일지라도 미숙아는 정상아보다 특수교육 서비스나 지원이 더 자주 필요하다. 조기에 태어난 어린이들도 학교와 관련된 어려움을 더 겪는다.
미숙아, 특히 발달 기술 수행 및 신경기능 장애에 어려움이 있는 아동은 특히 사회적 능력, 활동 수준 및 집중과 관련하여 행동 관련 문제에 대한 추가 위험이 있다.
출생 시 체중이 매우 낮은 어린이(VLBM)의 뇌성마비 위험은 약 8%(80/1,000), 일반 아동의 위험은 0.1%(1/1,000)이다.

성장장애 Disorders of Growth

성장장애(Failure To Thrive, FTT)

영아기 및 초기 아동기 동안 발생하는 성장 결손이다.

일반적으로 연령의 세 번째 백분위 수보다 키, 몸무게, 길이가 작다.

심리사회적 또는 생물학적 요인에 기인한다.

기질적 및 환경적 요소가 상호작용할 수 있다.

위장 또는 신경장애 또는 위장과 신경장애 둘 다 FTT의 주요 요인이다.

중추신경계(CNS) 손상으로 인해 반응성이 떨어지고, 식이 패턴 저하와 영양실조가 발생할 수 있다.

일부 소아에서 위식도역류 현상은 영양 섭취가 감소된다.

몸무게가 적고 기질적 문제가 없는 2세 미만 어린이의 심리사회적 요소를 고려해야 한다.

환경 요인으로는 부적절한 영양 섭취, 일관되지 않은 육아 및 환경적 소홀함이 있다.

기질적 원인의 증거는 일반적으로 FTT로 진단된 어린이의 50% 이하이다.

갑상선 기능 저하증, 뇌하수체 기능 저하증, 심한 심혈관 질환 또는 신장 질환 및 태아알코올증후군(FAS)이 성장장애를 초래할 수 있다.

낭포성 섬유증(cystic fibrosis)과 관련된 성장 결핍이며, 증가된 땀의 전해질은 비기질성 FTT를 가진 아이들에게도 나타날 수 있다.

심각한 FTT는 후천성 면역결핍증후군(AIDS)과 관련이 있다.

큰 키(Excessive Height)와 관련된 장애(표 2.11)

표 2.11 큰 키와 관련된 장애

	장애 요인	임상적 특징	관련 요인
벡위트-비데만증후군 (Beckwith-Wiedemann syndrome)	원인불명. 둘 이상의 형제에게 영향을 받는다고 보고됨(가족력)	유아기의 과도한 성장률은 후에 감소. 큰몸증(macrosomia). 큰혀증(macroglossia)	미숙아 발병률 높음. 편측비대(hemihypertrophy)는 신체의 한쪽에 존재할 수 있음
취약X증후군 (fragile X syndrome)	X연관유전: Xq27에서 취약	유아기의 성장률은 뇌 거인증과 유사할 수 있음	근긴장저하증, 지적장애, 운동발달지연
호모시스틴뇨증 (homocystinuria syndrome)	상염색체 열성 효소 결핍	성장결함이 있는 성장장애가 발생할 수 있으나 일반적으로 키가 큰 것이 흔함. 10세까지 수정체부전탈구	발작, 거미가락증, 다수의 관절에서의 부정렬, 뼈엉성증, 치료받지 않은 아이들의 대부분에서 지적장애
마르팡증후군 (Marfan syndrome)	상염색체우성. 원인불명의 결합조직 장애	적은 피하지방과 연관된 큰 키, 척추옆굽음증과 척추뒤굽음증의 높은 발생률과 함께 관절 이완	거미가락증. 평균 지능. 대동맥 동맥류 또는 승모판막 탈출증과 같은 심혈관 결함은 갑작스러운 사망으로 이어질 수 있음
신경섬유종증 (neurofibromatosis)	다양한 표현형을 가진 상염색체 우성. 여러 시스템의 비정상	피하, 중추신경계, 뼈대계 종양에서 과도하게 존재할 수 있음	몇몇 소수 아동의 지적장애. 발작. 가락붙음증. 척추옆굽음증, 다리의 저형성 굽음. 큰 머리
프로테우스 증후군 (Proteus syndrome)	AKT1이라 불리는 유전자의 모자이크 돌연변이	진행성, 비대칭 골격기형, 양성 및 악성종양, 혈관 기형, 수포성 폐질환, 피부병변, 대뇌모양모반(cerebriform nevi)	지방종, 피부, 피하병변, 과색소침착. 피부병변은 시간이 지남에 따라 나타나는 경향이 있기 때문에 진단은 유아기, 어린 시절 또는 성인이 될 때까지 지연될 수 있음. 심한 손상과 사회적 비난
소토스 증후군 (뇌성거인증) (Sotos syndrome)	원인불명. 상염색체 우성일 수 있고 선천성 시상 하부 이상 가능성	출생 시 큼. 어린 시절에도 빠른 성장이 계속되지만 최종 키는 정상 범위 내에 있을 수 있음	손, 발 및 두개골이 비정상적으로 큼. 확장된 뇌실. 지적장애
위버 증후군 (Weaver syndrome)	원인불명. 상염색체 우성이거나 X연관 열성일 수 있음	태아 성장 가속화 및 유아기 동안 골격 성숙	진행성 경직. 발의 기형과 전형적인 굽힘 구축
편측과다형성증 (hemihyperplasia)	유전적 원인으로 추정됨	신체의 한쪽이 다른 쪽보다 큼 (길이 또는 너비). 얼굴/턱, 팔다리, 몸통이 포함될 수 있음	식사에 어려움을 일으킬 수 있음. 보행 이상/비대칭/다리 길이 불일치. 호흡 능력. 일부 종양에서 위험 증가

작은 키(Short Stature)와 관련된 장애(표 2.12)

표 2.12 작은 키와 관련된 장애

	장애 요인	임상적 특징	관련 요인
연골무형성증 (achondroplasia)	상염색체 우성. 가장 흔한 연골 이형성증. 발생의 90%가 새로운 돌연변이	불충분 뼈끝(epiphyseal) 성장. 짧은 사지, 이마뼈돌출과 함께 큰 머리. 큰구멍(foramen magnum)이 좁아 수두증과 척추압박이 발생할 수 있음	조기의 앉기, 서기 및 걷기는 큰 머리의 무게와 비례해서 짧은 사지로 인해 척추앞굽음증과 구부러짐을 최소화하기 위해 권장하지 않음
만성폐질환 (chronic pulmonary disease)	영양실조가 주요 요인. 낭포성 섬유증에서 흡수 장애보다 더 의미 있는 폐 질환	최소 피하 지방. 진행된 폐 질환이 있는 먼쪽 손가락곤봉증(digital clubbing)	천식에 대한 스테로이드 치료는 성장에 영향을 줄 수 있음
선천성 심장질환 (congenital heart disease)	심혈관 움직임이 열악하여 조직의 영양 부족이 발생할 수 있음	청색증 심장병이 있는 소아에서 성장장애가 있으나 종종 외과적 교정에 의해 성장을 보충할 수 있음	작은 크기/체중, 운동발달지연 가능
드 랑즈 증후군 (코넬리아디란지 증후군) [De Lange syndrome (Cornelia de Lange syndrome)]	원인불명	태아기에서 발병, 짧은 키, 뼈 성숙의 지연, 작은 팔다리, 얇아진 윗입술이 특징	운동 지연, 유아기 근긴장저하, 여러 관절의 변형, 인지 지연, 수유 어려움, 발작
태아알코올증후군 (FAS)	임신 중 모성 알코올 섭취	출생 전 및 출생 후 태아의 성장 부족. 다발성 안면 이상, 작은머리증	일반화된 발달지연. 과잉 행동. 사회적 미성숙
성장 호르몬 불충분 (growth hormone insufficiency)	가족력: 상염색체 열성 또는 우성, X 염색체 연관 열성. 뇌하수체 종양, 특히 두개인두종(craniopharyngioma)으로 인한 것일 수 있음	구개열과 관련될 수 있음	고음의 목소리, 미성숙한 외관, 과도한 유방/복부지방. 뼈끝(epiphyseal) 융합 전에 생산된 성장 호르몬으로 치료
연골형성저하증 (hypochondroplasia)	상염색체 우성, 그러나 부모의 영향을 받지 않는 새로운 돌연변이로 인한 경우가 대부분	긴 뼈의 현저한 단축. 정상적인 머리얼굴. 연골무형성증보다 구부러진 다리가 덜함	연골무형성증과 비교하여 발생이 드묾. 지적장애의 발생률은 더 큼
복강질환(크론병) [celiac disease (Crohn's disease)]	흡수 장애로 인한 영양 결핍. 뇌하수체 기능저하증이 같이 나타날 수 있음	사춘기 이전에 치료하면 작은 키가 보상될 수 있음	성공적인 스테로이드 요법 또는 외과적 중재로 성장이 향상될 수 있음
뼈몸통끝뼈연골형성 (metaphyseal chondroplasia)	상염색체 열성. 불규칙한 부채꼴 형이상학. 초기 문제인 위장 흡수장애는 시간이 지남에 따라 해결됨	사지가 짧기 때문에 키가 작음. 가늘고 숱이 적은 머리카락. 팔꿈치 굽힘 구축이 일반적이지만 관절의 과운동성이 나타남	수두 감염에 대한 감수성은 세포 면역 결핍으로 인해 치명적일 수 있음

표 2.12 작은 키와 관련된 장애(계속)

	장애 요인	임상적 특징	관련 요인
뼈몸통끝뼈발생이상 (metaphyseal dysostosis)	상염색체 우성. 형이상학에서 1차 석회화 영역의 무기화작용	과하게 작은 키. 출생 후 발병. 두개안면을 침범한 경우 제한됨. 관절의 굽힘 기형	오리걸음. 청각장애가 있을 수 있음
구루병 (rickets)	비타민 D 결핍 또는 X 염색체 연관 비타민 D 내성 구루병 (X 염색체 관련 우성) 또는 유사 비타민 D 결핍 구루병 (상염색체 열성)	저인산혈증, 저칼슘혈증, 소장 (intestinal)을 통한 불충분한 칼슘 및 인의 흡수에 이차적인 성장 결핍	굽은 다리, 굽은넙다리뼈 (coxa vara), 근긴장저하증, 골절. 비타민 결핍 구루병 및 유사 비타민 결핍 구루병은 고용량의 비타민 D에 반응함
러셀-실버 증후군 (Russell-Silver syndrome)	원인불명. 조산아를 위한 임시 진단일 수 있음	작은 키의 태아에서 발병. 사지 비대칭 흔함. 삼각형 얼굴. 다섯 번째 손가락이 안으로 굽음	운동지연은 흔하지만 IQ는 일반적으로 평균임. 성인기에 다가오면 성장이 점진적으로 개선됨
시클 증후군 (Seckel syndrome)	상염색체 열성유전	심각한 성장 결핍의 태아기에서 발병. 작은머리증, 작은턱증, 눈에 띄는 코	초기 운동 진행이 평균에 가깝지만 중등도에서 중증의 심각한 지적장애를 갖음. 관절 변형 위험
터너 증후군(XO 증후군) [turner syndrome (XO syndrome)]	XX/XO와 같이 45, XO 유전적 보완 또는 모자이크 패턴. 신생아의 손과 발의 부종은 징후일 수 있음	작은 키, 넓은 목, 넓은 몸통, 유방 발달 부족. 난소 형성장애, 심혈관 손상, 청각장애	뼈엉성증은 종종 에스트로겐 결핍과 관련이 있음. 공간 능력이 부족하거나 시각 기억력이 정상 지능을 감출 수 있음

비만

과체중: 체질량 지수(BMI) 25~29

비만: BMI 30 이상

세계적인 전염병으로 간주된다.

- 세계보건기구(WHO)는 5세 미만의 2,200만 명 어린이가 과체중이거나 비만인 것으로 추정한다. 저소득 및 중간소득 국가에서 75% 이상이 나타난다.
- 미국에서는 미취학 아동(2~5세)의 10%, 15%의 어린이(6~11세), 청소년의 16%(12~19세)가 과체중이다.

유전적, 환경적, 행동적, 사회적, 생리적, 문화적 요인과 관련된다.

- 에너지 밀도가 높은 음식(지방, 설탕)의 섭취 식습관 및 신체활동 수준 감소와 관련 있다.
- 좌식생활과 잉여 칼로리 섭취는 주요 원인으로 고려된다.

관절, 근육 및 척추 디스크에 대한 스트레스 증가로 인해 많은 근육뼈대계 문제를 발생시키며 만성 통증이 포함될 수 있다.

기능적인 과제, 고용 및 일상생활 기술의 효율성과 효과에 영향을 줄 수 있다.

감염

자궁 내 감염

태아 기형을 유발할 수 있다.

종종 태어날 때까지 발견되지 않는다.

STORCH

매독(**S**yphilis): 태반을 가로지르는 모체매독은 영아의 매독으로 이어질 수 있다. 임신 16주 전 어머니를 치료하면 태아의 태반 감염을 예방할 수 있다.

톡소플라즈마증(**T**oxoplasmosis): 모체 감염은 조리되지 않은 육류나 계란, 저온 살균되지 않은 우유, 토양 또는 톡소플라즈마증을 함유한 고양이 대변과의 접촉으로 인해 발생할 수 있다. 감염된 어머니의 아이 중 40%는 작은머리증 또는 뇌수종, 실명, 청각장애, 지적장애, 뇌성마비가 나타난다.

기타 감염(**O**ther infections)

- 수두(varicella)
  - 수두 확률의 25%는 어머니가 태아로 전달하고, 태아의 2%만이 태아의 출생결함이다.
  - 결함은 사지, 얼굴, 골격, 신경학적 이상이 포함된다.
- 사람면역결핍바이러스(HIV)
  - 바이러스성 감염은 면역 체계의 기능을 억제한다.
  - 90%가 태내, 출생, 출생 후에 감염된 모체로부터 바이러스에 감염된다.
  - HIV 잠복 단계는 AIDS로 발달하기 몇 년 전에 연장될 수 있다. 일반적으로 성인보다 영아기와 아동기에서 잠복기가 짧다.
  - 기회 감염, 성장장애 림프종, 신경발달 결함에서 발현된다.
  - 13세 이하 대부분의 아이는 임신, 출산 또는 모유수유 중 감염된다.
  - 어린이는 발달지연, 주의력 결핍 장애, 과잉행동, 불안, 우울증, 행동 문제 및 지적장애를 포함한 다양한 학습 능력 장애가 나타난다.
- 지카(Zika)
  - 감염된 에데스종(Aedes)의 모기에 의해 주로 퍼진다.
  - 임산부로부터 태아에게 전염될 수 있다. 작은머리증을 유발할 수 있다.

- 선천성 지카 증후군
  - 두개골과 뇌가 자라지 않는 심한 작은머리증이다.
  - 뇌 손상의 특정 패턴으로 뇌 조직이 감소한다.
  - 눈 뒤쪽의 손상이 나타난다.
  - 곤봉발(clubfoot)과 같이 관절운동범위(ROM)가 제한된 관절이다.
  - 출생 직후 신체 움직임을 제한하는 근육의 긴장도가 너무 높다.

풍진(**R**ubella): 선천성 심장결함, 시력 및 청력 손실, 작은머리증, 지적장애, 뇌성마비를 유발할 수 있다. 임신 초기 이후에 발생하는 감염은 위험이 낮다.

거대세포바이러스(**C**ytomegalovirus): 선천성 감염의 가장 흔한 원인으로, 출생 1,000명당 5~25명에서 발생한다.

심각한 신경 및 감각 장애, 지적장애, 행동 문제, 작은머리증으로 이어질 수 있다.

감염 시기는 손상 정도와 관련 있다(초기 감염이 더 많이 손상).

단순 포진 바이러스(**H**erpes simplex virus): 자궁 내 또는 출생 시 영아에게 영향을 줄 수 있다. 감염된 영아는 성장 지연, 피부 병변, 망막 이상 및 작은머리증이 나타난다.

출생 시 감염된 영아는 피부 병변이 있을 수 있으며 치료하지 않으면 뇌염으로 이어질 수 있다.

출생 시 감염되어 치료받지 않은 영아는 사망률이 높다.

아동기의 감염

수막염 Meningitis

수막의 염증

박테리아, 세균 Bacterial

가장 흔하며, 박테리아로 인하여 발생한다.

수막알균(Meningococcus), 헤모필루스 인플루엔자 B형(HIB)−백신

폐렴사슬알균(Pneumococcus)−백신 없음

박테리아가 입과 기도에 존재할 때 호흡기 감염이 되어 종종 발생한다.

소아의 열, 뻣뻣한 목, 구토 및 발작 등의 증상이 나타난다.

바이러스성 뇌수막염과 뇌염

덜 흔하다.

유행성 이하선염, 소아마비, HIV(사람면역결핍바이러스), 헤르페스 및 간염을 유발하는 바이러스로 인해 발생한다.

백혈병 어린이에게 흔하다.

점진적 또는 갑작스럽게 발병한다.

두통, 열, 인후염, 구토, 요통, 복통 등의 증상이 나타난다.

아동기 질환과 자주 관련된 뇌염으로, 예방접종으로 발병률이 감소될 수 있다. 모기 및 진드기와 관련이 있으며 여름과 열대 기후에서 종종 발생한다.

약물, 알코올 및 기타 기형에 대한 출생 전 노출(표 2.13)

표 2.13 모성물질사용의 가능한 영향

임신합병증	신생아 합병증	어린 시절 건강과 발달
니코틴		
유산 조산 자궁내 성장지연(IUGR) 자간전증(preeclampsia) 태반 분열 전치태반	저체중 영아사망증후군(SIDS) 위험 증가 신생아 사망률 증가	느린 성장 학습장애 행동 문제 처음 5년 동안의 호흡기 질환
알코올		
유산 체중 감소 빈혈증 간염	신생아금단증후군(NAS) 저체중 안절부절증 삼킴곤란	태아알코올증후군(FASD)
아편		
조산 임신중독증(toxemia)	신생아금단증후군(NAS) 철수 고음의 울음 소리 과민성 발작 열 수면장애 설사 떨림 식이 곤란 구토 영아사망증후군(SIDS) 위험 증가	발달지연 학습장애 과잉행동 청각장애 시각장애

태아알코올증후군(Fetal Alcohol Spectrum Disorders, FASDs) (그림 2.1)

임신 중 산모의 알코올 섭취로 인하여 태아에 대한 다양한 신체 및 신경발달학적 문제가 발달한다.

신체적 문제와 행동 및 학습 문제가 포함될 수 있다.

비전형적인 얼굴 특징, 특히 매끈한 인중, 얇은 윗입술, 작은 눈, 작은 머리, 작은 키, 지적장애, 저체중, 협응 능력 저하, 영아의 수면 및 수유 문제, 청각 또는 시력 문제

매년 약 4만 명의 아기가 태아알코올증후군으로 태어난다.

알코올 관련 선천적 결손 Alcohol-Related Birth Defects, ARBDs

심장, 신장, 뼈 또는 청각 문제를 나타낸다.

알코올 관련 신경발달장애 Alcohol-Related Neurodevelopmental Disorder, ARND

지적장애 및 행동 문제가 있을 수 있다.

태아알코올증후군 Fetal Alcohol Syndrome, FAS (표 2.14)

1,000명 중 1~2명 발생한다.

추가적인 신체적 특징: 심장 이상, 관절, 사지 이상, 시각장애(사시, 안구진탕증, 난시, 근시)

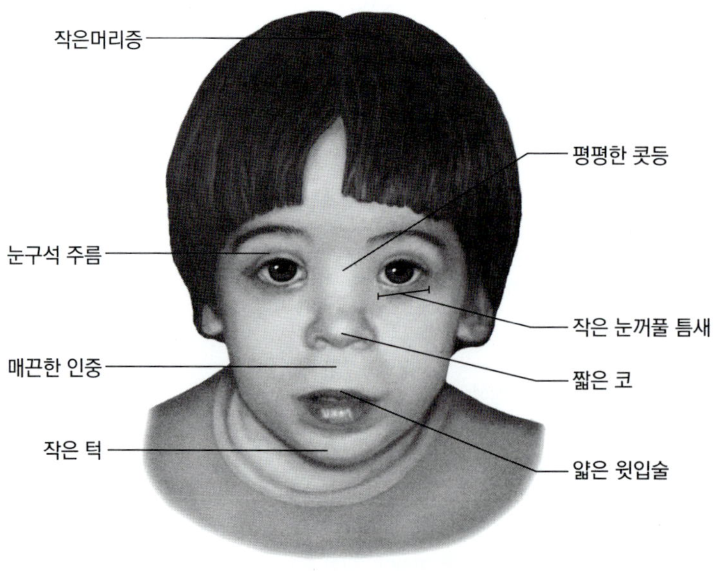

그림 2.1 태아알코올증후군의 얼굴 특징

표 2.14 태아알코올증후군(FAS)의 진단기준

성장지연	중추신경계 이상	두개안면 이상
• 출생 전 성장지연(열 번째 백분위 수 미만) 또는 출생 후 성장지연(열 번째 백분위 수 미만)	• 유아기의 과민성 • 어린 시절의 과잉행동 및 주의력 장애 • 발달지연(학습장애, 지적장애) • 근긴장저하 및 운동 문제 • 작은머리증 • 발작	• 작은안구증 또는 짧은 눈꺼풀 틈새 • 얇은 윗입술, 발달이 덜 된 인중, 평평한 위턱

행동 및 정서 장애

- 판단력 부족
- 반항적인 행동
- 부적절한 사회화 또는 사회적 위축
- 친구와의 상호작용 부족
- 고위험활동 참여의 위험 증가
- 일반적으로 학습장애 또는 IQ 장애의 경계선 범위에 있음

니코틴

유산 또는 저체중 위험이 증가한다.

출생 체중은 복용량과 관련이 있다. 매일 흡연량의 증가에 따라 출생 체중이 감소한다.

학습장애 발병률 증가와 같은 발달에 장기적인 영향을 미칠 수 있다.

신생아금단증후군(Neonatal Abstinence Syndrome, NAS)

임신 중 중독성 처방전 또는 불법 약물에 노출된 신생아에 의해 나타나는 생리학적 및 신경 행동적 금단 징후이다.

- 각성제: 암페타민(amphetamines), 코카인(cocaine)
- 우울제: 바르비투르산염(barbiturates), 항우울제
- 아편진통제: 헤로인(heroin), 모르핀(morphine), 코데인(codeine), 옥시코돈(oxycodone), 하이드로코돈(hydrocodone), 펜타닐(fentanyl)
- 환각제: 리세르그산 디에틸아미드(LSD)

모체 물질 사용에는 종종 여러 약물, 알코올 및 니코틴이 포함되기 때문에 태아에 대한 특정 약물의 효과를 결정하기 어렵다.

미숙아, 불리한 환경적 요인, 유전적 영향으로 혼란이 가중된다.

연구 결과에 따르면 특정한 발달 후유증이 없는 증상부터 중추신경계 손상에 이르기까지 다양한 결과를 보인다. 동물 연구에서는 태아 사망에서부터 미묘한 행동 변화에 이르기까지 광범위한 연속 효과가 나타났다.

신생아 행동에는 떨림, 수면장애, 상태 조절의 어려움, 과다흥분성 및 비효율적인 섭식 등이 포함될 수 있다.

영아가 안정되면 발달 점수는 일반적으로 평균 범위 내에 있지만, 모체 약물 남용의 병력이 없는 그룹보다는 현저히 낮다.

합법적 약물

어머니: 일부 약 또는 복용한 약물은 선천적 결함으로 이어질 수 있다(표 2.15).

항뇌전증제와 같은 다른 약물들은 조기 분만 및 짧은 임신기간(SGA)과 관련이 있다.

아동: 복용하는 일반적인 약물에 영향을 받는다(표 2.16과 표 2.17).

표 2.15 항경련제 약물의 모성 사용과 관련된 기형

	딜란틴 (Dilantin)	페노바비탈 (Phenobarbital)	테그레톨 (Tegretol)	데파켄 (Depakene)
얼굴	✓	✓	✓	✓
머리와 목	✓	✓	✓	✓
사지/손가락, 발가락	✓		✓	
성장지연	✓		✓	✓
뇌	✓	✓	✓	✓
신경관				✓
심장				✓
비뇨생식				✓
골격/사지				✓
피부/근육				✓
손가락, 발가락(사지가 아닌)		✓		

표 2.16 소아를 위한 일반적인 약물의 치료적 적응증 및 부작용

약물	적응증	가능한 부작용
Dilantin Tegretol	발작	혈압 하강, 구역질, 변비, 발진, 졸음
Phenobarbital Ativan Klonapin	발작	혈압 하강, 졸음, 혼수, 호흡률 감소, 구역질
Aminophylline Theophylline	무호흡 기관지폐이형성증(BPD)	이뇨, 심박수 증가, 구토, 활동 증가, 과민성
Aldactazide	혈압상승	설사, 혼수, 화학적 불균형
Albuterol	기관지폐이형성증(BPD) 천식	심박수 증가, 혈압 상승, 두통, 떨림, 저혈당
Cisapride/Propulsid	위식도역류(GER)	심부정맥
Reglan	위식도역류(GER)	졸음, 피로, 불안, 빈맥
Steroids	암(CA) 천식 이식	체중 증가, 혈압과 콜레스테롤 증가, 기분 변화, 심장, 신장 및 간 문제, 작은 키
Dexamethasone (steroid)	폐 성숙	현재 불분명
Citrate (caffeine)	무호흡	심박수 증가, 과활동
Gentamicin	감염	청력손실
Pavulon/Norcuron	인공 호흡기를 사용한 첫날 또는 진정 및 마비가 나타날 때	심박수 증가, 부종, 혈압 하강
Stimulants	주의력 결핍장애	체중 감소 혼수
Vincristine	암(CA)	말초신경증 관절 통증 구역질
Risperdal/risperidone	정신분열증 양극성장애 자폐스펙트럼장애(ASD)	심각한 부작용: 지연성 운동이상증(dyskinesia), 신경이완성 악성증후군(neuroleptic malignant syndrome), 자살 위험 증가, 고혈당 덜한 부작용: 움직임 문제, 졸음, 시력 문제, 변비, 체중 증가

표 2.17 소아를 위한 기분 안정 약물 부작용

약	약물 복용 어린이의 부작용
Lithium	• 메스꺼움, 구토 및 설사 • 떨림 • 갈증 증가와 소변을 보려고 함 • 초기 체중 증가 • 졸음 • 입안의 금속 맛이 남 • 습윤(야뇨증) • 여드름 • 비정상적인 신장 기능 • 갑상선 또는 부갑상선의 비정상적인 기능 • 백혈구 수 증가(감염에 의한 것이 아님) • 의식소실(blacking out), 불분명한 발음, 심장 리듬의 변화
Carbamazepine(항경련제)	• 입 마름 • 변비 • 현기증/졸음 • 메스꺼움, 구토, 식욕부진 • (드물게) 간 염증
Divalproex(항경련제)	• 메스꺼움, 수면장애 또는 현기증 • 더 심각하지만 드문 부작용으로는 간 기능 문제, 췌장염, 심한 알레르기 반응, 두통 또는 떨림, 탈모, 졸음 또는 약화 또는 우울증이 있음
Lamotrigine(항경련제)	• 두통, 졸음, 체중 증가, 경미한 피부 발진 • 희귀한 부작용으로는 현기증, 흐릿한 시력, 구역 및 구토, 간 기능 문제 및 가장 심각하게는 스티븐스-존슨 증후군(Stevens-Johnson syndrome)이 있음

출산손상

출산손상은 우연의 결과로 발생된다. 예를 들어, 새로운 돌연변이, 유전적 영향, 환경적 영향 또는 요인들의 상호작용으로 발생한다.

기형(Malformations)

배아 또는 태아에서 발생하는 일차 조직 결함의 결과이다.

확인된 유전자 장애는 선천성 기형의 약 1/3만을 차지하고, 나머지는 다인성으로 추정된다.

단일 1차 기형 이후에 연속적으로 2차 기형들이 나타날 수 있다.

증후군은 하나의 주요 원인으로부터 발전되는데, 예를 들어 다운증후군 및 불완전골형성증(OI)과 같은 여러 독립적인 비정상을 나타낸다.

변형(Deformations)

정상적인 발달을 변화시키는 비전형적인 기계적 힘의 결과이다.

일반적으로 자궁 내 위치 또는 제약과 같은 외적 힘으로 인해 발생된다.

때로는 기형과 같은 태아 내에서 본질적인 요인의 2차 결과일 수 있다.

일반적으로 변형은 기형보다 훨씬 덜 심각하고, 대부분 긍정적 예후를 보인다.

양수과소 증후군(Oligohydramnios Sequence)

태아 제약의 심각한 형태이다.

만성 누출 또는 태아의 뇨생산 결함으로 인한 임신 후반기 양수 부족 현상이다.

태아 성장 감소, 호흡 억제 및 다중 관절 구축이 발생한다.

외부요인에 의한 파열(Disruptions by External Agents)

일반적으로 그 시점까지 발달하는 태아 조직의 붕괴 원인이다.

감염, 혈관 또는 기계적 원인이 있다.

태아풍진증후군 및 태아알코올증후군(FAS)은 모체 감염 또는 환경적 요인으로 인한 장애의 예이다.

배아의 기계적 압박은 조기 양수의 파열을 일으키고 이는 절단, 가락붙음증(syndactyly) 또는 척추옆굽음증과 같은 기형을 초래할 수 있다.

차지증후군(Charge Association Syndrome)

8번 염색체에서 광범위하게 CHD7에 변화가 있는 유전자로, 원인불명이며 산발적으로 발생한다.

소아는 대부분 결손, 후비공폐쇄증(choanal atresia) 또는 협착, 뇌신경 이상 및 내이, 중이 및 외이 기형을 가진다.

다른 특성은 조금 덜 발생한다.

콜로보마(**C**oloboma): 안구가 갈라지거나 닫히지 않으며, 상당한 시력 손실을 초래할 수 있다. 빛 민감도 또는 갈라진 입술과 구개, 기관식도 폐쇄증 또는 누공을 포함한 다른 선천적 결손과 관련된다.

뇌신경(**C**ranial nerves): 관련된 얼굴마비, 삼킴곤란 및 감각 신경 난청을 나타낸다.

심장결함(**H**eart defect): 최소에서 최대의 결함을 보인다.

후비공폐쇄증(**A**tresia of the choanae): 코 뒤에서 목까지의 통로가 막힌다.

성장과 발달의 지연(**R**etardation of growth and development): 영양문제로 인해 발생하며 작은 규모이다. 감각적 결함, 빈번한 입원으로 인해 발달이 지연되고, 어떤 아이들에게는 지적장애가 있을 수 있다.

생식기 및 비뇨기 이상(**G**enital and urinary abnormalities): 남학생들은 작은 음경 및 안 내려간 고환을 가지고 있다. 여학생들은 작은 음순을 가지고 있다. 사춘기를 위해 호르몬 요법이 필요할 수 있다.

귀 이상 및 청력 상실(**E**ar abnormalities and hearing loss): 비정상적인 외이, 종종 작고 짧으며 넓은 귀 또는 귓불이 없으며 아동의 80~85%에서 난청이 발생한다.

바테르(VACTERL, VATERS) 증후군

Vertebral problems: 변형된 척추, 반척추증, 추가적 갈비뼈와 같은 척추 문제

Anus imperforated: 구멍이 없는 항문

Tracheoesophageal fistula: 기관식도누공

Esophageal atresia: 식도 폐쇄증

Radial malformation: 방사형 기형. **R**enal problems: 신장 문제(신장이상 또는 결석)

기타

- C: 심장결함
- L: 사지 문제-추가된 손가락 또는 단축된 사지
- S: 단일 제동맥

원인을 알 수 없다.

아동 학대와 방치

미국 내 모든 어린이의 약 1%가 학대(child abuse) 또는 방치(neglect)를 경험한다.

미국 보건복지부에 따르면, 모든 보고서의 약 50%가 방치이다.

장애아동은 학대의 위험이 높다(약 25~30%).

물리치료사들은 의심되는 학대 또는 방치 사례를 보고할 법률의 의무가 있다(자세한 내용은 현지 법률을 확인 바람).

학대 및 방치의 지표(표 2.18)

표 2.18 학대와 방치의 징후

신체적 징후	행동적 징후
신체적 학대	

설명할 수 없는 타박상과 종창:
• 얼굴, 입술, 입
• 몸통, 등, 엉덩이, 허벅지
• 치유의 다양한 단계에서 발생
• 규칙적인 패턴을 형성
• 충돌에 사용된 물건의 모양을 반영함(전기 코드, 허리띠)
• 여러 다른 표면에서 발생
• 결석, 주말 또는 휴가 후에 정기적으로 나타남
설명할 수 없는 화상:
• 담배 화상, 특히 발바닥, 손바닥, 등 또는 엉덩이에
• 담금질 화상(엉덩이 또는 생식기에 양말 모양, 장갑 모양, 도넛 모양)
• 전기 버너, 다리미 등과 같은 패턴
• 팔, 다리, 목 또는 몸통에 밧줄 화상
설명할 수 없는 골절:
• 두개골, 코, 얼굴 구조에서 발생
• 치유의 다양한 단계에서 발생
• 다중 또는 나선형 골절
설명할 수 없는 열상 또는 찰과상:
• 입, 입술, 잇몸, 눈에
• 외부 생식기에
	• 성인 접촉을 조심함
	• 다른 아이들이 울 때 불안해함
	• 극단적 행동:
	  • 공격적
	  • 도피
	  • 부모를 두려워함
	  • 집에 가는 것을 무서워함
	• 부모 또는 다른 보호자에 의한 부상 보고

신체적 방치	
• 기아, 위생불량, 부적절한 복장이 지속적임 • 일관되게 아동에 대한 감독 부족, 특히 위험한 활동이나 장기간 동안 • 지속적인 피로 또는 무관심 • 방치된 신체 문제 또는 의료적 요구 • 유기, 버림	• 구걸, 음식 도둑질, 연체 • 학교에 장기 체류(일찍 등교하고 늦게 하교) • 수업 시간에 끊임없이 잠들기 • 알코올 또는 약물 남용 • 보호자가 없는 상태
성적 학대	
• 걷거나 앉는 데 어려움 • 찢어진, 얼룩이 있거나 피 묻은 속옷 • 생식기 부위의 통증 또는 가려움증 • 외부 생식기, 질 또는 항문 부위의 타박상 또는 출혈 • 사춘기 전에 성병 • 임신	• 체육관을 바꾸거나 체육에 참여하기를 꺼려함 • 도피적, 환상 또는 유아적 행동 • 기괴하고 정교하거나 특이한 성적 행동 또는 지식 • 외톨이 • 일탈행동 또는 가출 • 보호자에 의한 성폭행 신고
정서적 학대	
• 습관성 장애(빨기, 물기, 흔들기 등) • 행동장애(반사회적, 파괴적 등) • 신경적 특성(수면장애, 언어장애, 놀이 억제)	**극단적 행동:** • 규정 준수, 수동 또는 공격적, 까다로운 • 지나치게 적응적인 행동 • 지나치게 어른스럽거나 지나치게 유아적

흔들린 아이 증후군 Shaken Baby Syndrome

6개월 미만의 어린이에게 가장 위험하다.

일반적으로 우는 아기를 진정시키려는 보호자의 부적절한 시도로 인해 발생한다.

가속 부상, 전단력 부상, 충격 및 맞충격 골절, 망막 분리로 이어질 수 있다.

다태

1998년에 정점에 도달한 후 세쌍둥이 및 다둥이는 감소하였다.

- 쌍둥이 출생률은 약 1,000명당 33명이다.
- 아프리카계 여성의 비율이 더 높다(1000명당 45명).
- 세쌍둥이 출생률은 약 100,000명당 104명이다.

45세 이상 어머니의 비율이 더 높다.

생식 기술(reproductive technology)로 인해 더 높은 출생 빈도를 보인다.

다태는 조기 분만으로 이어질 수 있다.

발달 관련 합병증의 위험이 증가한다.

- 뇌성마비의 발생률은 단생아 출생보다 6배 이상 높다.
- 배 속에서의 태아 밀집과 관련된 선천적 결함 가능성이 있다.

특정 선천적 결함은 다중성과 관련된다.

- 바테르(VATER) 증후군
- 엉치꼬리기형종(sacrococcygeal teratoma)
- 통앞뇌증(holoprosencephaly)과 무뇌증(anencephaly)

소아물리치료사가 보는 특정 조건

이 부분에서는 소아물리치료사가 흔히 볼 수 있는 알려진 장애, 기능 제한 또는 장애가 있는 상태에 대해 설명한다. 내용은 근골격계, 신경계, 심폐, 피부/상처, 발달장애 및 암의 여섯 가지 주요 범주로 나누었다.

근골격계장애

넙다리뼈머리 무혈성괴사, 레그-칼베 페르테스병(Legg-Calve-Perthes Disease, LCPD)

혈액공급 장애로 인한 넙다리뼈머리 변성이다.

2~4년 동안 진행된다(표 2.19).

결국 치유되지만 기형이 남아 있을 수 있다.

소년에게서 더 자주 발생한다.

대부분의 경우 4~8세 사이에 발생한다.

주로 한쪽 엉덩이에 영향을 미친다.

사타구니와 허벅지 중간에 가벼운 통증이 있다.

고관절 벌림 및 안쪽 돌림에서 관절운동범위가 감소한다.

트렌델렌버그(Trendelenburg) 양성을 나타낸다.

다리길이가 불일치한다.

어린 시절에 넙다리뼈머리 무혈성괴사를 앓은 사람들이 후기 성년기가 되면 고관절 퇴행성 관절염이 발생한다는 징후가 있다.

관련 문제에는 주로 먼쪽 넙다리뼈의 이단성골연골염(osteochondritis dissecans)이 포함된다.

네 개의 단계(표 2.19)

표 2.19 넙다리뼈머리 무혈성괴사 질병의 방사선 단계

단계	방사선 단계	기형의 위험
초기	혈액 공급 부족으로 인해 넙다리뼈머리가 자라지 않음. 넙다리뼈머리가 작게 보이고 안쪽 관절 공간이 반대쪽보다 넓게 보임	높음
분열기	뼈끝은 조각난 것처럼 보임. 오래된 뼈에 새로운 뼈가 형성되기 시작함. 넙다리뼈머리의 혈관재생이 발생	높음
재골화기	뼈 밀도는 정상으로 돌아옴. 머리와 목의 모양과 구조가 변함	최소
치유기	넙다리뼈 목과 머리는 수정 과정에서 남아 있는 변형을 유지함	남아 있음

Ratliffe, K. T. (1998). *Clinical Pediatric Physical Therapy: A Guide for the Physical Therapy Team* (p. 83). St. Louis: Mosby. Copyright © 1998 Elsevier로부터 허가를 받음.

넙다리뼈머리끝분리증(Slipped Capital Femoral Epiphysis, SCFE)

사춘기 이전과 10대 초반에 흔히 발생하며, 남학생의 발생이 더 많다.

넙다리뼈끝이 미끄러져서 넙다리뼈머리가 넙다리뼈목에서 미끄러져 나온다.

외상 후 사타구니, 엉덩이 또는 허벅지에 림프절과 통증이 나타난다.

만약 벌림근 약화 시 트렌델렌버그(Trendelenburg) 양성을 보인다.

안쪽 돌림 및 벌림의 관절운동 제한이 나타난다.

두 가지 형태

안정: 3주에 걸쳐 증상이 진행되며 점진적으로 발병한다. 체중지지가 가능하나 통증이 증가할 수 있다. 가장 일반적인 유형이다.

불안정: 갑자기 심한 통증으로 시작하며 보통은 외상으로 촉발된다. 일반적으로 체중지지는 불가능하며, 무혈관 괴사로 이어질 수 있다.

미끄러짐의 네 개의 등급으로 심한 정도를 측정한다.

엉덩관절의 전염병

뼈속질염(osteomyelitis): 뼈 감염으로 0~5세 어린이에게 가장 흔하다. 가장 흔한 부위는 먼쪽 넙다리뼈와 몸쪽 정강뼈이다.

포도상 구균, 대장균 및 연쇄상 구균으로 인한 박테리아 감염은 혈액을 통해 퍼진다.

패혈성 관절

- 골수염의 유무에 관계없이 발생할 수 있다.
- 관절의 세균 감염으로, 관절 파괴와 변형을 일으킬 수 있다.
- 엉덩관절은 가장 발생이 흔한 관절이다.

선천성 엉덩관절 이형성증(Congenital Dysplasia of the Hip, CDH) 발달성 엉덩관절 이형성증(Developmental Dysplasia of the Hip, DDH)

절구(acetabulum)와 넙다리뼈머리가 정상적으로 정렬되지 않는다.

소녀와 왼쪽 엉덩이에서 더 자주 발생한다.

관련 문제로는 기운목, 자세성 척추옆굽음증, 얼굴 기형, 중족골내전증(metatarsus adductus), 종골의 외반(calcaneovalgus)을 포함한다.

다섯 가지의 형태(표 2.20)

표 2.20 발달성 엉덩관절 이형성증

형태	정의
이형성증, 형성이상(dysplasia)	절구는 측면 경계가 좋지 않아 얕거나 작을 수 있음. 단독으로 또는 임의 수준의 넙다리 기형 또는 변위가 발생할 수 있음
아탈구성(subluxable)	넙다리뼈머리는 절구의 가장자리로 부분적으로 옮겨질 수 있음. 측면으로 미끄러지지만 소켓(socket)에서 완전히 빠져나오지는 않음
탈구성(dislocatable)	넙다리뼈머리가 소켓에 있지만 수동 압력으로 절구 외부로 완전히 변위될 수 있음
탈구된(dislocated)	넙다리뼈머리는 엉덩관절 소켓 바깥쪽에 완전히 있지만 수동 압력으로 줄일 수 있음
기형학(teratologic)	넙다리뼈머리는 엉덩관절 소켓 바깥쪽에 있으며 수동 압력으로 줄일 수 없음. 관절 표면의 변형이 중요함. 일반적으로 관절굽음증 또는 척수막탈출증과 같은 다른 심각한 발달 이상과 관련이 있음

Ratliffe, K. T. (1998). *Clinical Pediatric Physical Therapy: A Guide for the Physical Therapy Team* (p. 78). St. Louis: Mosby. Copyright © 1998 Elsevier로부터 허가를 받음.

관절굽음증(선천성 다발관절굽은증)[Arthrogryposis(Multiple Congenital Contractures)]

자궁 내 운동못함증(akinesia) 또는 운동이상증(dyskinesia)으로 인한 관절 구축으로, 신경성 또는 근육성일 수 있다.

다발성, 비진행성, 대칭적 관절이다.

영아에게서 구축, 종종 고관절 탈구, 곤봉발(clubfoot) 및 근육 위축을 동반한다.

범위와 심각도는 다양하다.

근육무형성 Amyoplasia

가장 흔한 형태, 근육 발달 부족, 관절 구축 및 변형, 근육을 대신하여 치밀한 섬유질 조직이 특징이다.

원위 관절굽음증 Distal Arthrogryposis

주로 손과 발에 영향을 미치며 관절운동범위(ROM)가 제한적이다.

고전적 관절굽음증 Classic Arthrogryposis

관절 구축 및 근육 약화로 범위와 심각도는 다양하며 팔과 다리에 영향을 미친다(표 2.21).

표 2.21 관절굽음증

	유형 1	유형 2
엉덩이	벌림, 가쪽 돌림	굽힘, 탈구
무릎	굽힘	폄
발	곤봉발	곤봉발
어깨	안쪽 돌림	안쪽 돌림
팔꿈치	폄	굽힘
손목	굽힘, 자쪽 치우침	굽힘, 자쪽 치우침
관련조건	척추옆굽음증, 선천성심장병, 얼굴이상, 호흡문제, 복부탈장, 섭식장애	

관절굽음증 증후군 Syndromic Arthrogryposis

내부 장기 및 근골격계에 영향을 준다.

소아 류마티스 관절염(Juvenile Rheumatoid Arthritis, JRA)

아동기의 가장 흔한 만성 류마티스 질환이다.

만성 관절 염증을 특징으로 하는 질병 그룹이다.

전신형 Systemic

다기관 침범: 심장막염, 심근염, 간비장비대

여러 관절 통증

관절 염증

가장 일반적인 형태

다관절 Polyarticular

일반적으로 5개 이상의 관절에 편측성 침범이 발생한다.

대부분 무릎, 발목이 포함된다.

소녀들에게 더 발생한다.

성인이 되면 류마티스 관절염을 유발할 수 있다.

두 그룹

조기 발병: 1~3세 사이에 증상이 나타난다.

청소년 초기: 사춘기 무렵에 증상이 나타나고 예후가 나쁘다.

소수관절형 Pauciarticular

가장 자주 발생하는 유형이다.

4개 이하의 관절이 침범된다.

일반적으로 골반과 척추로 진행될 수 있는 엉덩관절의 침범: 척추관절병증(표 2.22)

보행은 일반적으로 다관절 형태로 영향을 받는다.

통증과 이동성에 제한이 있다.

두 개의 하위집단 분류

- 4세 이상 여자
  - 홍채의 만성 염증에 대한 2도 실명 위험이 있다.
  - 다리길이 차이, 아탈구를 포함할 수 있다.
  - 다관절 형태로 진행 가능하다.
- 10세 이상 남자

표 2.22 어린이의 척추관절병증

척추관절병증	발병 나이	설명 및 일반적인 치료 방법
강직성척추염 (ankylosing spondylitis)	청소년기(남자>여자)	유년기에는 소수관절형 관절염으로 시작하거나 청소년기에는 요통으로 시작될 수 있음. 일반적인 관절염을 유발할 수 있으며 심한 경우 척추의 관절유착증 또는 융합을 유발할 수 있음. 치료에는 염증을 감소시키기 위해 소아 류마티스 관절염에 사용되는 것과 유사한 약물이 포함됨. 운동범위와 근력을 유지하기 위해 수영과 부드러운 운동이 포함됨
건선성 관절염 (psoriatic arthritis)	9~10세(여자>남자)	주로 건선이 있는 손의 먼쪽 관절이 포함됨. 보통 경미하지만 일반적인 관절 파괴로 이어질 수 있음
반응성 관절염 [reactive arthritis, (Reiter's syndrome)]	다양함	요도염, 눈 장애 및 관절염. 완전히 회복된 단기 질병이거나 장기 후유증이 있을 수 있음
염증성 장질환 (inflammatory bowel disease)	다양함	관절염은 궤양성 대장염 또는 크론병이 있는 어린이에게 나타날 수 있음: 복부 경련, 설사, 체중 감소, 설명할 수 없는 열 및 소수관절형 관절염. 패혈성 관절, 특히 엉덩관절에서 발생할 수 있음

Ratliffe, K. T. (1998). *Clinical Pediatric Physical Therapy: A Guide for the Physical Therapy Team* (p. 119). St. Louis: Mosby. Copyright © 1998 Elsevier로부터 허가를 받음.

기운목 Torticollis

목빗근 단축으로 인해 침범측으로 머리의 가쪽 굽힘, 침범 반대측으로 회전이 과도하게 나타난다.

근긴장저하증, 척주측만증과 연관되어 나타날 수 있다.

자주 두개골 기형(쏠린머리증, 납작머리증, 긴머리증)과 연관되어 나타난다.

보통 자궁 내 혹은 신생아/영아의 체위뿐 아니라 시각적 문제, 거짓종양, 혈종, 출생외상에 의해 발생한다.

팔다리 결손(Limb Deficiencies)

원인

선천성: 전형적으로, 팔다리 발육불량은 임신 4~7주경에 발생한다.

양막 띠: 양막의 손상으로 섬유 띠가 만들어져 발달하는 태아 신체의 일부가 끼어 발생한다. 혈액 공급이 저하되어 이 부위가 비정상적으로 발달한다.

뼈 육종(osteosarcoma): 소아에서 가장 호발하는 뼈암이며, 주로 넙다리뼈 같은 긴 뼈의 뼈끝에서 발생한다.

유전학: 손발가락과다증, 손발가락결손증과 연관된다.

유형(표 2.23)

표 2.23 팔다리 결손

유형	결손
손없음증(acheiria)	손 결손
팔다리없음증(amelia or ectromelia)	팔다리 중 하나가 전체 결손
발없음증(apodia)	발 결손
손발가락결손증(ectrodactyly)	손 · 발가락 중 하나가 일부 또는 전체 결손. 또한 두 개 이상의 손가락이 융합되어 중앙 개구부를 남기는 갈린손과 갈린발
반쪽팔(다리)증(hemimelia or meromelia)	팔다리 중 일부가 결손. 경도~중등도의 팔다리 결손
중간 팔다리 결손증(intercalary limb deficit)	팔다리의 중간부위만 침범
팔다리짧음증(phocomelia)	팔다리의 상단부 결손으로 말단부가 정상 위치보다 높이 붙음(예: 손이 어깨에 붙어 있음)
가락과다증(다지증, polydactyly)	손이나 발에 여분의 손 · 발가락이 존재
몸쪽 국소 넙다리 결손 (proximal focal femoral deficiency)	넙다리뼈의 몸통이 짧다든지 넙다리뼈의 머리가 없거나 넙다리뼈의 머리와 몸통 사이에 뼈 결합이 없는 팔다리짧음증의 부분적 형태
가락붙음증(합지증, syndactyly)	손 · 발가락이 서로 붙음

분류

가로 결손 *Transverse Deficiency*

팔다리가 특정 지점까지는 전형적으로 발달한 뒤 그 지점 이후의 구조가 없다. 대부분 편측으로 나타난다.

세로 결손 *Longitudinal Deficiency*

긴축상에서 팔다리의 특정 부분이 없다.

몸쪽 국소 넙다리 결손의 Aitken 분류 *Aitken Classification of Proximal Femoral Focal Deficiency, PFFD*

표 2.24 참조

표 2.24 몸쪽 국소 넙다리 결손의 Aitken 분류(PFFD)

분류	특징
A	• 넙다리뼈머리가 있음 • 비구는 정상 • 넙다리 분절이 짧음 • 넙다리뼈머리가 비구 안에 위치함 • 연속성이 보존된 넙다리뼈 • 돌기밑 내반 경사 • 돌기밑 거짓관절증이 나타날 수 있음
B	• 비구의 형성이상이 나타날 수 있음 • 넙다리뼈가 짧음 • 넙다리뼈머리가 비구 안에 위치함 • 넙다리뼈의 머리와 몸통 사이에 뼈 결합이 없음 • 넙다리뼈머리가 없거나 뼈 잔유물만 있음(작은 뼈)
C	• 비구의 형성이상이 심각함 • 넙다리뼈가 짧으며, 주로 몸쪽으로 갈수록 점점 가늘어짐 • 넙다리뼈의 머리가 비구 안에 없음 • 넙다리뼈의 몸통과 작은 뼈의 뼈 결합이 나타날 수 있음
D	• 넙다리뼈머리가 없음 • 비구가 없음 • 넙다리뼈가 짧고 변형됨 • 넙다리뼈와 골반 사이에 어떠한 연결도 없음

Ratliffe, K. T. (1998). *Clinical Pediatric Physical Therapy: A Guide for the Physical Therapy Team* (p. 106). St. Louis: Mosby. Copyright © 1998 Elsevier로부터 허가를 받음.

자세 변형

척주옆굽음증(측만증) Scoliosis

척추의 회전을 동반하거나 동반하지 않는 가쪽 굽이

다인성 원인: 신경근, 정형외과적, 선천성, 불량한 자세, 특발성

유형

표 2.25 참조

내용

발병 연령

선천성: 0~3세

소아: 4세~사춘기

청소년: 사춘기 동안, 혹은 사춘기 직후

굽이의 중증도(Cobb 방법으로 분류)

경도: 0~20°

중등도: 21~40°

중증: >40°

표 2.25 척주옆굽음증의 유형

유형	정의
기능성	구조적 변화 없음 앞쪽 굽힘을 통해 교정할 수 있음 나쁜 자세와 연관됨
특발성	가장 일반적인 유형 여아에서 가장 흔하게 나타남 원인이 알려져 있지 않음
신경근	신경근 병증과 동반되어 나타남(CP,* MD,* SB*)
구조적	척주의 변성 유연성 감소 척추 회전
외상성	척수에 대한 외상과 동반되어 나타남(예: 골절, 종양)

*CP(cerebral palsy): 뇌성마비, MD(muscular dystrophy): 근 디스트로피, SB(spina bifida): 척추갈림증

방향

왼쪽 또는 오른쪽으로의 정점

부위

목(cervical)

목-등(cervicothoracic)

등(thoracic)

등-허리(thoracolumbar)

허리(lumbar)

척주뒤굽음증 Kyphosis

나쁜 자세나 앞쪽으로 가늘어지는 쐐기 모양의 척추뼈, 좁아진 추간판 공간, 불규칙한 척추 종판과 같이 구조적인 변화에 의해 척주의 앞-뒤 만곡이 정상 정렬을 벗어난 상태이다.

척주뒤굽음증을 보이는 아동의 1/3이 척주옆굽음증을 동반한다.

임상적 특징으로 둥근 어깨와 거북목이 있다.

척주앞굽음증 Lordosis

허리뼈가 앞쪽으로 굽은 상태이다.

현저한 골반 앞 기울임이 나타난다.

흔히 전반슬(genu recurvatum)을 동반한다.

유아기에 나타난 척주앞굽음증은 대부분 8세에 이르러 해결된다.

스포츠 활동 참여에 의한 정형외과적 손상들

약 3,500~4,500만 명의 청소년(5~17세)이 조직화된 스포츠 활동에 참여하고 있다.

청소년 운동선수에게서 고강도 스트레스와 과사용에 의한 손상이 증가하고 있다.

손상의 대부분이 축구, 농구, 야구/소프트볼, 미식축구와 연관된다.

성별에 따른 손상의 차이

여자 청소년 운동선수가 남자에 비해 더 많은 손상을 경험하고 있으며, 특히 전방십자인대(ACL) 손상이 호발한다.

여자 청소년 운동선수의 3대 증후: 섭식장애, 뼈엉성증, 무월경 간의 상호 연관성

오스굿-슐라터 병(Osgood-Schlatter disease)은 사춘기 소년과 사춘기 소녀에게서 흔히 발생한다.

손상 기전

외상 및 낙상 같은 외적인 힘과 직접적인 충격이 골절, 염좌, 탈구, 압박 손상 등을 일으킨다.

과사용에 의해 건염, 골단염, 리틀 리그 팔꿉관절(Little League elbow)이 발생할 수 있다.

빠른 방향 전환(앞-뒤, 가쪽, 회전)에 의해 반달연골, 인대 째짐(파열, tear), 박리가 발생할 수 있다.

스포츠 특이적으로 흔히 발생하는 손상들

표 2.26 참조

표 2.26 일반적인 단체 스포츠 활동 참여와 연관된 손상

스포츠	손상
미식축구	외부의 힘이나 빠른 방향 전환에 의한 2차적 외상성 손상들 • 앞십자인대(ACL*) 파열 • 발목 내번 혹은 외번 염좌 • 정강이 부목: 여러 가지 과사용에 따른 다리 중간 아래 부위의 통증 • 오스굿-슐라터 병: 정강뼈 결절에 가해지는 스트레스에 의한 통증 감속 및 가속에 의한 손상들 • 대부분 우세(차는) 발에서 나타남 • 넙다리뒤근육 좌상 모음근 좌상
축구	외상성 외부 힘 • 포지션별로 특유의 움직임과 관련되는 손상들 • 뇌진탕이 흔히 발생함(뇌진탕 부분 참조) • 팔신경얼기 손상 앞십자인대 손상
농구	대부분 외상성으로 나타나지만 과사용에 의한 손상도 일부 발생 • 앞십자인대 파열 • 가쪽 혹은 안쪽 발목 염좌 • 무릎힘줄염/jumper's knee
야구/소프트볼	고속 움직임의 과사용 • 회전근개 • 충돌증후군 • 오목위팔 불안정성 가속 및 감속에 의한 손상들 • 좌상(strain), 염좌(sprain)

*ACL(anterior cruciate ligament)

신체 부위별 흔히 발생하는 손상들

목

10대에서 발생률이 증가한다.

손상 위험률이 가장 높은 스포츠 활동은 미식축구이며, 레슬링과 럭비도 손상 위험이 높다.

대부분 과다굽힘(예: 축구에서 머리 박치기)이나 과다폄(얼굴이나 머리 태클 동작)에 의해 발생한다.

척주

- 척추분리증과 척추전방전위증
- 골단염
- 팔신경얼기: 쏘거나 패스를 받아 맹렬한 속도로 달리면서 발생하는 당김 손상이다.

어깨

미식축구, 하키, 레슬링은 골절, 불완전 탈구, 탈구의 발생 가능성이 높다.

수영, 체조, 배구, 야구, 테니스는 과사용 손상의 발생으로 이어질 가능성이 높다.

- 다방향 불안정성: 전반적인 인대 이완에 의해 나타난다.
- 리틀 리그 어깨: 주로 10~16세에 나타나며, 위팔 성장판의 과사용이나 가해진 스트레스에 의해 발생한다.
- 상부 관절와순 전후(superior labrum anterior to posterior, SLAP) 손상이 발생한다.
- 빗장뼈 골절: 영아에서는 분만 중에, 유아에서는 낙상하면서 어깨부터 떨어졌다거나 직접적인 타격으로 발생한다.
- 봉우리빗장관절의 분리/염좌가 발생한다.
- 회전근개 파열: 던지기/라켓을 이용하는 스포츠 활동에서 자주 발생한다.
- 회전근개 충돌증후군: 25세 미만의 청소년 선수에서 호발하며, 주로 수영선수에게서 흔히 발생한다.

손/팔꿈치/손목

손으로 땅을 짚고 넘어지는 손상(fall onto outstretched hand, FOOSH)이 골절의 가장 일반적인 기전이지만 과사용에 따른 손상도 발생할 수 있다.

- 관절융기위 골절: 8세 미만의 어린이에서 흔히 발생한다.
- 가쪽 융기 골절: 솔터-해리스 골절분류상, 제4형(Salter-Harris type IV)[1)]

1) 성장판을 지나서 발생한 골절

- 리틀 리그 팔꿉관절: 안쪽 위관절융기의 성장판에 가해진 극도의 외반 스트레스에 의한 안쪽 골단염으로, 요측에 가해진 압박과도 연관된다.
- 테니스 팔꿉관절(tennis elbow): 가쪽 위관절융기 스트레스
    - 판너 병(Panner's disease)/박리 뼈연골염: 혈액 공급의 중단을 일으키는 스트레스에 의해 팔꿉관절의 위팔뼈 작은 머리에서 작은 조각이 관절면에서 분리되는 것이다.
- 박리 골절: 건/인대의 강한 당김에 의해 뼈의 작은 부분이 떨어져 나가는 것이다.
- 아래팔 부목은 치어리더나 체조선수에서 주로 볼 수 있다.
- 손가락 끼임이 매우 흔히 발생한다.

골반/엉덩관절/넓적다리

발레, 하키, 달리기, 축구, 미식축구처럼 달리기, 점핑, 스프린팅, 심한 경쟁이 요구되는 스포츠에서 주로 볼 수 있다.

- 위앞 엉덩뼈가시(ASIS)와 궁둥뼈결절의 박리 골절: 건/인대의 강한 당김에 의해 뼈의 작은 부분이 떨어져 나간 것이다.
- 지속되는 통증: 성장 중에 있는 10대 유소년, 특히 비만인 경우 자주 발생하며, 넙다리뼈로부터 머리가 분리되면서 주로 볼 수 있는 넙다리뼈머리끝분리증(SCFE)에 의한 것으로 추측된다.
- 골단염(apophysitis)
    - 주로 엉덩뼈 능선, 위앞 엉덩뼈가시, 위아래 엉덩뼈가시(AIIS), 궁둥뼈 견인골단, 큰 돌기 및 작은 돌기에서 볼 수 있다.
    - 미식축구 선수, 육상 선수, 축구 선수, 빙상 스케이터, 댄서에게서 주로 발생한다.
- 골반 피로골절: 과도한 강도와 빈도의 활동에 의해 뼈에서 미세 균열이 발생하는 것이다.
    - 흔하지 않다.
    - 달리기 선수에게서 볼 수 있다.
- 비구순 파열
- 스내핑 힙 증후군(발음성 엉덩관절 증후군, snapping hip syndrome): 댄서, 빙상 스케이터, 체조 선수에게서 볼 수 있다. 앞 엉덩관절 구조의 여러 가지 잠재적 원인이다.
- 넙다리 비구 충돌(femoacetabular impingement, FAI)
- 돌기오목 윤활낭염
- 넙다리뼈머리의 무혈성 괴사: 어린 선수들에게서 나타난다(5~12세).
- 엉덩뼈 능선 타박상: 힙 포인터(hip pointer). 하키, 미식축구에서 발생한다.
- 다양한 연조직 손상, 좌상

무릎

인대 손상

- 안쪽 곁인대(medial collateral ligament, MCL), 앞십자인대, 가쪽 곁인대

골절

- 정강 가시 박리: 앞십자인대 손상처럼 보일 수 있다.
- 소매 골절(sleeve fracture)
- 정강뼈 결절: 오스터-슐리터병이 있을 경우 흔히 발생한다.
- 안쪽 먼쪽 넙다리뼈끝 골절은 안쪽 곁인대 손상처럼 보일 수 있다.

과사용

- 오스굿-슐라터 병: 정강뼈 결절 부위의 앞쪽 무릎 통증이다.
- 신딩-랄슨 조한슨병(Sinding-Larsen-Johannson syndrome): 아래 무릎뼈 끝 부위의 통증이다.
- 무릎넙다리통증 증후군(patellofemoral pain syndrome, PFPS): 무릎뼈 이동 경로가 나빠서 발생한다.
- 관절내 손상: 갑작스러운 회전 동작에 의한 반달연골 파열이다.
- 원반 반달연골: 반달연골의 비전형 모양에 의한 반달연골 파열이며, 주로 가쪽 반달연골에서 볼 수 있다.
- 엉덩정강근막띠 마찰 증후군(ITBFS)/러너 무릎(runner's knee): 여러 가지 구조물의 비정상적인 정렬에 의한 가쪽 무릎의 염증이다.
- 추벽 증후군(Plica syndrome): 윤활 조직의 자극에 의한 앞-안쪽 통증이다.

발목/발

과사용

- 피로 골절(stress fractures): 과도한 강도와 빈도의 활동에 의해 뼈에서 미세 균열이 발생한다.
- 구획 증후군(compartment syndrome)
- 시버씨 병(Sever's disease): 7~15세에 나타나는 뒤꿈치 통증으로 발꿈치 뼈에 닿는 아킬레스건에 생긴 염증에 의해 발생한다.
- 잔디발(turf toe): 엄지발가락의 과도한 폄에 의해 인대에 염증이 생겨 발생한다.
- 가쪽 발목염좌 같은 발목 손상들이 스포츠 활동과 연관된 손상으로 가장 흔히 발생한다.
- 박리 골절-건/인대의 강한 당김에 의해 뼈의 작은 부분이 떨어져 나간다.

신경학적 질환

뇌진탕(Concussions)

뇌에 가해진 생체 역학적 힘(압박, 전단, 장력)에 의해 발생한다.

증상은 즉각적이거나 시간이 흐르면서 나타날 수 있다.

의식 상실을 초래할 수도 있고, 그렇지 않을 수도 있다.

발병과 다음 증상이 악화됨에 따라 진단된다.

- 의식 상실 혹은 저하
- 손상 당시의 기억 상실
- 정신 상태의 변화
- 세계보건기구(WHO)에서 제시한 증상: 두통, 어지러움, 피로, 과민성, 불안, 메스꺼움/구토, 불면, 집중력 저하, 빛이나 소리에 대한 민감성

평생 지속되는 증상을 가질 수 있다: 인지기능 상실, 운동 결핍

심한 정도에 따라 두개내 출혈이 발생할 수 있다.

팔신경얼기 손상(Brachial Plexus Injuries)

팔신경얼기에 발생한 압박이나 견인 손상으로 전형적으로 편측에만 발생한다.

출생 전후에 발생한 외상이나 목갈비뼈 이상, 비정상적인 등뼈 등에 의한 어깨 외상으로 발생한다.

대부분 난산과 동반되어 나타난다.

신경집 종창에서부터 척수에서 나온 신경뿌리의 완전 파열에 이르기까지 증상이 다양한 정도로 나타날 수 있으며, 이에 따라 감각 및 운동 자극 전달의 중단을 초래할 수 있다.

근전도 검사는 신경 손상 정도를 결정하는 데 유용하며, 예후는 손상 범위보다 손상 정도에 따라 달라지고, 대부분의 사례에서 호전을 보인다.

빗장뼈나 위팔뼈의 골절, 어깨관절 탈구, 얼굴 혹은 가로막신경 손상이 동반될 수 있다.

전형적으로 감각 손상이 나타나지만, 이는 운동 반응과는 달리 나타날 수 있으며, 영아에서는 평가가 어렵다.

- 찌르기(pinprick) 검사 반응이 기능 상실과 회복의 기준선을 결정하는 데 유용하다.
- 탈신경된 피부는 물속에 두어도 주름이 생기지 않으므로 '주름 검사[wrinkle test(40°C의 물에 30분 동안 담그기)]' 후 주름의 유무를 통해 감각기능의 회복을 모니터링할 수 있다.

유형(표 2.27)

표 2.27 팔신경 얼기 손상들

에르브 마비 (Erb's palsy)	목신경 5, 6번(C5, C6) 신경뿌리에 발생한 위 신경얼기 손상으로 어깨올림근, 마름근, 어깨세모근, 앞톱니근, 가시위근, 가시아래근, 위팔두갈래근, 위팔근, 위팔노근, 아래팔 뒤침근, 손목과 손가락 및 엄지손가락을 지배하는 아래팔 폄근에서 약증과 마비를 초래함
크룸프케 마비 (Klumpke paralysis/palsy)	목신경 7, 8번 및 등신경 1번(C7, C8, T1)에 발생한 아래 신경얼기 손상으로 손목과 손가락의 굽힘근, 폄근, 손의 내재근 약증과 마비가 발생함
에르브-크룸프케 마비 (Erb-Klumpke paralysis/palsy)	목신경 5번부터 등신경 1번(C5~T1)까지의 일부 혹은 모든 신경뿌리에 뒤섞여 발생한 손상으로, 손상받은 신경뿌리의 위치에 따라 근 약증과 마비가 발생함

제한

침범받은 팔에서 나타나는 감각과 운동 손상의 정도와 범위에 의존한다.

영아의 견인 손상은 자연적으로 회복될 수 있지만, 찢김 손상의 경우에는 회복에 한계가 있을 수 있다. 4개월 이내에 해결되지 않으면, 완전 회복을 기대하기 어렵다.

근육 불균형에 의해 다음의 전형적 패턴으로 나타나다가 2차적으로 어깨 불완전 탈구와 구축을 보일 수 있다: 오목위팔 모음과 안쪽 돌림, 팔꿈 폄, 아래팔 엎침, 손목과 손가락 굽힘

물뇌증(Hydrocephalus)

뇌척수액의 정상적인 흐름이 중단되어 뇌 안에 뇌척수액이 축적되어 발생한다.

척추갈림증이 있는 어린이 대부분에서 제2형 아놀드-키아리 기형(Arnold-Chiari malformation, type II)으로 인한 물뇌증이 주로 발생한다.

뇌척수액의 배출을 위해: 뇌실복강 션트(뇌실에서 복강으로) 혹은 뇌실심방 션트(뇌실에서 심장의 심방으로)

션트(shunt) 기형의 징후

- 과민성
- 구토
- 졸음증
- 열
- 부풀어 오른 눈
- 행동, 협응력, 긴장도, 식욕, 배변의 변화
- 발작 활동

발작장애(Seizure Disorder)

뇌전증은 원인을 특정할 수 없는 발작이 반복되는 상태를 의미한다.

비정상적인 뇌 활동에 의해 발생한다.

주로 의식상실, 응시, 행동이나 감각 또는 자율신경 기능의 변화, 불수의 운동 등이 나타날 수 있는 자기억제 시간(2분 미만)이 발현된다.

뇌전증지속증(status epilepticus, SE): 5분이 지나도 멈추지 않는 발작이나 5분 이내라 하더라도 반복된 발작으로 생명을 위협하는 상태이며 응급처치가 필요하다.

발작은 다양한 신경학적 장애와 연관되지만, 기타 상태들과 독립적으로 나타날 수 있다. 발달장애가 있는 아동의 상당수에서 뇌전증이 나타난다.

열성 발작은 별개로 나타나는 것이며, 감염이나 예방접종 이후 발생한 고열을 보이는 아동에서 발현된다. 6개월에서 3세 사이의 아동에서 가장 빈번하다.

발작의 분류는 표 2.28, 표 2.29를 참조한다.

표 2.28 세계 뇌전증 연맹, 발작 유형 분류, 확장판, 2017

국소 발병	전신 발병	원인불명 발병
• 각성 • 각성 손상	• 운동 • 긴장성-간대 • 간대 • 긴장 • 근간대 • 근간대-긴장-간대 • 근간대-무긴장 • 무긴장 • 뇌전증 연축	• 긴장성-간대 • 뇌전증 연축
운동 • 미세한 자동증[1)] • 간대 • 뇌전증 연축[1)] • 운동과다 • 근간대 비운동 • 자율신경 반응 • 행동 정지 • 인지 • 감정 • 감각	비운동 • 전형적 • 비전형적 • 근간대 • 눈꺼풀 간대성 근경련	비운동 • 행동 정지
국소에서 양측성 긴장-간대		분류되지 않음[2)]

1) 의식 정도는 명시하지 않음
2) 정보가 불충분하거나 분류가 불가능하면 기타 범주로 분류

표 2.29 2017년 이전의 발작 유형 분류

국제 분류	소견
전신 발작	몸 전체에서 광범위하게 나타나는 발작. 대부분 의식 상실이 항상 나타남. 겉질 전체가 관련됨
긴장-간대 발작	몸의 긴장성 수축(뻣뻣함)으로 시작된 후, 간대 움직임(움찔거림/떨림)이 나타나다가 졸음증이나 수면으로 이어짐
긴장성 발작	몸 전체가 뻣뻣해짐. 즉각적인 낙상을 초래하기도 함
간대 발작	간대 움찔거림을 시작했다가 갑자기 멈추기를 반복함. 주로 목, 얼굴, 팔에서 나타남
무긴장(무운동) 발작	갑작스러운 근긴장저하/움직임 부족. 즉각적인 낙상을 초래하기도 함
소 발작	눈 깜빡임, 응시, 미세한 입술 움직임이 수 초간 지속. 잠깐 동안의 의식 상실이 있을 수 있음
근간대 발작	비전형적인 소 발작이 보다 길게 지속되고, 발작이 일어나는 동안에도 부분적인 반응은 보임
국소(부분) 발작	발작이 몸 전체에 광범위하게 나타나지 않음. 뇌의 어느 한 부분이나 한쪽에서 발현. 다양한 감각 및 운동 증상들이 이 유형에서 동반될 수 있음
단순 부분 발작	의식 및 각성 소실은 없음. 움찔거림이 몸의 어느 작은 부위 한 군데에서 시작되다가 다른 부위로 퍼짐. 주로 신체의 절반 부위까지로 제한되어 나타남
복합 부분 발작	감각 조짐이 운동 발작으로 진행될 수 있음
	발작하는 동안 의식 상실이 발생. 단순 부분 발작에서 진전되어 나타나 전신 발작으로 진전될 수 있음. 입을 쩝쩝대거나 응시하기, 웃기 등 자동증이 나타남
분류할 수 없는 발작	위의 범주로 분류하기에 적합하지 않은 발작으로 조산아에서 동반되는 신생아 발작과 열성 발작이 포함됨

Adapted with permission from Ratliffe, K. T. (1998). *Clinical Pediatric Physical Therapy: A Guide for the Physical Therapy Team* (p. 410). St Louis: Mosby. Copyright © 1998 Elsevier.

영아 연축[웨스트 증후군(West Syndrome), 영아기 근간대 뇌전증(Infantile Myoclonic Epilepsy)]

약 3~8개월에 시작되며, 대부분 4세에 이르러 멈추지만 특정 유형의 뇌전증으로 진전될 수 있다.

일반적으로 허리의 앞 굽힘과 함께 나타나는 갑작스럽고 거친 잭-나이프 움직임으로 나타난다.

주로 잠에서 깨어날 때 발생한다.

신경발달의 정지나 기술의 쇠퇴가 흔히 발생한다.

드라베 증후군(Dravet Syndrome)

1세경의 건강한 아동에서 발병한다.

진단된 어린이의 80%가 SCN1A 유전자의 돌연변이와 관련된다.

일반적으로 열이 나는 동안 시작되는 근간대 발작(myoclonic seizure)이 빈번하게 나타나며, 짧지 않은(2~5분 이상) 발작과 다양한 유형의 발작이 나타날 수 있다.

발달지연이 발생할 수 있다.

낮은 근 긴장, 엎침된 발, 나이 든 어린이에게서는 웅크림 보행, 불안정하거나 실조보행, 감각 통합 장애가 나타날 수 있다.

깜빡이는 불빛, 시각적 패턴, 체온변화, 스트레스/불안, 질병 등 다양한 유발 인자가 있다.

발작은 뇌전증지속증으로 진전될 수 있으며, 다른 뇌전증 증후군에 비해 갑작스러운 사망률이 높다.

레녹스-가스토 증후군 Lennox-Gastaut Syndrome, LGS

뒤섞인 발작 패턴(무긴장, 낙상 위험, 긴장성, 비전형적인 소 발작이나 긴장-간대)이다.

영아연축 병력이 있는 어린이에서 주로 나타난다.

2~6세 사이에 발병한다.

약물로 조절하기 어렵다.

발달 기술의 상실, 행동 문제, 지적장애가 흔히 발생한다.

신경피부 증후군(Neurocutaneous Syndromes)

중추신경계 장애와 피부이상을 나타내는 유전 질환이다.

신경섬유종증 Neurofibromatosis

보통염색체 우성 질환은 나이가 들어 가면서 신경집에 양성 말초 종양들의 성장을 특징으로 한다. 유아기에 진단될 수 있으며, 대부분의 사례에서 기대 수명은 평균이다. 현재는 세 가지 유형으로 분류한다(표 2.30).

결절성 경화증(Tuberous Sclerosis)

피부 이상

- 탈색된 하얀 모반
- 밀크커피색 반점

중추신경계 이상

- 결절: 붕괴된 겉질과 백질의 넓은 영역에서 나타난다.
- 신경아교세포 종양, 물뇌증, 망막 종양이 동반된다.
- 90%에서 발작이 발생한다.

표 2.30 신경섬유종증

신경섬유종증 유형 1(NF1) 폰 레크링하우젠병 (Von Recklinghausen)	• 3,000명당 1명 발병 • 다발성(6개 이상) 밀크커피색 반점 • 겨드랑이나 사타구니의 주근깨 • 피부 아래나 위에 발생하는 신경섬유종(2개 이상). 얼기모양 신경섬유종 • 나비뼈 변형, 척추옆굽음증, 정강뼈나 종아리뼈의 휨 • 큰 머리 혹은 그 밖의 뼈 크기 차이 • 리쉬(Lisch) 결절(눈의 홍채) 혹은 시신경 교종 • 물뇌증이 있을 수 있으며, 발작이 나타날 수 있음 • 고혈압 • 골다공증/아래 다리나 팔에서 불완전한 골절 치유에 의한 거짓관절 • 뇌 혹은 그 밖의 신경계 영역에서 악성 종양이 발생할 위험이 약간 높음 • 척추옆굽음증 • 기타 악성 및 양성 종양의 발생 위험이 높음 • 심혈관 이상이 있을 수 있음 • 약 50%의 어린이가 학습장애 및 발달상의 어려움을 가지게 됨 (예: 주의력, 행동, 언어, 대 · 소 운동 기술, 시 · 지각, 실행 기능)
신경섬유종증 유형 2(NF2) 양측성 청각 (Bilateral acoustic)	• 25,000명당 1명 발생 • 양측에 청각 신경종(신경초종)이 발생하여 간접적으로 주변부(시각/안면 신경, 뇌줄기)에 영향을 줄 수 있음 • 특징적인 징후로 제8뇌신경에 느리게 자라는 종양으로 인한 청력 상실(10대 혹은 젊은 성인에서 처음 징후가 나타남), 귀에서의 울림, 균형 문제와 두통을 유발 • 백내장 및 그 밖의 눈 이상 • 밀크커피색 반점이 나타날 수 있음 • 이 외의 신경계 종양(수막종, 신경아교세포 종양)이 발생할 위험이 있음 • 기타 신경초종이 다리나 팔의 약증으로 진전될 수 있음 • 작은 피부 종양들 • 악성 종양이 발생할 수 있음
신경초종증 (Schwannomatosis)	• 40,000명당 1명 발생 • 신경섬유종증 유형 2와 비슷하지만 전정와우신경(제8뇌신경, CN VIII)이 침범되지 않음 • 만성 통증이 특징적으로 나타남 • 말초 신경병증이 나타날 수 있음(먼쪽 약증/저림/위축) • 대부분 그 밖의 악성종양이나 학습장애를 동반하지 않음

스터지-웨버 증후군 Sturge-Weber Syndrome, SWS

임신 후 GNAQ(G protein subunit alpha q) 유전자의 돌연변이에 의해 발생한다.

얼굴의 눈 주변부에 양성 혈관 이상으로 생긴 정맥 혈관종에 의해 선천성 포도주 반점(port-wine mark)이 나타난다. 뇌에도 발생할 수 있으며 중추신경계 문제로 이어질 수 있다.

발작과 녹내장이 번번하게 나타나는 합병증이다.

발달지연, 인지 기능장애, 한쪽에 나타나는 근 약증/마비, 주의력 결핍 과다행동장애(ADHD), 학습장애, 사시가 나타날 수 있다.

저산소-허혈 뇌병증(Hypoxic-Ischemic Encephalopathy, HIE)

질식: 허혈(혈액순환 부족과 산증)과 함께 발생하는 저산소증(산소 부족)이다.

소생술이 필요하다.

원인

전치태반

태반조기박리

탯줄 탈출

머리골반 불균형(cephalopelvic disproportion, CPD)

지연분만

이상 양상

뇌분수계 경색

광범위한 뇌혈류의 저하

경계부

중증의 경색, 지적장애를 동반하는 경직형 팔다리마비 초래

감지하기 어려운 정도의 경색, 주의력 결핍 과다행동장애(ADHD), 학습장애(LD)

국소 경색(뇌졸중)

주요 뇌동맥의 차단

주로 반신마비 초래

광범위 저밀도 영역

지속된 질식이 나타난다.

다발성 낭종이나 전신 위축으로 진행될 수 있다.

광범위한 손상: 경직형 팔다리 마비, 지적장애, 발작장애 초래

대리석 상태

바닥핵에 발생한 저산소증: 느린비틀림운동형 뇌성마비 초래

예후

임상 증상의 심한 정도와 연관된다.

경도의 신생아 증후군: 신경학적 문제는 없다.

중증의 신생아 증후군: 75%에서 사망(특히 발작, 혼수상태를 보이는 경우)하며, 생존한 경우 지적장애를 동반하는 경직형 팔다리마비를 초래한다.

외상성 뇌손상(Traumatic Brain Injury, TBI)

의식 수준의 변화나 해부학적 이상을 초래하는 외상

원인

사고: 자동차, 익사 직전의 상태, 스포츠나 여가활동

낙상

폭행: 총상, 싸움, 아동 학대

유형(글상자 2.3)

손상을 일으킨 힘에 따라 분류된다.

충돌/접촉: 머리덮개 손상, 머리뼈 골절, 국소 뇌 좌상, 표피 혈종

관성: 머리뼈 내부의 움직임으로 전단력이 발생되어 신경 섬유와 혈관이 찢어짐

개방성 머리 손상: 뇌가 외부 환경에 노출되는 상처, 드물게 발생함

폐쇄성 손상

- 직접 손상: 작용–반작용
- 전단 스트레스: 가장 심각한 손상을 초래한다.

글상자 2.3 외상성 뇌손상의 유형

- 머리덮개 및 머리뼈 손상
- 뇌 좌상
- 경막 외 혈종
- 뇌진탕
- 미만성 축삭 손상
- 급성 경막하혈종

회복

회복의 8단계(Rancho Los Amigos)

1. 무반응
2. 전신반응
3. 국소반응
4. 혼동 및 불안, 인지와 기능적 기술이 점차 되돌아옴
5. 혼동되고 부적절하지만 진정됨
6. 혼동되지만 적절함
7. 자연스러운 적절함
8. 적절하고 목적성을 가짐: 문제해결, 스트레스에 대한 저항, 추상적 추론에서의 어려움은 지속될 수 있음

예후

혼수 기간: 짧을수록 예후가 좋음

외상 후 기억상실 기간: 짧을수록 예후가 좋음

익사 직전의 상태(Near-Drowning)

물에 잠긴 후 최소 24시간 이후에 생존한 경우를 말한다.

임상 특성

질식

5분 이하의 침수–예후 양호

10분 이상의 침수–신경학적 손상 발생 가능성 있음

- 혼수
- 발작
- 비정상적인 자세, 경직, 강직
- 인지 장애

척수 손상(Spinal Cord Injury, SCI)

가장 흔한 원인은 교통사고이며, 목뼈 손상을 입기 쉽다.

손상 유형은 손상의 수준 및 정도에 따라 구분된다.

기능적 결과(표 2.31)

표 2.31 손상 수준에 따른 척수손상의 기능적 결과

최상위의 온전한 척수분절	특성	기능적 결과
C1~3	• 턱 아래 부위의 수의적 근육 뼈대계 조절 불가	• 인공호흡기 받침대를 두고, 중간선 정렬로 편안히 앉은 자세를 취함
C4	• 호흡의 완전 마비 • 느린맥 또는 빠른맥, 구토증상이 나타날 수 있음 • 목 움직임은 양호함 • 팔, 몸통, 다리의 수의적 기능 없음 • 호흡은 인공호흡기에 의존	• 'sip and puff' 조절 기전(*빨대나 튜브를 입에 물고 흡입과 내쉼으로 기압을 이용해 장치를 조절)을 이용해 전동 이동장치(C4 손상의 경우 빰을 이용)나 주변 환경을 조정. 입 막대(mouthstick)를 사용하여 기능적 과제 수행 • 스위치로 컴퓨터를 활용
C5 어깨세모근 일부, 위팔두갈래근, 대부분의 회전근개, 가로막의 신경지배 보존	• 어깨의 벌림, 폄, 굽힘. 팔꿉관절의 부분적 굽힘 가능 • 보조 호흡근 활동이 없어 복식호흡. 호흡 예비력 불량 • 도움 없이는 구르기, 일어나 앉기가 불가함 • 복식호흡	• 전동 휠체어와 주변 환경을 조정하는 도구를 개조된 조이스틱으로 조절 • 보조하에 선 자세의 축 이동을 이용한 자세 변경 • 개조된 도구들을 이용해 꾸미기, 자가 섭식, 컴퓨터 활용 • 나이 든 아동의 경우, 위팔두갈래근에 충분한 근력이 있다면 팔짱을 끼고 기대어 독립적으로 욕창예방을 위한 압력 경감 가능
C6 큰가슴근, 앞톱니근, 넓은등근, 어깨세모근 전체, 위팔노근. 위팔세갈래근 일부의 신경지배 보존	• 팔꿉관절의 굽힘 양호 • 어깨의 벌림과 안쪽 돌림 • 손목 폄 • 복식호흡	• 바퀴 손잡이를 밀어 휠체어를 추진 • 독립적으로 욕창예방을 위한 압력 경감 가능 • 보조하에 슬라이딩 보드를 활용한 자세 변경 • 옷 입고 벗기, 선 자세의 축이동을 이용한 자세 변경에 협조할 수 있음 • 쓰기, 먹기, 컴퓨터 키보드를 활용하는 데 유니버설 커프(universal cuff)를 사용
C7 위팔세갈래근, 손가락 굽힘근과 폄근, 어깨내림근의 신경지배 보존	• 어깨내림근을 이용해 자신의 체중을 들어 올릴 수 있음 • 쥐고 놓는 힘이 약하고, 협응에 어려움을 가짐	• 수동 휠체어의 독립적 추진 • 최소의 보조하에 자세 변경 • 옷 입고 벗을 때에는 다리 부분에서 최소의 도움이 필요 • 독립적인 구르기, 일어나 앉기
T1~10 팔의 모든 근육, 손상 수준 위의 몸통 근육들의 신경지배 보존	• 양팔은 완전히 사용 • 몸통 균형 불량 • 서기 위해 보조기를 사용할 수 있음	• 독립적인 수동휠체어의 활용 • 손으로 조정하는 장치를 이용해 운전 가능 • 독립적으로 욕창예방을 위한 압력 경감 가능
T10~L2 배 근육과 상부 몸통 근육들의 신경지배 보존	• 몸통 균형 양호 • 호흡 예비력 양호 • 배바깥빗근과 넓은등근으로 중등도의 엉덩관절 밀어내기를 성취할 수 있음	• 양측의 긴 다리 보조기와 크러치를 이용해 보행(에너지 소비) • 학교의 작은 공간 내에서 기능적인 서기나 걷기 • 독립적인 휠체어 활용
L3 이하 넙다리네갈래근, 일부 볼기근과 넙다리뒤근, 손상 수준에 따라 다리 근육 일부의 신경지배 보존	• 발목관절 조절 불량 • 허리척주앞굽음증이 나타날 수 있음	• 잘 걷기 위해 짧은 다리 보조기, 워커, 목발, 지팡이, AFO*를 활용할 수 있음 • 휠체어가 필요하지 않을 수 있음 • 앉았다 일어서기에 어려움이 있을 수 있음

Adapted with permission from Ratliffe, K. T. (1998). *Clinical Pediatric Physical Therapy: A Guide for the Physical Therapy Team* (pp. 288–289). St. Louis: Mosby.

*AFO, ankle-foot orthosis.

유형

***미국척수손상협회** American Spinal Injury Association Impairment Scale, ASIA* **손상 척도**

A단계: 완전 손상–S4~5 수준 이하의 감각 및 운동 기능 소실

B단계: 불완전 손상–S4~5 수준 이하의 감각기능은 보존되었으나 운동 기능 소실

C단계: 불완전 손상–운동과 감각기능은 보존되었으나 근력이 3등급(fair) 이하

D단계: 불완전 손상–손상 수준 이하의 근력이 3등급 이상

E단계: 감각과 운동 기능의 완전한 회복

***브라운–세카르 증후군** Brown-Sequard Syndrome*

척수의 절반이 손상된다.

반신마비를 초래한다.

손상 반대측에 대한 통증과 온도의 신경 전달로가 손상된다.

***앞척수증후군** Anterior Cord Syndrome*

고유감각, 운동감각, 진동감각을 제외한 감각기능과 운동기능은 보존되며, 주로 목뼈의 일부에서 발생한 탈구나 골절에 의해 발생한다.

감각 장애에 의해 보행이나 장/방광 조절의 어려움이 초래된다.

***중심척수증후군** Central Cord Syndrome*

감각기능, 특히 통증과 온도 감각에서의 장애가 현저하다.

다리에 비해 팔에서 운동 기능장애가 현저하게 나타난다.

회복 순서

1단계: 반사 소실, 이완, 감각 소실, 자율신경장애, 척수 충격 증후군(1~6주)

2단계: 경직 증가, 신경학적 회복, 자율신경 반사 기능장애

3단계: 소실의 안정화와 기능 회복

뇌성마비

움직임 결손과 함께 자세 조절의 지속적인 장애가 나타난다.

3세 이전 중추신경계에 발생한 비진행성 손상이 원인이다.

손상은 출생 전, 출생 시, 출생 후에 일어난다.

진행성 신경근육뼈대계의 제한들이 발생하는 정적 뇌병증(static encephalopathy)이다.

감염, 외상, 뇌저산소증, 혈연에 의해 발생할 수 있다.

주로 태반기능부전, 조산, 뇌실내출혈(IVH) 3~4등급, 뇌실주위 백질연화증(PVL)과 관련된다.

신생아기 동안에는 진단이 어려우며, 대부분 8~12개월 사이에 진단된다.

뇌성마비의 분류(표 2.32~표 2.34)

표 2.32 근 긴장도에 따른 뇌성마비의 분류

경직형(spastic)	• 증가된 근 긴장, 전형적으로는 항중력 근육에서 발현 • 관절을 지나는 근육들의 불균형으로 여러 관절에서 움직임 범위에 제한이 초래됨
실조형(ataxic)	• 전신에서 저하된 근 긴장. 신생아의 경우 처음에는 '저긴장 영아 증후군(floppy baby syndrome)'으로 진단될 수 있음 • 체중을 지지하는 자세들에서 넓은 기저면(BOS)을 가지는 특성을 보임 • 실조와 조화운동장애(discoordination)는 아이가 직립 자세가 될수록 기저면이 좁아지는지를 보고 분명히 할 수 있음 • 가끔 엉덩관절의 외전 구축이 나타날 수 있음 • 불량한 시각 추적, 언어 지연과 연관될 수 있음 • 소뇌 발달 이상과 높은 연관성을 가짐
느린비틀림운동형(athetoid)	• 자세 불안정성과 변동하는 근 긴장과 관련되는 이질적인 움직임들이 말하는 동안이나 먹는 동안, 팔로 활동하는 동안 부분적으로 나타남 • 산모와 아기 간의 Rh 불일치, 고빌리루빈혈증과 높은 연관성을 가짐 • 전형적으로 인지 능력은 정상 범주 이내로 나타남 • 청각 소실이 나타날 수 있음
혼합형(mixed)	• 대부분 느린비틀림운동형과 경직형이 함께 나타나는 경우가 많지만, 이외의 조합을 설명할 때 사용됨

표 2.33 침범부위에 따른 뇌성마비의 분류

양쪽마비(diplegia)	• 주로 하지가 침범됨 • 짧은 걸음 거리(stride length), 과도한 엉덩관절의 벌림과 안쪽 돌림, 발목관절의 발바닥쪽 굽힘으로 특정되는 보행 특성을 가짐 • 기기 동안 상반동작과 모든 자세의 분리동작을 획득하기가 어려움 • 조산과 높은 연관성을 가짐 • 구강 운동기능의 어려움, 시각 결손, 학습장애와 연관됨
팔다리마비(quadriplegia)	• 목구멍, 목, 몸통 근육뿐 아니라 사지에 침범됨 • 신생아 저 긴장증, 섭식장애가 첫 증상이 될 수 있으며, 가끔 생후 1년에 걸쳐 저 긴장이 점진적으로 근 불균형과 경직으로 이행되기도 함 • 개입을 위한 조기 신경운동 지표: 바로 누운 자세에서 머리를 굽히거나 중립 위에 위치하는 능력이 부족함과 함께 엎드려 누운 자세에서는 머리 위치가 과한 폄이 나타남. 바로 누운 자세에서 두 손을 중간 선으로 뻗거나 펴지 못함과 함께 엎드려 누운 자세에서는 팔꿉관절이 굽힘 상태로 어깨 뒤로 빠짐, 손가락의 분리된 동작이 매우 적으며, 발목관절의 발등 굽힘이 최소로 나타나면서 두 다리가 폄 상태를 나타냄 • 발작, 엉덩관절 불완전 탈구. 인지, 시각, 청각, 구강 운동기능 결손. 영양 불량과 연관될 수 있음

표 2.33 침범부위에 따른 뇌성마비의 분류(계속)

반신마비(hemiplegia)	• 신체의 한쪽이 침범됨(특히 몸통과 팔다리) • 아동은 침범된 쪽을 무시하고 반대쪽으로 보상하려는 경향을 보임 • 경증의 발달지연이 나타남 • 아킬레스건의 단축에 따른 첨족 변형이 흔히 나타나며, 이는 조기에 선행된 개입으로 최소화할 수 있음 • 침범되지 않은 쪽에서의 노력이 증가되면 연합 반응이 초래됨: 어깨뼈 뒤당김, 어깨 바깥 돌림, 팔꿉 굽힘, 다리 모음, 안쪽 돌림, 발바닥쪽 굽힘 • 사시, 발작, 발화 및 언어, 학습, 지각 장애와 연관됨

표 2.34 뇌성마비 대운동 기능분류 시스템 확장 개정판(GMFCS-E&R)

생후 2년 미만

Ⅰ. 영아는 앉거나 앉은 상태에서 다른 자세로 바꿀 수 있으며 바닥에 앉아서 양손으로 사물을 자유롭게 다룬다. 배를 바닥에서 떼고 손과 무릎으로 기고, 붙잡고 일어서서 가구를 붙잡고 몇 발자국 걷는다. 생후 18~24개월 사이에 보행보조기구 없이 걷는다.

Ⅱ. 영아는 바닥에서 앉은 자세를 유지하지만 손을 짚어서 균형을 잡아야 한다. 영아는 배를 바닥에 깔고 기거나 바닥에서 떼고 손과 무릎으로 긴다. 붙잡고 일어서서 가구를 붙잡고 몇 발자국 걸을 수도 있다.

Ⅲ. 영아는 허리를 받쳐 주면 바닥에 앉아 있는다. 뒤집거나 배를 바닥에 깔고 앞으로 긴다.

Ⅳ. 영아는 목을 가누지만 몸통을 잡아 주어야 바닥에 앉는다. 누웠다 엎드렸다 뒤집기를 할 수 있다.

Ⅴ. 신체 장애로 인해 동작을 자발적으로 조절하지 못한다. 영아는 엎드린 자세와 앉은 자세에서 중력에 대해 목과 몸통을 가누지 못한다. 어른이 도와주어야 뒤집는다.

생후 2년 이상 4년 미만

Ⅰ. 아동은 바닥에 앉아서 양손으로 사물을 자유롭게 다룬다. 바닥에 앉거나 바닥에 앉았다가 다른 자세로 바꿀 수 있고 어른이 도와주지 않아도 스스로 선다. 아동은 이동 수단으로 걷는 것을 선호하며, 보행보조기는 전혀 필요하지 않다.

Ⅱ. 아동은 바닥에 앉지만, 양손으로 사물을 자유롭게 다루려고 하면 균형을 잘 잡지 못한다. 어른이 도와주지 않아도 앉거나 앉은 상태에서 다른 자세로 바꾼다. 견고한 가구를 붙잡고 선다. 바닥에서 배를 떼고 양손과 양무릎을 교대로 내어 기고, 가구를 짚고 다니며 보행보조기구를 이용해 걷는 것을 이동 수단으로 선호한다.

Ⅲ. 아동은 바닥에 앉는데 종종 'W' 자 형태로(양 고관절 및 슬관절이 굴곡, 내회전된 상태로) 앉고 어른이 앉혀 줘야 하는 경우도 있다. 혼자서 이동할 때는 주로 기어 다니며 배를 바닥에 깔고 기거나 바닥에서 떼고 양손과 양 무릎으로 긴다(보통 양다리를 교대로 내지 못한다). 견고한 바닥에서 물건을 붙잡고 서고 짧은 거리는 이동할 수도 있다. 방향을 잡거나 바꿀 때 손으로 잡는 보행보조기구(워커)를 쓰거나 어른이 잡아 주면, 실내에서 짧은 거리는 걸을 수도 있다.

Ⅳ. 아동은 앉혀 주면 바닥에도 앉지만, 손을 짚지 않으면 자세와 균형을 유지하지 못한다. 보통 앉거나 서기 위하여 보조 장비가 필요하다. 혼자 짧은 거리(방 안)를 가기 위해서는 뒤집거나, 배를 깔고 기며, 배를 바닥에서 떼고 기더라도 양 다리를 교대로 내지 못한다.

Ⅴ. 신체 장애로 인하여 동작을 자발적으로 조절하지 못하고 중력에 대해 목과 몸통을 가누지 못한다. 운동 기능의 모든 영역에서 제한을 보인다. 개조된 장비나 보조기술을 사용하여도 앉거나 설 때 여전히 기능적 제한이 있다. 5단계의 아동은 어떤 경우에도 혼자서는 이동할 수 없고 다른 사람이 옮겨 줘야 한다. 상당히 개조된 전동 휠체어를 쓰면 혼자서 이동할 수 있는 경우도 있다.

표 2.34 뇌성마비 대운동 기능분류 시스템 확장 개정판(GMFCS-E&R)(계속)

생후 4년 이상 6년 미만

Ⅰ. 아동은 손을 짚지 않고 의자에 앉거나 의자에서 일어나며 의자에 앉아 있는다. 바닥이나 의자에 앉은 상태에서 주위의 물건에 의지하지 않고서 일어난다. 아동은 실내 및 실외에서 걷고 계단도 오른다. 달리거나 뛸 수 있게 된다.

Ⅱ. 아동은 의자에 앉아 양손으로 사물을 자유롭게 다룬다. 아동은 바닥이나 의자에 앉은 상태에서 일어날 수 있지만, 팔로 견고한 바닥을 밀거나 잡아당겨야 할 때가 많다. 실내에서는 손으로 잡는 보행보조기구 없이 걸을 수 있고 바닥이 평평하면 실외에서도 짧은 거리는 걷는다. 아동은 난간을 잡고 계단을 오르지만 달리거나 뛰지는 못한다.

Ⅲ. 아동은 일반 의자에 앉지만 골반이나 몸통을 잡아 줘야 손의 기능을 최대화할 수 있다. 아동은 팔로 견고한 물체를 밀거나 잡아당겨 의자에 앉거나 의자에서 일어난다. 평평한 바닥에서 손으로 잡는 보행보조기구를 가지고 걸으며 어른이 도와주면 계단을 오른다. 장거리를 가거나 실외의 평평하지 않은 길을 갈 때는 흔히 다른 사람이 옮겨 줘야 한다.

Ⅳ. 아동은 의자에 앉지만 몸통을 가누거나 손의 기능을 최대화하기 위해서는 개조된 의자가 필요하다. 어른이 도와주거나 팔로 밀거나 잡아당길 수 있는 견고한 물체가 있으면 의자에 앉거나 의자에서 일어날 수 있다. 워커를 사용하거나 어른이 지켜보는 경우 짧은 거리는 걸을 수도 있으나, 방향을 바꾸거나 평평하지 않은 바닥에서 균형을 잡는 것은 잘하지 못한다. 지역사회에서는 다른 사람이 옮겨 줘야 한다. 전동 휠체어를 쓰면 혼자서 이동할 수 있는 경우도 있다.

Ⅴ. 신체 장애로 인하여 동작을 자발적으로 조절하지 못하고 중력에 대해 목과 몸통을 가누지 못한다. 운동 기능의 모든 영역에서 제한을 보인다. 개조된 장비나 보조기술을 사용하여도 앉거나 설 때 여전히 기능적 제한이 있다. 5단계의 아동은 어떤 경우에도 혼자서는 이동할 수 없고 옮겨 줘야 한다. 상당히 개조된 전동 휠체어를 쓰면 혼자서 이동할 수 있는 경우도 있다.

생후 6년 이상 12년 미만

Ⅰ. 아동은 집, 학교, 실외, 지역사회에서 걷는다. 신체적 보조 없이 도로 경계석을 오르거나 내려갈 수 있고 난간을 잡지 않고도 계단을 오르내릴 수 있다. 아동은 달리기나 뛰기 등의 대운동 기술은 수행하지만 속도, 균형, 조절이 완벽하지는 않다. 아동은 체육 활동과 스포츠에 참여할 수 있는데, 이는 개인적인 선택과 환경적 요인에 좌우된다.

Ⅱ. 아동은 대부분의 경우에 걷는다. 장거리를 걸을 때 어려움을 겪을 수 있고, 평평하지 않거나 경사진 곳, 사람이 많거나 좁은 공간, 물건을 들었을 때 균형을 잘 잡지 못한다. 난간을 잡거나 난간이 없는 경우에는 신체적 보조를 받으면 계단을 오르내린다. 실외와 지역사회에서, 신체적 보조를 받거나 손으로 잡는 보행보조기구를 써서 걷거나, 장거리를 갈 때 바퀴 달린 이동장비를 사용할 수도 있다. 아동은 잘해야 달리기나 뛰기 같은 대운동 기술을 최소한도로 수행하는 정도이다. 대운동을 수행함에 제한이 있어 체육 활동과 스포츠에 참여를 가능하게 하기 위해서는 개조 장치가 필요할 수 있다.

Ⅲ. 실내에서 아동은 대부분 손으로 잡는 보행보조기구를 써서 걷는다. 앉을 때는 골반 정렬과 균형을 위해 좌석 벨트가 필요한 경우도 있다. 앉은 자세에서 일어나거나 바닥에서 일어설 때 다른 사람의 신체적 보조나 지지면이 있어야 한다. 장거리를 갈 때는 바퀴 달린 이동장비를 사용한다. 다른 사람이 봐 주거나 잡아 주면 난간을 잡고 계단을 오르내릴 수도 있다. 보행에 제한이 있어 체육 활동과 스포츠에 참여하기 위해서는 스스로 미는 수동 휠체어나 전동 이동 장비를 포함한 개조 장치가 필요할 수 있다.

Ⅳ. 아동은 대부분 신체적 보조를 요하는 이동 장비나 전동 이동 장비가 필요하다. 아동은 몸통과 골반의 자세 조절을 위하여 개조된 의자가 필요하며 이동 시 대부분 신체적 보조가 필요하다. 집에서는 바닥에서 뒤집거나 기어서 다니고, 신체적 보조를 받으면 짧은 거리는 걷거나, 전동 이동 장비를 사용한다. 자세를 잡아 주면 집에서나 학교에서 체간 지지 워커를 사용할 수 있다. 학교, 실외, 지역사회에서 아동은 다른 사람이 수동 휠체어로 옮겨 주거나 전동 이동 장비를 사용한다. 이동이 제한적이므로 체육 활동과 스포츠에 참여하기 위해서는 신체적 보조와 전동 이동 장비를 포함한 개조 장치가 필요하다.

Ⅴ. 항상 수동 휠체어로 다른 사람이 옮겨 줘야 한다. 중력에 대해 목과 몸통을 가누지 못하고 팔다리 동작을 잘 조절하지 못한다. 목 가누기, 앉기, 서기, 어떤 경우에는 이동 동작을 향상하기 위해 보조 기술을 사용하지만 이런 장비로도 충분히 보완되지는 않는다. 이동 시에는 전적으로 어른의 신체적 보조를 받아야 한다. 집에서는 바닥에서 짧은 거리 정도만 이동할 수 있거나 어른이 옮겨 줘야 한다. 좌석과 조종간을 상당히 개조한 전동 이동 장비를 사용하면 혼자서 이동할 수도 있다. 이동이 제한적이므로 체육 활동과 스포츠에 참여하려면 신체적 보조와 전동 이동 장비를 포함한 개조 장치가 필요하다.

표 2.34 뇌성마비 대운동 기능분류 시스템 확장 개정판(GMFCS-E&R)(계속)

생후 12년 이상 18년 미만
Ⅰ. 청소년은 집, 학교, 실외, 지역사회에서 걷는다. 신체적 보조 없이 도로 경계석을 오르거나 내려갈 수 있고 난간을 잡지 않고도 계단을 오르내릴 수 있다. 청소년은 달리기나 뛰기 등의 대운동 기술은 수행하지만 속도, 균형, 조절이 완벽하지는 않다. 청소년은 본인의 선택과 환경적 요인에 따라 체육 활동과 스포츠에 참여할 수 있다.
Ⅱ. 청소년은 대부분의 경우에 걷는다. 환경적 요인(평평하지 않거나 경사진 곳, 장거리, 시간 소요 정도, 날씨, 친구들의 용인)과 개인적 선호가 이동 장비를 선택하는 데 영향을 미친다. 학교나 직장에서 청소년은 손으로 잡는 보행보조기구를 안전 목적으로 사용하기도 한다. 실외나 지역사회에서 청소년은 장거리를 갈 때 바퀴 달린 이동 장비를 사용하기도 한다. 난간을 잡거나 난간이 없는 경우에는 신체적 보조를 받으면 계단을 오르내린다. 대운동 기술을 수행하는 데 제한적이므로 체육 활동과 스포츠에 참여하기 위해서는 개조 장치가 필요할 수 있다.
Ⅲ. 청소년은 손으로 잡는 보행보조기구를 써서 걸을 수 있다. 다른 단계와 달리, 3단계의 청소년은 신체적 능력, 환경적 요인, 개인적 요인에 따라 이동 방법이 더 다양하다. 앉을 때는 골반 정렬과 균형을 위해 좌석 벨트가 필요한 경우도 있다. 앉은 자세에서 일어나거나 바닥에서 일어설 때 다른 사람의 신체적 보조나 지지면이 있어야 한다. 학교에서는 스스로 미는 수동 휠체어나 전동 이동 장비를 사용할 수도 있다. 실외와 지역사회에서는 다른 사람이 수동 휠체어를 밀어 주거나 전동 이동 장비를 사용한다. 다른 사람이 봐 주거나 잡아 주면 난간을 잡고 계단을 오르내릴 수도 있다. 보행이 제한적이므로 체육 활동과 스포츠에 참여하기 위해서는 스스로 미는 수동 휠체어나 전동 이동 장비를 포함한 개조 장치가 필요할 수 있다.
Ⅳ. 청소년은 대부분 바퀴 달린 이동 장비를 사용한다. 청소년은 골반과 몸통의 자세 조절을 위하여 개조된 의자가 필요하다. 이동 시 한두 명의 신체적 보조가 필요하다. 청소년은 서서 하는 이동동작을 돕기 위해 자신의 다리로 체중을 지지하기도 한다. 실내에서 짧은 거리는 신체적 보조를 받거나, 바퀴 달린 이동 장비를 사용하거나, 자세를 잡아 주면 체간 지지 워커를 사용하기도 한다. 청소년은 전동 휠체어를 조작할 수 있는 신체적 능력이 있다. 전동 휠체어가 적당하지 않거나 없는 경우에는, 다른 사람이 수동 휠체어로 옮겨 줘야 한다. 이동이 제한적이므로 체육 활동과 스포츠에 참여하기 위해서는 신체적 보조와 전동 이동 장비를 포함한 개조 장치가 필요하다.
Ⅴ. 항상 수동 휠체어로 다른 사람이 옮겨 줘야 한다. 중력에 대해 목과 몸통을 가누지 못하고 팔다리 동작을 잘 조절하지 못한다. 목 가누기, 앉기, 서기, 이동 동작을 향상하기 위해 보조기술을 사용하지만 이런 장비로도 충분히 보완되지는 않는다. 이동 시에는 한두 명의 신체적 보조나 자동 리프트가 필요하다. 좌석과 조종간을 상당히 개조한 전동 이동 장비를 사용하면 혼자서 이동할 수 있는 경우도 있다. 이동이 제한적이므로 체육 활동이나 운동 경기를 하려면 신체적 보조와 전동 이동 장비가 필요하다.

출처: 뇌성마비 대운동 기능분류 시스템 확장 개정판 한글판(번역: 방문석, 정세희).

기타

기타의 운동이상형 뇌성마비나 무긴장형 뇌성마비처럼 상기에 제시한 분류에 해당하지 않는 뇌성마비 유형은 드물게 나타나는데, 이는 신생아 초기에 과도적으로 나타날 수 있으며 이후에 경직형이나 느린비틀림운동형으로 전개된다.

예후

반신마비 아동과 양쪽마비나 실조형 아동의 일부에서 보조도구 없이 보행할 수 있다. 양쪽마비 아동, 느린비틀림운동형 아동의 일부, 소수의 팔다리마비 아동에서 지팡이, 목발, 바퀴달린 워커로 걸을 수 있다.

실조와 함께 나타나는 근긴장저하, 관절 과운동성은 나이가 들고, 기능 수준이 향상되면서 감소할 수 있다.

뇌성마비의 조기 징후와 인식(표 2.35)

뇌성마비의 진단은 출생 후 6개월 이내에 확정하기 어려울 수 있다.

표 2.35 뇌성마비의 조기 징후와 인식

시기	징후
신생아기	• 임신 중, 출산 중 혹은 신생아기의 어려움에 의한 위험군 아기인 경우 • 빨기와 삼키기가 약하거나 소실된 경우 • 느린맥 또는 무호흡이 있는 경우 • 고음의 울음, 불안감 같은 뇌 과민의 징후 • 근 긴장은 낮게 나타날 수 있음 • 발작 • 모로반사나 보행반사 같은 원시반사들이 분명하게 나타나지 않는 경우
3개월	• 영양공급의 어려움, 혀 밀어내기(tongue thrust)가 나타날 수 있음 • 과민성 • 근 긴장은 대체로 저긴장증을 보임(저긴장 영아) • 깊은 힘줄반사가 빠르게 나타남 • 원시반사가 지속되거나 불가피하게 나타남 • 한 손 또는 두 손을 주먹 쥔 채로 있음 • 폄근 긴장도 때문에 바로 누운 자세에서보다 엎드려 누운 자세에서 고개조절을 더 잘함 • 바로 누운 자세에서 중간선상에 고개를 유지하는 것이 어려움 • 사시
6개월	• 운동 발달 이정이 지연되거나 비정상적인 패턴을 보임(예: 분절성 구르기가 아니라 척주의 폄에 의한 구르기) • 우세측이 나타남 • 한쪽 손만 쓴다거나 주먹을 쥐고 있음 • 자발적인 움직임이 제한됨, 중간선으로 두 손을 가져오거나 뻗기가 어려움 • 원시반사의 지속 • 활처럼 휘거나 서려고 하는 경향이 강하게 나타남 • 아기를 다룰 때 뻣뻣함이 느껴짐 • 옷을 입히고 벗기기가 어려움
9개월	• 발달의 지연 • 비전형적인 움직임 • 네발기기: 팔만 사용함, 교대 움직임이 나타나지 않음, 비대칭적 • 뻗기: 손가락들은 벌어지고 손목은 폄, 떨림 • 차기: 교대적인 발차기가 나타나지 않음 • 두 팔이 굽혀진 상태로 유지
12개월	• 잡고 세우면 두 다리에서 안쪽 돌림, 모음, 폄 긴장이 증가 • 발끝 걷기 • 느리고 비틀리는 움직임들 • 우세 손이 나타남

근긴장이상증(Dystonia)

빠르고 지속적이거나 반복적으로 나타나는 불수의적 근 수축이다.

떨림(tremor) 같은 움직임 혹은 비정상적인 자세들이 고정된 형태로 나타난다.

유전(1차적 근긴장이상) 또는 출생 손상, 외상, 중독, 암, 신경학적, 대사적, 감염 요인(2차적 근긴장이상) 등이 바닥핵에 영향을 끼쳐 초래된다.

지속적인 경련(cramping)과 근 연축(spasm)으로 통증이 유발될 수 있다.

신체적 운동/활동/피로에 의해 악화된다.

임상 특징과 (알고 있는 경우라면) 병인에 따라 분류된다(표 2.36).

표 2.36 침범된 부위에 따라 분류한 근긴장이상의 유형

전신(generalized)	두 다리나 손에서 시작되지만 신체 전반에 걸쳐 나타남
국소 혹은 다초점(focal or multifocal)	신체의 특정 부위나 부위들에서 발생함(두 손, 눈, 턱 등)
분절(segmental)	몸의 한쪽처럼 두 개의 인접된 신체 부위에서 발생함
반신 근긴장이상(hemidystonia)	몸의 한쪽에서 발생함

척추갈림증(Spina Bifida)

신경관 결손으로 인한 척수 및/또는 척추 기형으로, 보통 흉추나 요추에서 발생한다.

임신 3~4주에 위 신경관 폐쇄 실패는 무뇌증(anencephaly)을 초래하며, 생존에 부적합하다.

임신 3~4주에 아래 신경관 폐쇄 실패는 척추갈림증을 초래한다.

척추갈림증을 예방하는 엽산의 보호적 역할에 대한 강력한 근거[임신 전, 혹은 적어도 임신 첫 3개월 동안 매일 엽산 400~800μg(0.4~0.8mg)을 섭취할 것을 권고]가 있다.

태아의 신경관 결손 여부를 판단하는 지표로서 임신 중 산모의 양수와 혈액에 있는 알파태아단백질(alpha fetoprotein, AFP) 수치가 상승한다.

아놀드-키아리 기형과 연관되는 물뇌증 발생의 위험이 현저하다(큰 구멍을 통해 뇌줄기와 소뇌 탈출).

성장하면서 원래 수술 부위에서 척수견인증후군(tethered cord syndrome) 발생의 위험이 있다.

숨은 척추갈림증 Spina Bifida Occulta

척추결손에 대해 피부를 통해 보이는 외관은 정상으로 보일 수 있지만, 머리카락 다발, 보조개, 부비동이 척수로 이어진다.

전형적으로는 척추결손만 나타나며 척추뼈 고리가 융합되지는 않는다.

척수가 침범되거나 약증이 나타나지는 않는다.

낭성 척추갈림증 Spina Bifida Cystica

액체로 가득 찬 낭종이 외관상 관찰된다.

네 가지 유형이 있다(표 2.37).

기능 제한과 동반장애

병변 수준 아래 부위에서의 가동성 및 감각 저하가 나타난다.

곤봉발(clubfoot)과 척추옆굽음증 등 근육뼈대계의 변형이 나타난다.

지적장애, 학습장애, 언어장애 등의 인지장애

시각장애

발작장애

장/방광 기능장애

피부 궤양

라텍스 민감성(latex sensitivity)

표 2.37 낭성 척추갈림증

수막탈출증(meningocele)	• 낭종 안에는 뇌척수액(CSF)만 포함됨 • 척수는 정상 위치에 남아 있음 • 간단한 외과적 재건술 이후에 약증이 거의 나타나지 않거나 없음
척수수막탈출증(myelomeningocele) 또는 수막척수탈출증(meningomyelocele) 또는 척수형성이상증(myelodysplasia)	• 낭종 안에 뇌척수액이 포함되고 척수가 낭종 안으로 탈출됨 • 위치와 척수 탈출에 따라 증상의 정도가 경도의 약증과 장/방광 조절의 제한부터 완전 마비에 이르기까지 다양하게 나타나며, 이는 뇌척수액의 관류를 위해 뇌실복강 션트(V-P shunt)가 필요한 물뇌증과 연관됨 • 척추갈림증 유형 중, 가장 흔히 발생됨
척수수막탈출증과 물척수증(hydromyelia)	• 위에서 언급한 내용과 동일하며, 뇌척수액으로 현저하게 팽창된 중심관의 특징만 추가됨
척수정중갈림증(diastematomyelia)	• 두 개의 반쪽짜리 척수가 발달되며, 가끔 뼈돌기나 불완전하게 형성된 척추로 구성되는 블록에 의해 분리됨 • 성장기 이전까지는 신경학적 증상들이 없다가 척수견인 증후군과 척추옆굽음증, 다리 근육긴장항진, 비뇨기과적 증상 같은 신경학적 후유증을 초래할 수 있음

기타 신경발달학적 상태

소아성 교대성 반신마비 Alternating Hemiplegia of Childhood, AHC

대부분의 경우, ATP1A3 유전자에서 돌연변이가 관찰된다.

18세 이전에 발병한다.

오른쪽 혹은 왼쪽 중 하나, 또는 양쪽에서 마비, 약증, 감각 장애를 포함하는 단기간의 반신마비 증상이 반복적으로 발현된다.

비정상적인 눈 움직임과 발작과 같은 그 밖의 증상들이 나타나기도 하며, 뇌파 검사상 근거는 없다.

발달지연/쇠퇴가 일어날 수 있으며, 때로는 일시적으로 나타난다.

근긴장이상, 실조증이 나타날 수 있다.

소아성 교대성 반신마비는 발작장애로 진행될 수 있으며, 뇌전증 상태로 이행될 위험이 높다.

심혈관/폐

신생아와 아동의 심장 및 연관되는 혈관 이상

임신 18~50일 사이에 발생한 발달 정지와 연관되는 심혈관의 구조적인 이상을 말한다.

풍진 감염(rubella infection)이 보고되어 있는 원인이지만, 산모의 약물 복용 및 알코올 섭취, 방사선 노출과 그 밖에 산모의 감염, 당뇨도 원인으로 보고된다.

21번 세염색체 또는 다운증후군과 밀접하게 연관된다.

동맥관 열림증 Patent Ductus Arteriosus, PDA

출생 직후에 동맥관이 닫히지 않아 압력이 높은 대동맥에서 폐동맥으로, 왼쪽에서 오른쪽 지름길로 혈액이 흐르게 된다.

가끔 조산과 연관된다.

수술이 필요할 수도 있지만 일반적으로는 약물만으로 동맥관이 닫힌다.

형성저하성 좌심 증후군(HLHS)이나 대혈관 전위증이 있는 경우와 같이 심혈관 기형이 보다 중증일 경우에는 생명 유지를 위해 약물(프로스타글란딘) 복용을 통해 대동맥의 개방성을 유지해야 할 수 있다.

심방사이막 결손 Atrial Septal Defect, ASD

두 개의 심방을 분리하는 벽에 한 개 이상의 구멍으로 인해 심실로 직접 가는 혈류 감소와 경도에서 중등도의 왼쪽에서 오른쪽으로 션트(shunt)가 발생한다.

열린타원구멍(patent foramen ovale)이 가장 흔한 심방사이 결손 유형이다.

가끔 심장역학에 미치는 영향이 미미하고 시간이 흐르면서 결국 폐쇄되어 개입이 필요하지 않을 수 있다.

심실사이막 결손 Ventricular Septal Defect, VSD

심실을 분리하는 벽에 한 개 이상의 구멍으로 인해 일반적으로 왼쪽에서 오른쪽으로 상당한 션트가 발생하고, 왼쪽 심장의 특징적인 고압력이 폐혈관층으로 전달된다.

혈관 충혈의 결과로 산소화의 효율성이 최소화되는 폐의 충혈이 발생한다.

시간이 흐르면서 폐혈관의 저항력이 증가되면 폐고혈압이 발생할 수 있고, 오른쪽에서 왼쪽으로의 지름길이 형성되어 청색증이 나타날 수 있다.

구멍을 막는 외과적 수술은 거의 모든 경우에서 필요하다.

대동맥 축착 Coarctation of the Aorta

대동맥이 좁아져 동맥관 가까이로 협착된다.

좌심실 내에서 혈류 저항이 증가되어 팔다리로의 혈류가 감소된다.

대동맥판협착처럼 타원구멍이 다시 열리고 왼쪽에서 오른쪽으로의 심방 지름길이 형성될 수 있다.

이를 해결하기 위해 외과적 교정은 필수이다.

팔로네 증후 Tetralogy of Fallot

심실사이막 결손, 폐동맥판협착, 우심실 비대, 대동맥 오른쪽 위치를 일컫는다.

오른쪽에서 왼쪽으로의 지름길이 현저하게 형성된 것은 2세 이상의 아동에서 보이는 청색증의 원인으로 가장 대표적이다.

외과적 교정이 단계적으로 완전히 끝날 때까지는 적당히 격한 운동은 제한되어야 한다.

대혈관 전위증 Transposition of the Great Vessels

심장에서 나오는 동맥의 출구가 불완전한 배아 분화에 의해(정상과는 반대로) 우심실에서 대동맥이 나오고 좌심실에서 폐동맥이 나오는 질환이다.

사이막 결손 또는 동맥관 열림증이 생존을 지속하기 위해 필요하다.

휴식 시 청색증이 나타나며, 격한 운동은 제한되어야 한다.

단계적인 외과적 교정이 필요하다.

운동을 줄이거나 제한하지 않을 수 있다.

CHAPTER 2

형성저하성 좌심 증후군 Hypoplastic Left Heart Syndrome, HLHS

왼쪽 심장이 생명 유지에 충분한 혈류를 공급할 수 없는 경우이다.

심장 이식을 하기 전까지는 생명 유지를 위해 동맥관을 지속적으로 열리게 하는 화학적 개입이나 심방사이막 결손을 형성하게 한다.

방실관 Atrioventricular (AV) Canal

심방 및 심실사이막이 완전히 형성되지 않는다.

심장의 모든 방, 실 네 개가 자유롭게 교통한다.

폐

천식 Asthma

세 가지 요소를 가지는 만성적 폐 질환

- 가역적인 기도폐쇄
- 기도 염증
- 기도의 과민반응 증가

특성

기관지 평활근 수축

점막부종, 염증

점액 과다분비

남자에서의 위험률이 더 높다.

백인보다(스페인과 관련 있거나 스페인어를 사용하는) 히스패닉계와 아프리카계 미국인에게서 위험률이 높다.

비만

산모 흡연이 위험 인자임

분류

경도의 간헐적 천식: 증상이 일주일에 2회 미만으로 발생하며, 악화 전후에 증상이 없다.

경도의 지속적 천식: 증상이 일주일에 2회 이상 발생하여 활동 수준에 영향을 줄 수 있다.

중등도의 지속적 천식: 증상이 매일 발생하고, 매일 흡입기를 사용하며, 악화가 활동수준에 영향을 줄 수 있다.

중증의 지속적 천식: 계속되는 증상, 신체 활동 제한, 빈번하게 나타나는 악화를 보인다.

피부/상처

화상(Burns)

원인

열–1차 원인

전기

화학

흡입

방사능

학대–구타, 가학행위

- 약 10%
- 주로 담배 화상, 데임에 의해 발생

화상의 중증도 분류(표 2.38)

- 크기에 따라: 화상 입은 신체 부위의 크기, 체면적의 총 백분율(total percent of body area, TPBA)
  - Nine의 법칙 또는 Lund와 Bowder 차트: 머리와 다리 크기가 성인에서의 비율과는 다른 아동에

표 2.38 화상의 분류

	부분층			전층	전층과 기저조직
	얕은 화상		깊은 화상		숯처럼 까맣게 탐
분류	1급	1급	2급	3급	4급
화상의 깊이	표면의 피부만	표피와 함께 진피의 일부	표피와 더욱 깊은 부위의 진피	표피와 진피 전체	표피와 진피, 지방이나 근육, 뼈의 기저에 있는 조직까지
외관	붉고 건조함, 압력을 가하면 하얘짐	붉고 물집이 있으며 촉촉함, 압력을 가하면 하얘짐	희고 붉은 기운이 섞여 있음, 반점, 물집	흰색, 갈색–검은색, 건조하고 거칠어 보임, 압력을 가해도 하얘지지 않음	흰색, 갈색–검은색, 건조하고 거칠어 보임, 압력을 가해도 하얘지지 않음
감각	고통스러움	매우 고통스러움	매우 고통스러움	통증이나 온각이 없음	통증이나 온각이 없음
화상의 유형	햇볕에 탐, 순간적인 데임	데임, 화염	데임, 화염	화염, 뜨거운 물건에 접촉	화염, 뜨거운 물건에 접촉

Adapted with permission from Ratliffe, K. T. (1998). *Clinical Pediatric Physical Therapy: A Guide for the Physical Therapy Team* (p. 297). St. Louis: Mosby.

게 적용할 수 있는 TPBA 평가에 합의된 공식이 없다. 성인을 대상으로 하는 Nine의 법칙 또는 Lund와 Bowder 차트를 수정하여 아동과 신생아에게 활용한다.

- 손바닥 법칙(Rule of Palms): 대안적 방법으로 사람의 손바닥 크기가 전체 체면적의 1%에 해당한다는 지침을 활용해서 산정할 수 있다. 주로 화상부위가 작을 때 활용한다.

- 유형/범위/깊이에 따라

회복 순서

응급: 생리적 기능의 유지

급성: 의학적으로 안정적이며 감염이나 구축 같은 2차적 장애를 예방하는 데 주력함

재활: 기능과 외관에 중점을 둠

기타 상처들

외상, 질병, 만성적 상태와 주로 연관된다: 궤양(당뇨와 욕창), 총상에 의한 상처, 수술 상처, 흉터 조절, 절단부, 감염이 피부에 영향을 줌, 피부암

발달장애

22세 이전에 발병 후 영구적으로 지속되어 기능적 제한을 초래하는 상태를 말한다.

이러한 정의에는 이전에 논의된 뇌성마비 같은 다양한 질병이 포함된다. 그러나 여기에는 다양한 병인으로 인해 발생할 수 있는 지적장애와 같은 질환도 포함된다.

지적장애(Intellectual Disability)

지적 기능과 적응기술이 현저하게 평균 이하로 나타난다(표 2.39).

18세 이전에 발병한다(발달하고 있는 동안).

표 2.39 지적장애의 분류

분류	지능지수 근사치(Approximate IQ)	일생에 걸쳐 필요한 도움의 정도
경도(mild)	55~70	중간 정도
중등도(moderate)	40~55	한정적이지만 철저한
고도(severe)	25~40	광범위하면서 지속적인
최고도(profound)	25 이하	끊임없이 충분한

동시다발적인 생활기술의 결핍: 의사소통, 신변처리, 가정생활, 사회/인간관계, 지역사회 자원의 활용, 자기 결정, 기능적인 학습능력, 작업, 여가, 건강, 안전

뇌성마비처럼 기타 장애가 연관되어 있지 않는 한 지연의 정도는 발달 영역 전반에 걸쳐 비슷하게 나타난다.

발병률

전 세계 인구의 약 1~2%에서 나타난다.

여아보다 남아에게서 더 많이 발생한다(대략적인 비율 1.5:1).

동반되는 장애

경도의 지적장애는 주로 (동반장애 없이) 단독으로 나타난다.

중등도, 고도, 최고도 지적장애의 경우, 주로 신경운동 기능장애, 시각 손상, 발작, 행동장애 등의 동반장애와 함께 나타난다.

원인

아동기에 경도의 지적장애가 발생하는 원인을 결정하는 것은 어렵다. 유전 및 환경적 요인에 의한 것일 수 있다.

광범위한 도움이 필요한 아동의 경우에는 알려져 있는 생물학적 병인이 있을 가능성이 높다.

- 가장 일반적인 원인으로는 다운증후군, 취약X증후군, 태아알코올증후군(FASD)이 있다.
- 일반적으로 생물학적 손상이 조기에 발견될수록 장애의 정도가 더 광범위하게 나타난다.

예후

지능지수 70~85 사이는 평균 이하로 간주한다. 이 범주의 사람들은 서비스/지원 대상에서 제외될 수 있으며, (일반학교에 진학하여) 정규수업에 참여하고 지속해 가는 데 어려움을 겪을 수는 있지만 고등학교를 졸업하고, 직업 훈련을 받아 일을 하며, 결혼해서 독립적인 생활을 영위할 것으로 기대한다.

지능지수 55~70 사이는 경도 범주로 간주한다. 이 범주의 사람들은 일반적으로 지원, 수정과 조정이 가능한 특수학교에 진학한다. 대다수가 3학년 전후로 읽기를 습득할 것이며 간단한 수학을 할 것이다. 집안일과 직업 기술을 배울 수 있다. 이 범주의 많은 청년이 대학 캠퍼스의 프로그램에 참여하고 성인이 되어서는 은행 업무를 처리하는 등의 과제수행 시 가끔 감독과 모니터링이 필요하지만 혼자 살고 있다. 일부는 결혼을 하고 부모가 된다.

지능지수 40~55 사이는 보다 더 도움을 필요로 하는 중등도로 간주한다. 아마 성인이 되어서도 생활하는 데 감독이 필요할 것이다. 면밀한 감독하에 직업 생활을 할 수 있다.

지능지수 40 미만은 고도로 간주하며, 성인이 되어서도 면밀한 감독이 필요할 것이고 작업 상황 속에서 감독과 직무지도가 요구될 것이다. 일부는 의사소통장애, 행동 문제 등을 가질 수 있다.

지적장애로 정확하게 진단되려면, 지능지수뿐 아니라 적응기술에서의 지연이 반드시 있어야 한다.

자폐스펙트럼장애(Autism Spectrum Disorder, ASD)

18개월~3세 사이에 주로 증상이 발현된다.

진단 기준(글상자 2.4)

동반장애(표 2.40)

글상자 2.4 자폐스펙트럼장애의 DSM-5 진단 기준

1. 다양한 상황에 걸쳐 나타나는 사회적 의사소통과 사회적 상호작용의 결함
   a. 사회-감정적 상호작용의 결함
   b. 비언어적 의사소통의 결함
   c. 사람과의 관계를 형성하고, 유지하고, 이해하는 것에 대한 결함
2. 제한적이고 반복적인 패턴의 행동, 흥미, 활동. 다음 4가지 항목 중 2가지 이상 나타나는 아동
   a. 상동증 또는 반복적인 운동성 동작, 물건 사용, 발화(장난감 줄 세워 정렬하기, 반향어 등)
   b. 동일성에 대한 고집, 일상적인 것에 대한 융통성 없는 집착, 의례적인 언어나 비언어적 행동 양상(전이의 어려움, 의례적인 이사 등)
   c. 강도와 초점이 비정상적으로 매우 제한적, 고정적인 흥미(집요하게 반복되는 관심사, 특이한 물건에 대한 강한 애착 또는 집착 등)
   d. 감각 자극에 대한 과잉 또는 과소 반응 혹은 환경에서 유입되는 감각적 측면에 대해 일반적이지 않은 관심들(특정 소리나 감촉에 대한 부정적 반응, 통증/온도에 대한 명백한 무관심 등)
3. 증상은 반드시 초기 발달 시기부터 나타나야 함
4. 증상에 의해 사회적, 직업적 또는 현재 기능수행에 중요한 기타 영역에서 임상적으로 현저한 손상을 초래해야 함
5. 이러한 장애가 지적장애나 전반적 발달지연으로 설명하기에 더 어려움

레트 증후군(Rett Syndrome)

42쪽 참조

아동기 붕괴성 장애 또는 헬러 증후군 [Childhood Disintegrative Disorder(CDD) or Heller Syndrome]

출생 후 최소 2년간 전형적인 발달이 나타난 뒤, 다양한 기능수행 영역에서 퇴행을 보인다.

자폐스펙트럼장애와 지적장애에서 보이는 행동 특성이 나타난다.

표 2.40 자폐스펙트럼장애와 일반적으로 동반되는 상태들

상태	특성
주의력 결핍 과다행동장애	발달상 부적절한 부주의, 충동 및 과잉행동이 나타나는 아동
의사소통장애	말하기나 그 밖의 표현방법(제스처, 표식, 보조 공학)으로 자신이 의도하는 바를 전하거나 타인의 말이나 적힌 글자를 이해하는 데 어려움을 가짐 말(생산 장애) 또는 언어장애(수용 및/또는 표현) 화용론: 기능적이고 사회적으로 적절한 의사소통 처리장애: 정보를 처리하는 중추신경계(CNS*)의 결함
뇌전증	유형과 상관없이 타 요인에 의해 유발되지 않는 발작이 2회 발생
위창자장애	변비, 설사, 역류, 음식역류, 편식, 음식과민증 또는 알레르기
지적장애	평균 이하의 지적 기능(<70)과 적응기술
학습장애	평균 이상의 지적 기능, 학습 기술(구어, 읽기, 쓰기, 수학)을 습득하여 활용할 수 없거나 어려움
운동계획 장애 또는 행동곤란증	움직임과 동작을 계획, 조정, 시작하는 데 어려움을 가짐 행동 또는 운동 계획을 위해서는 다음의 단계가 필요함 • 관념화(움직임에 대한 생각을 함) • 운동 계획(동작을 구성) • 실행(실제로 그 움직임을 수행) 잠재적 감각처리의 문제로 발생할 수 있음 장애 또는 중추신경계의 비효율성 또는 손상 자폐스펙트럼장애의 주된 요소로 볼 수 있음 특성: • 안구 움직임, 걷기, 두발로 껑충 뛰기(hopping), 줄넘기(skipping)를 수행하기 어려움 • 주변 사물에 자주 부딪치는 경향 • 미세 운동 기술 수행에 어려움 • 접촉에 민감할 수 있음 더 큰 아이들에서 행동곤란증은 다음의 활동을 방해할 수 있음 • 스포츠 참여에 요구되는 보다 복잡한 운동 기술들을 조정하기 어려움 • 말하기 어려움 • 쓰기 어려움 • 사회적 관계를 만들어 가기 어려움 발끝걷기
비만	신체비만지수(BMI)>95퍼센타일
정신장애(기분장애, 불안, 우울, OCD,* 정신분열병)	행동, 상호작용, 일상생활동작(ADL*)을 방해하는 정신적 또는 행동학적 증상의 패턴들 자폐스펙트럼장애아동에서 가장 흔히 발생하는 것은 불안이며, 가장 드물게 나타나는 것이 정신분열병임
감각처리장애	신체(시각, 청각, 미각, 후각, 촉각, 전정감각)와 환경으로부터 입력되는 감각 자극을 정리하고, 처리하지 못함 세 개의 범주로 설명됨 • 충분하지 않은 반응(underresponsive) • 과도한 반응(overresponsive) • 감각 추구
수면장애	수면의 시작 및/또는 유지하기 어려움
틱장애	뚜렛 증후군과 연관될 수 있음

*ADL: activities of daily living, ASD: autism spectrum disorder, CNS: central nervous system, OCD: obsessive-compulsive disorder

학습장애(Learning Disabilities)

정의[미국장애인교육법 IDEA에 의한 정의]

언어를 이해하거나 표현하는 데 필요한 기초적인 심리학적 과정에서 하나 이상의 장애를 가지고 있어 듣기, 생각하기, 말하기, 읽기, 쓰기, 철자법, 수학 능력에서의 결함이 뚜렷하게 나타난다.

지각장애, 읽기장애, 실어증, 행동곤란증을 포함한다.

그 밖의 장애와 함께 나타나며, 대부분 주의력 결핍 과다행동장애(ADHD)와 감각처리장애가 동반된다.

대부분의 교육 시스템은 능력과 성취 사이에 상당한 불일치를 요구한다.

동반장애

실행 기능: 문제해결 전략들의 활용에 어려움이 있다. 조직 기술, 계획하기, 미래지향적 행동, 충동 조절, 각성, 억제가 필요하다.

기억: 청각적 자극에 대해 듣고, 기억하고, 반복하기 어렵다.

주의력 결핍 과다행동장애(Attention Deficit Hyperactivity Disorder, ADHD)

위험 인자

행동이 충동적이고 조절이 어려운 가족력

출생 전, 아편유사제, 흥분제, 암페타민(amphetamines), 니코틴, 알코올에 노출

조산, 저체중, 신생아기에 발생한 의학적 합병증

반복된 중이염

언어나 운동 기술 습득의 지연

작은 머리 둘레

행동학적 위험신호 Behavioral Red Flags

불량한 수면 패턴

달래거나 행동을 조절하기 어려움

먹이기 어려움

과민함

꼼지락거림, 착석이 어려움

충동성

반항

부모와 아동의 관계 분열/단절

과다행동 요소 없이 주의력 결핍 과다행동장애를 가질 수 있다.

동반장애

사회적 기술: 지각을 토대로 하는 사회적 기술, 미묘한 사회적 신호들을 읽어 내는 데 어려움을 가짐. 사회적으로 고립되는 경향

정서 및 행동: 행동장애, 위축, 낮은 자존감, 우울, 불안, 쉽게 좌절함

운동: 대근육, 소근육, 시각 및 지각적 운동 기술에서의 어려움(감각처리장애 섹션 참조)

감각처리장애(Sensory Processing Disorder)

감각처리는 유입되는 자극들을 중추신경계 내부에서 전달하고 정리하여 조정하는 기전으로 적응 반응을 만들어 내는 데 관여한다.

연관되는 감각계

촉각: 접촉에 대한 감각

식별: 의식적인 고유수용각, 접촉에 의한 압력, 진동

보호: 피부의 손상을 감지

행동 Praxis

새롭고 익숙하지 않은 운동을 실행하기 위해 운동을 계획하는 능력을 말한다.

촉각 입력의 해석 또는 조정과 연관된다.

과다 등록 Overregistration

아동은 다음의 증상을 보인다.

- 음식의 거친 질감에 과민하다.
- 옷을 과하게 많이 입거나 안 입으려고 한다.
- 두 손을 쓰거나 지저분한 놀이에 참여하는 것을 피한다.
- 싸우려고 한다.
- 음식이나 물 온도에 과민하다.
- 의류에 붙어 있는 태그, 이음새, 새겨진 글자를 싫어한다.

아기일 때

- 심하게 운다.
- 수면-각성 주기 확립이 어렵다.

과소 등록 Underregistration

아동은 다음의 증상을 보인다.

- 베이거나 멍이 들어도 알아채지 못한다.
- 물건이나 옷을 지나치게 입에 물고 있는다.
- 주변의 모든 것을 만진다.

과다 등록과 과소 등록이 한 사람에서 동시에 나타날 수도 있다.

고유수용각

공간 내에서 관절과 신체의 위치를 이해하는 것이다.

충분한 고유수용각은 부드럽게 움직이도록 하고, 행동에 기여한다.

전정감각

균형, 평형, 중력에 대항하는 움직임에 대한 시스템으로, 공간 내에서 신체의 위치와 움직임을 감지한다.

자세, 근 긴장, 안구 운동 조절, 반사 통합, 평형 반응의 발달을 가져온다.

전정감각의 적절한 기능은 중력에 대항하여 효율적으로 움직이는 능력을 만들어 낸다.

전정감각 처리에 어려움이 있을 경우 균형과 조정에서의 문제, 중력 불안 또는 움직임에 대한 편협성을 초래한다.

감각처리장애의 징후 또는 지표

접촉, 움직임, 빛이나 소리에 지나치게 민감하다.

감각 자극에 둔감하고 반응이 떨어진다.

활동수준은 주로 높거나 낮다.

조정 문제(대근육 및 소근육)가 있다.

발화 또는 언어 기술, 운동 기술 또는 학습 성취의 지연을 보인다.

불량한 행동 구성이 있다.

불량한 자아 개념이 있다.

감각처리 개념

감각처리: 뇌에서 감각 자극을 받아들여 조직화하는 과정으로, 다양한 감각을 서로 연결하도록 하며, 이는 상황을 정확히 해석하여 적절한 반응을 만드는 데 필수적이다.

적응 반응: 감각 경험에 대하여 목적이 있고, 목표 지향적인 반응을 말한다.

감각변조: 입력되는 감각의 강도와 구성을 조절하고, 감각을 최종 인지하는 데 영향을 미친다. 뇌에서 억제와 흥분의 균형을 조절한다.

던의 네 가지 감각 프로파일 Dunn's Four Sensory Profile

방관자(Bystander): 감각 역치가 높고, 둔감하다. 영향을 잘 받지 않고, 에너지도 낮게 나타난다.

감지자(Sensor): 낮은 감각 역치로 과민하다. 감각정보에 익숙해지기 어렵다.

추구자(Seeker): 높은 감각 역치로, 감각 입력이 큰 것을 열망한다. 잠시도 가만히 있기 어렵고 매우 활동적이다.

회피자(Avoider): 낮은 감각 역치로, 불편하게 느끼는 감각 입력을 알게 된다. 추가적인 감각 자극을 피한다.

발달지연(Developmental Delay)

전형적인 발달 순서에 따라 기대되는 만큼 발달 이정표를 성취하지 못한다. 때때로 저긴장증과 연관된다.

치료로 해결될 수 있지만 지적장애와 같은 지속적 장애를 초래할 수 있다. 해결되었다 하더라도 학습장애가 될 위험이 높다.

발달성 협응 장애(Developmental Coordination Disorder, DCD)

뇌성마비처럼 알려진 장애와는 관련 없는 움직임 장애, 지적장애 또는 유전장애이다.

학습장애, 감각처리장애, 주의력 결핍 과다행동장애와 연관된다.

때때로 아동은 협응이 불량하고 운동계획이 어렵다.

원인은 밝혀지지 않았지만, 중추신경계의 비효율성이 의심된다.

발달지연 아동의 노화

발달장애를 가진 60세 이상의 성인은 약 50만 명 이상으로 추정된다.

기대 수명과 연령에 따른 의학적 상태는 비장애 성인과 차이가 없다.

중증의 인지장애, 운동 손상 및/또는 중복장애를 가지고 있다면 기대 수명이 줄어든다.

다운증후군 성인에서 알츠하이머 발병률이 높다.

장기간 향정신성 약물 복용을 해 온 사람은 골다공증과 지연이상운동증(tardive dyskinesia) 발병률이 높다.

지적장애가 있는 여성은 비장애 인구에 비해 비만 발생률이 높다.

뇌성마비 성인은 다음의 근육뼈대 변화를 주의해야 한다: 척추옆굽음증 구축, 엉덩관절 아탈구, 탈구, 병적 골절, 만성 또는 자세에 의한 통증(가끔 휠체어 피팅이 충분하지 못하여 발생), 골다공증, 목뼈 협착

암 Cancer

아동 암 발병률은 증가하고 있다. 미국의 경우 매년 약 15,000명의 어린이가 암으로 진단된다.

사망률은 감소하였다(미국의 경우, 어린이 연간 사망자 수는 2,000명 미만).

암세포의 증식이 조절되지 않아 다양한 증상을 유발한다.

원인

대부분 밝혀지지 않았다.

유전자 돌연변이 가능성도 있다.

방사능과 같은 환경적 요인에의 노출도 가능성이 있다. 어린이의 경우 흔치 않다.

암 환아에 대한 물리치료

- 관절운동범위의 소실
- 통증
- 자세 기능이상
- 보행장애
- 근 약증
- 감각장애
- 균형장애
- 운동 기술 장애
- 지구력 부족

유형

백혈병 Leukemias

가장 흔한 유형이다.

골수와 림프계를 포함하여 혈구들을 만드는 조직에서의 암이다.

2~6세 아동에서 가장 흔히 발생한다.

비장애아동에 비해 다운증후군 아동에서 백혈병 발병률이 매우 높다.

급성 혹은 점진적으로 발병한다.

약증, 피로, 관절통을 동반하는 타박상 등의 증상을 보인다.

급성 림프구 백혈병 Acute Lymphoid Leukemia, ALL

림프구에서 시작된다.

가장 흔한 유형으로, 백혈병 어린이의 80~90%가 해당한다.

급성 골수성 백혈병 Acute Myelogenous Leukemia, AML

골수에서 시작된다.

뇌와 기타 중추신경계 암

가장 흔한 고형 종양이다.

침범된 조직과 위치에 따라 구분한다(표 2.41).

표 2.41 아동의 중추신경계 종양 유형

종양의 유형	증상	예후	치료
별아교세포종: 뇌종양이 발생한 어린이의 거의 50%에 해당, 2개의 주요 유형			
• 소뇌: 약 10~20%	실조증, 서투름, 어색한 보행, 구토, 두통, 과민성, 성격 변화, 피로, 식욕부진	치유율 70~90%	수술
• 천막위(supratentorial): 약 35%	시각장애, 발작, 두통, 구토, 과민성, 성격 변화, 피로, 식욕부진	저등급(low grade)의 경우 치유율 75~85%, 고등급(high grade)의 경우 치유율은 떨어짐	수술, 방사선, 화학요법

표 2.41 아동의 중추신경계 종양 유형(계속)

종양의 유형	증상	예후	치료
속질모세포종: 약 15%, 주로 소뇌에서 발생	실조증, 두통, 구토, 과민성, 성격 변화, 피로, 식욕부진	치유율 50%, 저등급에서 가장 높고, 고등급에서 낮아짐	수술, 방사선 조사
뇌줄기신경아교종: 약 15%	뇌신경 기능장애, 보행장애	나쁨	방사선 조사
뇌실막세포종: 약 5~10%	발작, 실조증, 서투름, 반신마비, 영아에서는 물뇌증, 두통, 구토, 과민성, 성격 변화, 피로, 식욕부진	치유율 50%	수술, 방사선 조사
머리인두종: 중추신경계 종양이 있는 어린이의 6~9%에 해당	시각장애, 두통, 구토, 호르몬장애	양성 종양	수술, 방사선 조사
신경모세포종: 교감신경계에서 발생하며 흔한 부위는 부신이나 척수옆 신경절, 어린 아동에서 발생	통증, 복부 종괴, 지속적인 설사, 뼈 통증, 창백, 약증, 과민성, 식욕부진, 체중감소	1세 미만의 어린이는 치유율 75%, 1세 이상의 어린이는 치유율 50%, 일부 어린이에서 종양이 자연적으로 퇴행됨	수술, 화학요법, 방사선 조사

Ratliffe, K. T. (1998). *Clinical Pediatric Physical Therapy: A Guide for the Physical Therapy Team* (p. 406). St. Louis: Mosby. Copyright © 1998 Elsevier로부터 허가를 받음.

림프종 Lymphomas

호지킨 병 *Hodgkin's Disease, HD*

청소년기에서 더욱 흔히 발생한다.

소녀에 비해 소년에서 더 흔하다.

골수, 비장, 간, 폐 및 종격에서 말초 림프절의 유사분열로 부종이 일어난다.

조기 발견과 치료가 이루어지면 예후는 아주 좋다.

비-호지킨 병 *Non-Hodgkin's Lymphoma, NHL*

어린 아동에게서 보다 흔히 발생한다.

남아에게서 더 흔하다.

주로 복부와 종격에 침범된다.

예후는 아주 좋다.

빌름스 종양(콩팥모세포종) Wilms' Tumor (Nephroblastoma)

콩팥에 발생한 종양으로, 콩팥 하나에만 발생하거나 양측에 모두 발생할 수 있다.

특정 유전 질환이 위험을 높일 수 있다.

위험군에 해당하는 아동은 8세까지 매 3개월마다 검진이 필요하다.

뼈에 발생하는 암들 Bone Cancers

뼈육종 *Osteosarcoma*

- 주로 성장판 근처의 긴 뼈(넙다리뼈/정강뼈/무릎, 상부 위팔뼈)에서 발생한다.
- 폐로 전이될 수 있으며, 정도는 덜하지만 부신, 뇌, 심장에도 전이될 수 있다.
- 어린이에게 발생하는 뼈암 중에서 가장 흔한 유형이다.
- 소년의 발생률이 더 높다.
- 대부분 10~20세 사이에 발병한다.

유잉 육종 *Ewing's Sarcoma Family of Tumors, ESFTs*

- 주로 뼈 또는 물렁조직 내부나 주변부에서 발생한다. 팔다리, 척추, 골반에서 가장 흔하게 발생하지만 모든 부위에서 발생할 수 있다.
- 다른 부위로 전이된다: 골수, 폐, 콩팥, 심장, 부신과 기타 물렁조직
- 소아청소년에게 발생하는 악성 골종양 중, 두 번째로 흔하게 발생하는 유형이다.
- 소년의 발생률이 더 높다.
- 방사선 치료 경험이 있는 어린이, 그 밖의 암치료를 받은 적이 있거나 특정 유전 질환을 가지고 있는 어린이의 위험률이 높다.
- 주로 5~20세 사이에 발병한다.

연골육종 *Chondrosarcoma*

- 연골에 발생한다.
- 대부분 엉덩관절, 넙다리뼈, 어깨에서 발생한다.
- 어린이에게서는 드물게 발생한다.

악성섬유조직구종 *Malignant Fibrous Histiocytoma, MFH*

- 뼈 또는 물렁조직에서 시작할 수 있다. 가끔 팔다리나 복부에서 시작하기도 한다.
- 아동에게서는 드물게 발생한다.

물렁조직에 발생하는 종양 Soft-Tissue Tumors

횡문근육종 *Rhabdomysarcoma*

근육이나 결합 조직에 발생한다.

어린이에게는 물렁조직 육종이 가장 흔하게 발생한다.

가장 호발하는 부위는 머리와 목, 비뇨생식기, 팔다리이다.

어린이의 대부분이 10세 이전에 발생하지만, 청소년기에 발생하는 경우도 있다.

망막모세포종 Retinoblastoma

주로 5세 이전에 진단된다.

대부분 RB1 유전자의 돌연변이에 의해 발생한다.

유전될 수도 있고 안 될 수도 있다. 유전된 경우 치유율이 낮고 합병증 및 암의 위험률이 더 크다.

3

측정

MEASUREMENT

발달장애, 근골격계질환, 기타 질환을 가진 아이들의 요구를 결정하기 위해 정확한 측정과 정보 수집의 중요성은 수년 동안 인식되어 왔다. 수 해를 거쳐 아동에게 적용된 측정의 형태는 진화하였다. 전통적으로 치료적 중재를 결정하기 위해 임상적 관찰을 사용하였다. 최근 물리치료사들은 치료적 요구를 결정하기 위하여 기능적 결과 중심의 접근(functional outcomes-based approach)을 사용한다. 그리고 기준연령(age-expected norms), 임상적 관찰, 구조적 변이와 손상을 문서화하기 위한 측정, 치료의 결과를 문서화하기 위한 측정 결과(outcome measures)로부터의 변이를 결정하기 위하여 표준화된 검사를 사용한다. 이 장의 목적은 측정과정에 대한 기본적인 이해를 제공하고, 독자들에게 측정 도구의 다양성을 소개하며, 소아물리치료에서 흔히 사용되는 임상 측정 전략의 개요를 정하는 것이다.

정의

측정은 검사, 평가, 사정, 선별의 전략을 포함하여 사용되는 용어이다. 이러한 각각의 정보 수집 전략은 다음에 정의된 것처럼 분명한 목적을 가진다. 일반적으로, 물리치료사가 정보 수집을 하기 위해 사용된 전략은 『물리치료사 실기 3.0에 대한 미국 물리치료사협회 안내서[Guide to Physical Therapists Practice 3.0 (the Guide)]』에 제시된 환자/고객 관리 모델에서 설명된다.

목적(그림 3.1)

위험요소 확인

진단

서비스 적격성을 결정

중재의 계획

현재 상태와 시간적 추이의 문서화

연구 수행

모니터링 프로그램

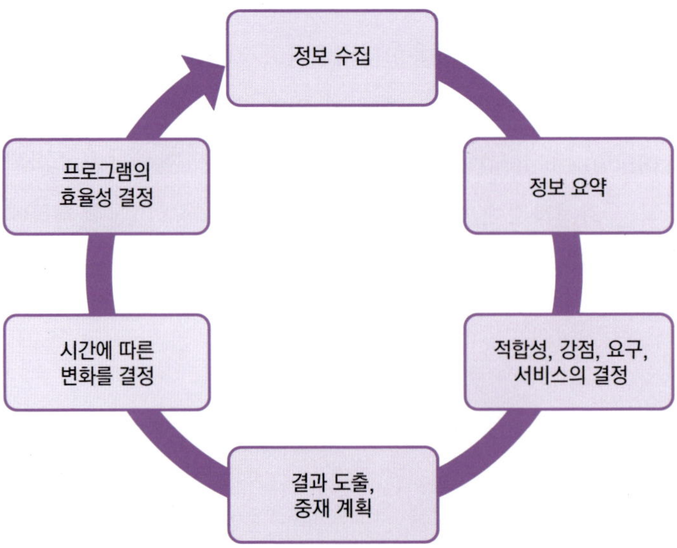

그림 3.1 평가와 사정의 과정

- 「장애인 교육법」에 따라, 각 주(state)는 초기 아동기의 결과를 보고하도록 되어 있다. 초기 중재 서비스를 받는 출생~3세 아동 또는 취학전 특수교육을 받는 3~6세 아동을 위하여, 각 주는 세 가지 포괄적인 결과에 대한 향상 정도를 보고한다.
  - 긍정적인 사회적 감정 기술(사회적 관계를 포함)
  - 지식과 기술의 습득과 사용[초기 언어/의사소통, 초기 문장해석력(literacy)]
  - 요구 충족을 위한 위한 적절한 행동 사용
- 각 주의 정확한 정보 보고를 위하여, 치료사는 정보 수집이 필요할 수 있다.

정보를 수집하기 위하여 다양한 도구와 전략이 사용된다. 각각의 주 또는 관할구역은 요구와 자원을 바탕으로 시스템을 개발한다.

- 교육과정에 기반한 평가
- 규준 참조 평가
- 관찰
- 돌봄 제공자 보고

많은 주는 Child Outcomes Summary Form(COSF)을 사용하여 정보를 수집하고, 다음 질문에 대한 답을 기록한다.

- 아동은 다양한 환경과 상황에서 나이에 적합한 기능적 결과를 어느 범위까지 보여 주었는가?(등급 1~7)
- 아동은 마지막 결과 요약 이후 '이 결과'와 관련 있는 새로운 기술 또는 행동을 보여 주었는가?(예-아니요)

정보 수집 전략

검사(Examination)

가이드에 따르면 검사는 환자/고객 관리의 첫 번째 요소이다. 이는 중재를 하기 전 필요로 하며, 모든 환자에게 수행된다. 이 초기 검사는 세 개의 구성요소를 가진다.

- 환자/고객 병력
- 적절한 시스템 검토
- 검사 및 측정
  - 이 가이드는 치료사가 검사할 수 있는 26가지 전략 또는 영역을 제시한다(표 3.1).

표 3.1 안내: 검사와 측정의 종류

유산소 능력/지구력	보행	자세
인체측정학 특징	피부계 완전성	운동범위
보조 공학	관절 완전성 그리고 운동성	반사의 완전성
균형	정신 기능	자기관리 그리고 가정생활
순환(동맥, 정맥, 림프)	운동성(보행 포함)	감각 완전성
지역사회, 사회 그리고 도시생활	운동 기능	뼈대 완전성
뇌신경과 말초신경의 완전성	근수행력(근력, 근파워, 근지구력, 근길이)	환기와 호흡
교육/삶	신경운동 발달, 감각처리	직장생활
환경적 요인	통증	

평가(Evaluation)

안내

평가는 검사에서 수집한 데이터에 대한 물리치료사의 임상적 판단이다. 그것은 질환의 심한 정도, 여러 기관의 관련 가능성, 기존 질환의 존재, 질환의 안정성을 반영한다.

해석된 검사의 결과는 물리치료 실습, 예후, 치료계획의 범위 내에서 진단을 결정하기 위해 사용된다.

IDEA, Part C, the Program for Infants and Toddlers with Disabilitie

평가는 각 주에서 지정된 서비스의 적격성을 결정하기 위해 매년 시행된다. 적격성은 다음에 의해 시행될 수 있다.

- 발달지연을 기록한다(주마다 다른 비율적 지연과 같은 자격요건).
- 기존 상태(일반적으로, 주마다 다양한 진단의 포괄적인 목표)
- 임상의견(Informed clinical opinion, ICO)
    - 현재 발달상태 측정의 어려움, 초기 중재의 잠재적인 요구(예: 비정상적인 발달, 손상 그리고 발달의 벽을 만드는 개인적인 요인)에 기반하여 적격성을 결정하는 데 도움을 주는 질적이고 양적인 정보를 사용한다.

IDEA, Part B, 장애를 가진 모든 아이의 교육을 위한 도움 (3~21세 아동을 위한 특수교육 및 관련 서비스)

아동의 장애 유무와 장애가 학생의 무료 공교육(FAPE)을 방해하는지를 결정하고, 아동 특수교육과 관련 서비스의 요구 및 교육 프로그래밍과 관련된 의사결정을 가이드하는 데 필요한 정보를 수집한다.

이 절차는 팀에 의해 요청될 때 3년마다 행해진다(제6장, 행정적 문제 참고).

사정(Assessment)

안내

검사 또는 중재 동안에 확인된 변수의 양적화를 말한다.

IDEA, Parts C and B

프로그램을 계획하기 위해 사용된 진행 절차이다.

가족, 다른 돌봄 제공자, 교육 인사와 지역사회 서비스 제공자의 관심사, 우선 사항, 자원(CPR)을 확인한다.

신뢰성 있는 평가

시간의 경과와 자연적으로 나타나는 다양한 일상적 행동에 대한 체계적인 문서화를 말한다.

상황 내에서 기능적 기술을 확인하기 위해 사용된다.

정보는 가족, 돌봄 제공자를 포함한 다양한 사람으로부터 수집하며, 아동의 기술에 대한 포괄적 그림을 만들기 위해 합성된다.

평가에 대한 접근(표 3.2)

상향식 접근 Bottom-Up Approach (그림 3.2A)

표 3.2 공통적 사정 접근의 요약

	상향식	하향식	일상생활 중심	판단 중심	생태학적
설명	손상과 활동 제한에 관한 정보를 수집	장애요인을 예방하고 성과를 보조하는 촉진요인에 관한 정보를 수집	자연환경 내에서의 수행을 위한 정보를 수집	친숙한 돌봄 제공자의 기능에 관한 정보를 제공	시간, 설정, 도메인 전반에 걸쳐 수집된 정보를 기반으로 수행능력을 평가함
답	아동에게 어떤 손상과 활동 제한이 있나요?	결과 달성을 촉진하거나 장벽을 만드는 요소는 무엇인가요?	어떤 일상생활과 활동이 의미가 있을까요?	아이들에게 전형적이고 의미 있는 기능은 무엇일까요?	아동은 환경 내에서 어떻게 기능하는가?
ICF 중점	신체기능/구조, 활동 제한	신체기능/구조, 활동, 참여	활동, 참여	활동, 참여	참여

ICF: International Classification of Functioning, Disability, and Health.

CHAPTER 3

전통적 손상 또는 손실 주도 모델이다.

전문가는 아동을 평가하고, 근력, 요구도, 손상 부위를 결정한다. 전문가는 결과에 따라 목표를 결정하고 중재 전략을 결정한다.

주로 손상과 활동 제한의 식별을 위해 사용된다.

진단 과정 동안 주로 사용된다.

하향식 접근 Top – Down Approach (그림 3.2B)

결과 주도 모델이다.

먼저, 원하는 결과를 결정한다. 팀은 성과 획득을 방해하는 장애물, 아동 및 성과 획득을 도울 수 있는 가족의 강점, 수행력 개선과 장애물 통과를 통해 원하는 성과에 도달하기 위한 전략을 확인한다.

아동이 결과를 달성하기 위해 아동에게 도움을 주는 아동과 가족의 장점, 성과 개선, 장애물 우회, 원하는 결과에 도달할 수 있는 전략을 식별한다.

계속적인 평가는 어떠한 지점에서든 발생한다. 예를 들어, 장애물 확인, 강점 확인 그리고 중재 전략의 채택 등 주로 프로그램 계획을 위해 사용된다.

복잡한 신경운동 그리고/또는 인지장애를 가진 아동에게 특히 유용하다.

일상 중심 Routines-Based

특정 일상 내에서 특정한 기능적 과제의 수행을 방해하거나 촉진하는 환경적 요인과 특정 아동을 확인

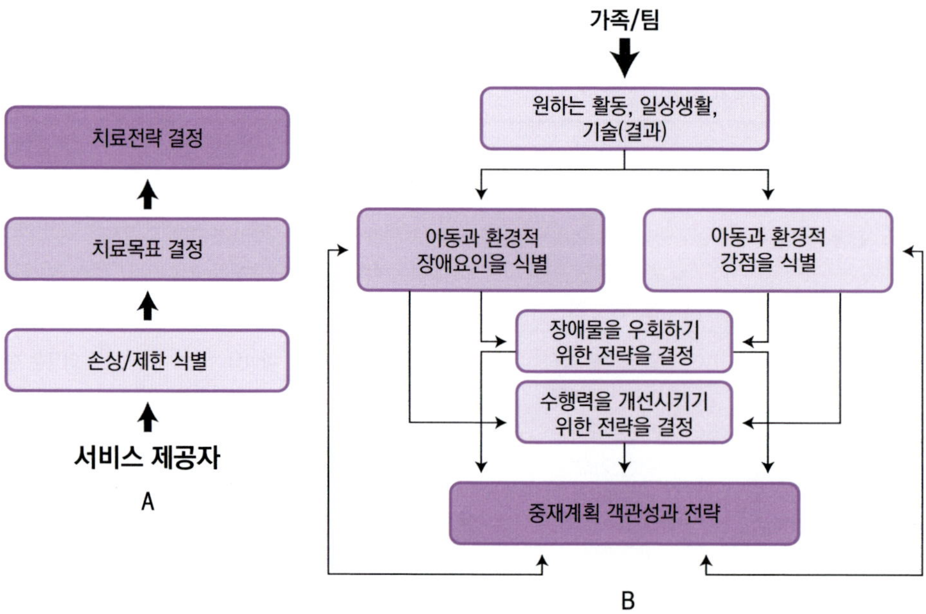

그림 3.2 A: 상향식 접근, B: 하향식 접근

한다.

자연적으로 발생하는 일상적 활동 내에서 아동의 능력을 판단한다.

일상의 사용은 기능적 결과와 중재 전략의 묘사를 촉진한다.

***판단 중심** Judgment-Based*

환자 또는 돌봄 제공자가 주도한다.

치료사는 아동을 돌보는 사람으로부터 과제 지향적 정보를 정기적으로 획득할 수 있다.

아이들의 전형적인 수행으로 고려되는 행동이 무엇인지, 가족/돌봄 제공자에게 의미 있는 방법에 대한 정보를 생산한다.

***생태학적/자연주의적** Ecologic/Naturalistic*

기능적인 활동을 수행할 수 있는 아동의 능력을 결정하도록 설계한다.

상황을 고려하여 대처한다: 과제가 발생하는 신체적, 사회적, 심리적 환경

스스로 시작, 선택, 문제해결을 위한 기회를 제공한다.

적응 행동에 초점을 둔다.

아동의 전반적인 운동 기술에 대해 설명한다.

사정 지침

네 가지 주요 지침에 대한 정보를 모으기 위해 사용한 과정과 절차를 말한다(글상자 3.1).

선별(Screening)

안내

선별은 요구도를 결정하기 위해 실시한다.

- 1차, 2차, 3차 예방 서비스
- 추가적인 검사, 중재, 상담
- 다른 건강관리 실무자에게 의뢰

IDEA

선별은 Parts C와 B의 정의에 따라 발달지연, 장애, 기능적 제한의 위험이 있는 아동의 기능적 수준을 확인하기 위한 것이다.

CHAPTER 3

글상자 3.1 사정 지침

1. 사용
   a. 평가가 아동과 가족의 실현 가능한 성과, 목표, 목적을 확인하는 데 도움을 주는가?
   b. 사정 정보는 중재방법 또는 접근의 선택 또는 사용에 도움을 주는가?
   c. 사정이 중재효과에 대한 평가에 기여를 하는가?
2. 만족성
   a. 평가는 가족, 돌봄 제공자, 사회에 가치 있고 적절하게 판단되는 결과, 목표, 목적을 확인하는가?
   b. 평가 방법과 자료는 참가자들이 만족하는가?
   c. 평가가 기능에 있어 분명한 변화를 감지하는가?
3. 포괄성
   a. 다양한 평가자료와 접근이 사용되는가?
   b. 다양한 세팅과 출처, 특히 가족 구성원으로부터 정보를 수집하는가?
   c. 한 가지 이상의 경우에서 평가가 이루어졌는가?
4. 광범위성
   a. 정보와 관점을 공유하는가?
   b. 팀 다이나믹스는 협력과 협상을 선호하는가?
   c. 팀의 동의를 바탕으로 하는 결정인가?

측정과 정보 수집을 위해 사용하는 방법

표 3.3 참조

표준 검사의 사용

수집된 정보는 일반적으로 아동 중심이다.

검사자는 특정한 지시, 관리, 세부항목의 점수 산정을 지킨다.

검사는 적절한 심리측정학적 특징을 가져야 한다.

결과는 흔히 표준점수 또는 발달연령으로 제시된다.

검사 진행과 결과해석을 위한 훈련이 요구된다.

표준 참조 또는 기준 참조가 가능하다(표 3.4).

표준화된 검사의 심리측정학적 특징(표 3.5)

구조와 절차, 도구의 신뢰성과 타당성

표 3.3 정보 수집 방법(RIOT)

자료 출처	수집된 정보
의무 기록 검토 (Chart Review)	• 인구학 • 병력 • 발달력 • 교육과 치료적 중재 기록
인터뷰, 질문지, 보고서 (Interviews, questionnaires, and reports)	• 가족 구성원과 다른 중요한 돌봄 제공자의 인식 • 자연스러운 활동과 일상 동안 관찰 가능한 전형적인 수행력 • 프로그램 관찰
자연스러운 관찰 (Naturalistic Observations)	• 시간초과, 문맥 그리고 다수의 상호작용 시간과 능력 • 상황에 따라 구분되는 주제 식별 • 주어진 도전을 완수하기 위한 강점과 전략을 확인
임상관찰 (Clinical Observations)	• 운동신경 • 근골격 • 피부 • 심폐
표준화된 도구와 검사 (Standardized Tools and Tests)	• 위험을 인식하고 추가적인 정보 수집에 대한 필요 • 아동을 또래/표준점수와 비교 • 시간에 따른 변화 측정 • 현재 발달 또는 기능적 상태 결정

표 3.4 표준화된 측정 도구

상대평가	절대평가
표준화된 점수	컷오프(Cutoff) 점수
개인과 집단의 수행능력 비교	설명된 기준과 성과 비교
원하는 점수의 정규분포	점수의 변동성, 기술의 숙달성
개인 간의 차이 극대화	한 개인의 연속적인 성과 구별
검사자의 진단 기술이 필요	치료/지침을 계획하기 위한 정보 제공
치료 또는 지침의 영향에 민감하지 않을 수 있음	개입의 영향에 민감할 수 있음
작업 분석과 무관함	작업 분석에 따라 다름
포괄적	구체적

Cook, D. G. (1991). The assessment process. In W. Dunn (Ed.), Pediatric Occupational Therapy: Facilitating Effective Service Delivery. Thorofare, NJ: Slack Incorporated로부터 허가를 받음.

표 3.5 표준화된 도구의 심리평가적 특성

특성	설명
유효성	측정에서 의미 있는 해석을 추론할 수 있는 정도
구성	연구할 특성을 정확히 나타내는 측정
표준 관련	질문의 특성이 다른 지표 또는 표준 측정과 상관되는 정도
동시적	상관관계 확인을 위해 동시에 시행된 두 가지 검사
내용	검사 항목 또는 등급과 검사할 구성의 정의 간 관계
예측성	특정 시간에 시행한 한 측정과 미래 시간에 시행될 다른 측정 간의 상관관계
신뢰성	측정의 일관성 또는 반복성을 나타냄
검사-재검사	시간 내에 분리된 반복 측정의 일관성
일치도	다른 검사자에 의해 시행되는 측정에 대한 동의를 나타냄: 퍼센트 동의, 급내 상관계수(ICC), 카파
정확성	도구가 문제의 존재 여부를 얼마나 정확하게 결정하는지를 나타냄
민감성	양성 소견 식별 능력(기능장애)
특이성	음성 소견 식별 능력(기능장애 없음)
반응성	임상적 변화를 감지하는 측정 능력. 변화에 대한 민감도에 따라 다름
측정의 표준 오류	검사 신뢰성의 기능. 아동이 변하지 않을 때에도 관찰된 점수가 얼마나 달라질 것으로 예상되는지 측정: 점수의 95%가 표준 오차 ±2 떨어질 것임
신뢰 구간	검사 점수의 95%가 떨어질 범위를 줌. 보통 90~95% 사용
최소 감지 가능한 변화	점수의 작은 차이는 우연보다 클 것임. 시간 또는 특정 개입으로 인한 변화 결정을 위해 중요함
항목 반응 이론(IRT) 및 Rasch 분석	항목 난이도 및 항목 간 차이를 얼마나 잘 감지할 수 있는지 구분하는 검사를 구성하는 방법 • Rasch 분석은 IRT의 한 유형임. 이러한 방법들은 장애아동과 같은 개인의 신뢰성, 유효성 및 항목 난이도를 검사함

점수화

다른 아동 또는 특정 기준과 비교하여 어떻게 수행하는지에 대한 정보를 제공한다.

표준점수(그림 3.3, 표 3.6)

동일한 검사에서 한 아동과 특정 집단 간의 점수를 비교한다.

점수는 정규분포여야 한다.

한 아동과 또래 아동의 점수를 비교하기 위한 정확한 방법이다.

나이/등급 등가 점수 Age/Grade Equivalent Score

- '평균' 아동이 어떤 연령에서 원점수를 받는지를 결정하는 데 사용된다.
- 아동의 수행에 대한 부정확한 평가를 제공할 수 있다.

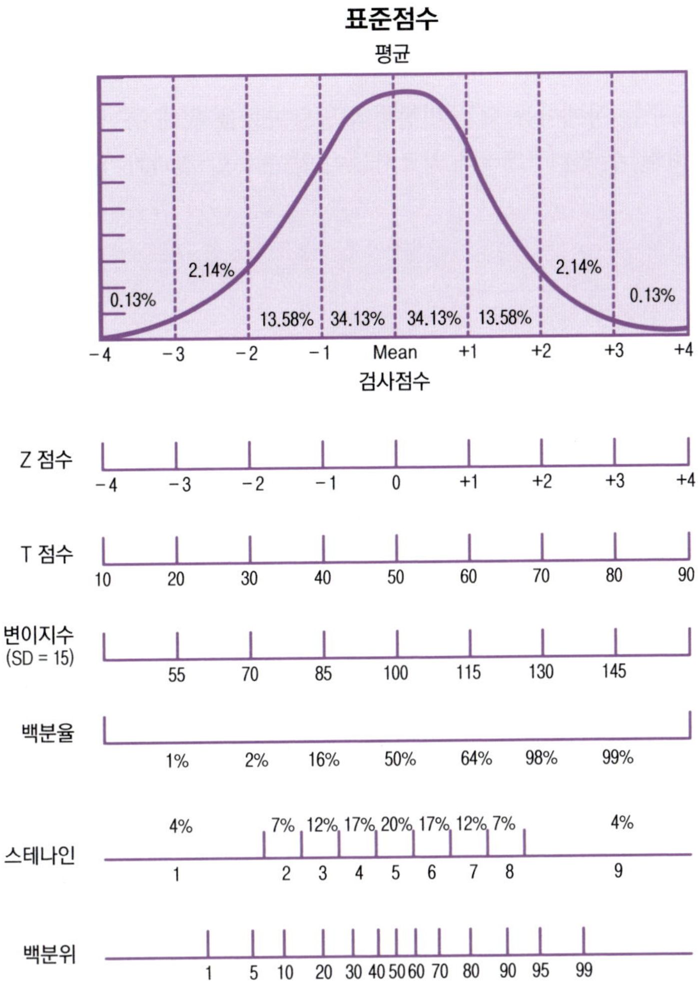

그림 3.3 종형곡선

표 3.6 표준점수 유형

점수	정의
편차 또는 발달 수치 (deviation or developmental quotient)	• 연령별 점수 비교 가능 • 상대평가 • 정규분포 • 일반적으로 평균은 100이고 표준편차(SD)는 15임
백분위 등급(percentile rank)	• 표준 표본에서 받은 점수보다 크거나 낮은 점수를 받은 개인의 비율에 따른 순위
스테나인(stanine)	• 그룹의 평균 및 표준편차에 따른 한 자릿수 점수 • 표준편차 2와 평균 5
T 점수	• 평균이 50이고 표준편차가 10이지만 편차 수치와 Z 점수가 동일함
Z 점수	• 평균이 0이고 표준편차가 1임을 사용하면 편차 수치와 T 점수가 동일함 점수가 평균보다 높거나 낮은 표준편차 단위 수를 나타냄

표준 도구 관리 또는 점수 수정

대부분의 표준화된 도구는 장애아동 또는 비전형적 발달아동을 위해 특이적으로 개발되지 않았기 때문에 수정이 필요할 수 있다. 그러나 치료사들이 알아야 할 결과가 있다.

수정 유형

표 3.7 참조

수정 결과

- 다른 아동을 대상으로 비교하기는 어렵다.
- 표준 또는 척도 점수가 부정확하다.
- 시험의 신뢰성과 유효성이 바뀔 수 있다.
- 변화나 중재 효과의 측정이 어렵다.

수정에 대한 고려사항

- 정보 수집 목적을 파악하고 특정 아동의 정보 수집 목적 달성을 위한 이 도구 사용을 다시 고려한다.
- 수정 필요성을 다시 고려한다.
- 지침을 위한 매뉴얼 또는 현재 연구를 참조한다.
- 테스트의 적절한 관리 방법을 학습하는 데 필요한 시간을 가진다.
- 관리 또는 점수를 수정한 경우 점수 사용을 피한다.
- 모든 수정 사항을 기록하고 차후 관리에서 특정 아동을 대상으로 수행한 수정 사항에 대해 일관성을 유지한다.

표 3.7 검사 관리의 수정사항

유형	예	
관리(administration)	• 방향 바꾸기 • 입증 • 추가 검사 제공	• 대체 자료 • 단서 제공
타이밍(timing)	• 더 많은 시간 제공	• 며칠 동안 검사
점수 매기기(scoring)	• 부모의 보고서 받기 • 한 항목에 대해 다른 항목에 대한 능력 추정	• 관찰을 통한 점수 매기기 • 연대순이 아닌 발달 연령에서 점수 매기기
적용(application)	• 외부 연령 범위 사용 • 검사로 검증되지 않은 장애아동에게 사용	• 시간 경과에 따른 변화 해석

소아물리치료사가 사용하는 측정

이 절에는 소아물리치료사가 정보를 수집하는 데 사용할 수 있는 다양한 도구, 검사 및 임상 절차에 대한 설명이 수록되어 있다. 이러한 사항은 기능, 장애 및 건강의 국제 분류(ICF) 틀을 이용하여 나열된다(그림 3.4). 측정 기구 절에는 연령 그룹 및 표준 기준이 참조되는지를 분류하는 다양한 표가 수록되어 있다. 또한 이 절에는 소아물리치료사들이 알파벳 순으로 나열한 표준화된 시험에 대한 자세한 정보가 수록되어 있다.

기능, 장애 및 건강의 국제 분류(그림 3.4)

ICF는 개인의 기능과 장애에 관한 정보를 체계화하기 위한 틀이다. 기능 및 장애는 개인의 건강 상태와 사회적 요인을 포함하는 환경 간 상호작용의 결과라는 전제에 근거를 둔다. ICF는 가이드 3.0에 통합되었으며 개인의 기능을 설명하는 국제 표준이다.

신체 기능과 구조(Body Functions and Structure)

물리치료사는 신체 구조와 기능에 대한 정보를 수집하여 발달, 기능, 참여에 영향을 미치는 생리, 근육, 신경, 심폐 또는 피부 장애를 식별한다. 영역은 아동의 필요성, 현재 관심사 또는 진단과 병력에 바탕을 둔다. 수집된 정보에는 질적 요소와 양적 요소가 있다. 이러한 측정의 해석은 적절하고 포괄적인 중재 계획을 세우기 위해 아동의 병력 및/또는 표준화 시험 결과, 기타 관찰과 가족 및 기타 돌봄 제공자의 정보와 함께 사용된다.

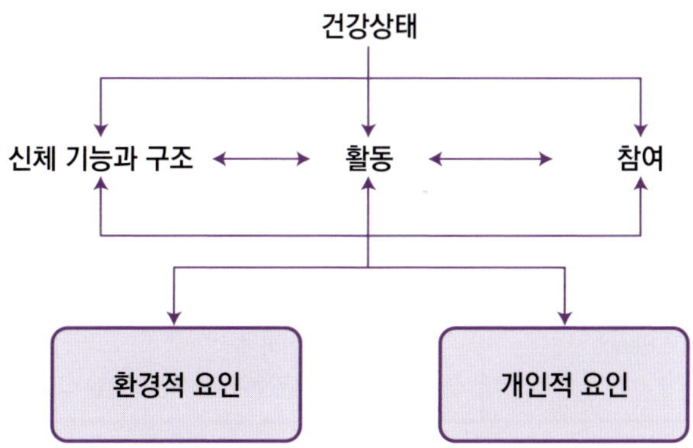

그림 3.4 기능, 장애 및 건강의 국제 분류

인체측정학

- 신체 구성(BMI)
- 키/몸무게/머리둘레
- 팔다리 길이/둘레

균형(표 3.8)

표 3.8 일반적으로 사용되는 소아 균형 평가 도구

이름	설명
아동 균형 척도(Pediatric Balance Scale, PBS)	• 버그 균형 척도에서 적용 • 경미한, 중등도의 운동장애를 가진 5~15세 아동의 균형 평가 • 동적 그리고 정적 균형 • 합산 점수. 점수가 높을수록 더 좋은 균형을 나타냄
일어나 걸어가기 검사(Timed Up and Go, TUG)	• 균형 및 걷기 능력 평가와 시간에 따른 변화 반영
계단 오르내리기 검사 (Timed Up and Down Stairs Test, TUDS)	• 계단을 사용하는 속도와 기술 평가
누운 자세에서 서기 검사 (Timed Floor to Stand-Normal, TFTS-N)	• 누운 자세에서 선 자세로 전환하는 속도와 기술 평가

조기 임상 균형 평가 (Early Clinical Assessment of Balance, ECAB)	• CP인 어린 아동의 균형 결정
	  • 머리와 몸통 자세조절 평가: 머리 들기, 보호 반응, 평형 반응
	  • 앉은 자세와 선 자세의 자세조절 평가: 앉은 자세에서 서기, 선 자세에서 앉기, 눈을 감고 선 자세, 발 모으고 선 자세, 360° 회전하고 스텝 위로 올라가기
	• GMFCS와 모든 레벨에서 구별됨

감각 통합과 균형에 대한 아동 임상 평가 (Pediatric Clinical Test for Sensory Interaction and Balance, P-CTSIB)	• 어떤 감각 시스템이 정적인 선 자세 균형에 영향을 미치는지 결정 • 최대 30초간 서 있는 동안 자세 흔들림은 여섯 가지 조건에서 각각 관찰됨 (그림 3.5) • 점수는 흔들림의 양과 선 자세를 유지하는 시간에 기초함. 또한 인식 변화 (지침, 메스꺼움)와 안정성 유지를 위해 사용한 운동 전략을 기록함 • 9세 이상의 대부분 아동은 모든 조건에서 쉽게 안정성을 유지함 • 시력에 대한 비정상적 의존 또는 3-6 조건하에서의 흔들림 증가는 감각의 상호작용 결손을 나타냄
기능적 뻗기 또는 아동 뻗기 검사 (Functional Reach or Pediatric Reach Test, PRT)	• 보조 없이 서 있는 아동, 걸음을 내딛지 않고 가능한 한 앞으로 뻗는 능력을 측정함. 뻗은 거리 측정 • 임계값보다 낮은 뻗은 점수는 지연을 나타낼 수 있음

CP: cerebral palsy, GMFCS: Gross Motor Function Classification System.

전정 기능과 평형

- 안구 진탕 검사(postrotary nystagmus test)
- 엎드려 폄 위치(prone extension position)
- 롬버그 검사(romberg test)
- 바닥 조화운동불능 검사(floor ataxia test battery)

심폐

폐 기능 검사

폐가 얼마나 잘 작동하고 있는지, 얼마나 많은 공기를 담을 수 있는지, 얼마나 잘 교환하는지, 가스 교환이 얼마나 효율적인지를 결정하는 데 사용된다.

- 강제폐활량(FVC)
- 1초 강제날숨량(FEV_1)
- FEV_1 대 FVC 비율(FEV_1/FVC)
- 강제날숨유량($FEF_{25\sim75\%}$)
- 최고날숨유량(PEER)
- 잔기량(RV)
- 기능적 잔기용량(FRC)

임상적 관찰(표 3.9)

표 3.9 심폐 상태 관찰

가슴	• 움직이지 않음(unmoving): 가슴의 모양과 대칭성 관찰. 오목가슴, 새가슴, 척추측만 관찰을 위해 • 움직임(moving): 호흡 노력 결정. 왼쪽과 오른쪽의 가슴 대칭성 비교 • 동시성(synchrony): 가슴과 배의 움직임 비교 • 뒤당김(retractions): 들숨 동안 가슴의 모양을 정확하게 기록 • 일반적 외관(general appearance): 뼈대 이상 기록
머리와 목	• 코 벌렁임, 머리 숙임, 들리는 소리(날숨 그렁거림), 색깔, 청색증, 창백
기침과 재채기	• 효과를 결정하기 위해 코인두의 입 자극으로 기침 또는 재채기를 유도
호흡 소리	• 청진기 사용

힘, 자세, 유연성, 지구력은 나이가 많은 아동과 청소년에게 측정되어야 한다.

CHAPTER 3

활력 징후(표 3.10)

표 3.10 일반적인 아동용 활력 징후 값

심혈관			
	출생~1개월	3세까지	3세 이상
심박수(bpm)	100~160(미숙아: 120~170)	100~180	70~150
혈압(mm HG)			
수축기	60~90(미숙아: 55~75)	75~130	90~140
이완기	30~60(미숙아: 35~45)	45~90	50~80

호흡	
나이	분당 호흡
출생~1개월	35~55(미숙아: 40~70)
6세까지	20~30
6~10세	15~25
10~16세	12~30

지각된 노력 Perceived Exertion

지각된 아동 노력 평가표(CERT)

- 신체 활동 중 지각된 운동 강도 결정
- 1(쉬움, 매우 쉬움)부터 10(매우 힘듦, 멈출 것이다)
- 제한적 연구

지구력/에너지 소비(표 3.11)

표 3.11 에너지 소비 및 지구력 검사

검사	내용
수정된 에너지 소비 지수	• 아동은 심장 모니터를 착용한 채로 편하고 빠르게 걷는다. • 3분 후에 심박수와 걸은 거리를 기록한다. • 심박수와 걸은 거리를 3분으로 나눈 값=수정된 EEI
6분 걷기 검사	• 아동은 6분 동안 가능한 한 빨리 걷는다. • 대상 거리가 기록된다.
30초 걷기 검사	• 아동은 30초 동안 가능한 한 빨리 걷는다. • 대상 거리가 기록된다.
6분 밀기 검사	• 7세 이상 아동 • GMFCS 레벨 II~IV의 아동 • 수동 휠체어 스스로 작동 • 아동은 6분 이내에 가능한 한 많은 거리를 간다(자기 속도).

표 3.11 에너지 소비 및 지구력 검사(계속)

지구력을 위한 초기 활동 척도(EASE)	• CP 아동의 피곤함 없이 활동을 지속할 수 있는 능력을 결정하는 데 사용되는 부모 설문지 보고
셔틀런	• 모든 검사는 아동의 일상적 활동 중 안전한 이동성을 결정하는 데 사용된다. 아동에게 과제를 수행하도록 요청하고, 소요되는 시간이 기록된다.
일어서서 걷기(TUG)	
계단 오르내리기(TUDS)	
누운 자세에서 서기 검사(TFTS-N)	
수정된 일어서서 걷기 검사(MTUG)	다운증후군과 CP GMFCS 레벨 I~II 아동의 최소 감지 가능한 변화 값

CP: cerebral palsy, EEI: energy expenditure index, GMFCS: Gross Motor Function Classification System.

협응

대동작 및 소동작 기술의 표준화된 검사 배터리는 종종 협응 하위검사 또는 항목을 가진다.

소동작움직임

맞섬운동반복

엄지손가락과 손가락의 접촉

정중선을 따라 가로지르는 능력

눈-손 협응

빠른 교대 움직임

대동작움직임

눈-발 협응(eye-foot coordination)

발꿈치에서 발가락까지의 접촉(heel to toe touching)

동작과 자세 기술의 임상적 관찰 Clinical Observation of Motor and Postural Skills, COMPS

5~9세 아동의 협응 결손을 나타내는 선별. 평가된 부위: 느린 움직임, 팔 회전, 손가락-코 접촉, 엎드려 폄 자세, 비대칭긴장성목반사, 누워서 굽힌 자세

적합도(표 3.12)

적합도의 구성

- 심폐지구력
- 근력 및 지구력
- 유연성
- 신체 구성

표 3.12 신체적 적합도 검사

Brockport 신체적 적합도 검사: 장애 청소년의 건강 관련 평가	• 장애아동에 사용 • FITNESSGRAM과 호환되면 함께 사용 가능 • Presidential Youth Fitness Program에 채택 • 웹 기반 자원
FITNESSGRAM	• 기준 참조 표준(criterion-referenced standards)의 신체의 적합도 평가 • Cooper Institute for Aerobics Research에서 개발 • 힘, 지구력, 유산소 능력, 유연성, 신체 구성, 활동 측정

운동 검사에 대한 금기

다음을 포함하되, 이에 국한되지는 않는다.

- 급성 열병 상태
- 급성 염증성 심장 질환: 심장막염, 심근염, 급성 류마티스심장질환
- 울혈심장기능상실-조절되지 않음
- 휴식을 취할 때 호흡곤란이 있거나, 또는 FEV나 PEF가 60% 미만인 천식 아동
- 급성 신장 질환
- 급성 간염
- 처방받은 인슐린을 복용하지 않았거나 케토산증이 있는 인슐린 의존성 당뇨병
- 운동에 대한 심폐 반응에 영향을 미치는 약물 과다 복용(예: 디지털리스 또는 키니딘 독성, 살리실산중독 또는 항우울)

근력

관찰

- 영아/유아

개별 근육이 아닌 기능별 근육군으로 제한한다.

필수적 정보에 집중: 중력제거 위치에서의 근육 작용 관찰을 통한 추정-중력에 대한 움직임의 호(arc), 즉 손과 무릎의 위치 가정, 엉덩이 들기, 발을 입으로 가져온다.

수행의 대칭성을 관찰한다.

보상적 움직임을 관찰한다.

도수 근력 검사 *Manual Muscle Testing, MMT*

- 아동

저항 수준을 고려할 때 몸무게 및 크기를 고려한다.

수행의 대칭성을 관찰한다.

보상적 움직임을 관찰한다.

분리된 관절 작용 및 특정 근육 검사는 전통적인 MMT 지침을 따르는 데 적합한 언어 발달을 가진, 약 7세 이상의 아동으로 제한되어야 한다.

근력계 *Dynamometry*

일반적으로 사용되는 근력 측정은 악력, 팔꿈치 굽힘과 폄, 무릎 굽힘과 폄, 발바닥 굽힘이다.

대부분 임상 또는 실험실 기반 방법의 근력 검사이다.

세 가지 방법: 등척성, 등속성, 단일 반복 최대 등장성

등속성 근력계 *Isokinetic Dynamometry*

- 아동은 검사 대상 근육의 지렛대 팔을 반영하여 등속성 기계에 위치한다.
- 측정계는 움직임의 속도를 조절하거나 측정하며, 아동은 가능한 한 빨리 움직이려고 한다.
- 장점: 근육의 힘을 움직임의 전체 호를 통해 측정할 수 있다. 편심성 또는 동심성 및 등장성/등척성 강도의 객관적 측정값을 얻을 수 있다.
- 단점: 장비가 비싸고 발자국이 크다. 작은 근육군의 힘, 특히 작은 아동의 힘 측정은 어려움을 야기할 수 있다. 그 장비는 아동 사이에서 적응할 수 있는 전문지식과 시간이 필요하다.
- 연구 설정이나 보행 실험실이 가장 유익할 수 있다.

등척성 근력계 *Isometric (Handheld) Dynamometry*

- 'break' 또는 'make' 검사를 사용한다. Make 검사: 아동은 주어진 시간 동안 저항에 대해 최대 노력을 기울인다. Break 검사: 검사자는 아동의 최대근력 노력이 극복되고, 관절이 무너질 때까지 아동의 사지에 근력계를 민다.
- Make 검사는 Break 검사보다 높은 측정자 내 및 측정자 간 신뢰도를 가진다. 3회의 검사를 수행하고, 평균값이 사용될 때 신뢰도는 향상된다.
- 표준화된 절차는 측정자 간 신뢰도를 확보하기 위해 필요하다.
- 장점: 작은 힘의 이득이나 손실에 대한 객관적 측정도 가능하다. 28개월 정도의 어린 아동에게도 사용할 수 있다. 일부의 표준 데이터를 사용할 수 있다.

CHAPTER 3

- 단점: 측정의 신뢰도가 낮으며, 특히 측정자 간 신뢰도가 낮다. 지시를 따를 수 있는 아동에게 사용 가능하다. 특히 정형외과적 부상이나 수술 후 유용하다.
- 진행 및 운동 프로그램 적응 모니터링에 사용한다.
- 아동 및 청소년의 토크 참조 값(5~15세)으로 사용 가능하다.

1회 반복의 최댓값 One (Single) Repetition Maximum (1RM)

최대 수축 시 발생할 수 있는 최대 힘의 양

최대 힘을 결정하기 위해 사용함

근파워(표 3.13)

근파워(muscle power)는 가능한 한 빨리, 큰 힘을 생성하는 능력이다. 발달장애를 가진 아동과 어린 아동에서, 근파워는 기능적 발달 수준에서 평가되어야 한다(예: 스쿼트-서기 방법)

- 스쿼트 자세로 내려가기: 장딴지근과 넙다리네갈래근 근육군의 편심성 조절
- 서는 자세로 올라가기: 넙다리뒤근의 편심성 조절과 넙다리네갈래근의 동심성 조절. 완전히 선 자세: 볼기근 근육군의 동심성 조절
- 여러 번 반복: 반복적인 파워
- 아동은 다른 속도에서 시작하고 중단한다: 수축의 속도

표 3.13 근파워

등척성(isometric)	중력 또는 알려진 저항에 대항하여 위치를 유지하는 능력. 짧은 범위에서 근육에 힘을 가함
등장성(isotonic)	저항력을 전체적으로 적용하여 범위를 통해 움직이는 근육의 능력
편심성(eccentric)	근육이 길어질 때 힘에 저항하는 능력
동심성(concentric)	근육이 짧아질 때 힘에 저항하는 능력
반복성(repetitive)	10회 반복에 대한 적절한 힘 생성 능력
수축의 속도(speed of contraction)	전체 범위에 걸쳐 빠르게 적응할 수 있는 능력

근 긴장도

근 긴장도(muscle tone)는 신체 부위나 측면에 따라 다를 수 있으며, 활동과 위치에 따라 변화할 수 있다.

변형 애쉬워스 척도 *Modified Ashworth Scale* (표 3.14)

표 3.14 변형 애쉬워스 척도

점수	설명
0	긴장도 증가 없음
1	근 긴장도가 약간 증가하며, 잡고 놓을 때나 굽힘 또는 폄할 때 관절운동범위 끝에 최소 저항이 나타남
1+	근 긴장도가 약간 증가하고, 잡을 때 나타나며, 관절운동범위의 나머지 부분(반 이상)에 걸쳐 최소 저항이 있음
2	대부분의 관절운동범위에서 근 긴장도가 더 확실하게 증가되나 쉽게 움직임
3	근 긴장도가 증가되어 수동운동이 어려움
4	굽힘과 폄에서 경축(rigidity)이 있음

ROM: range of motion.

타르디외 *Tardieu*

비신경계 요소와 신경계 요소를 구분하기 위해 느리고 빠른 속도에서의 수동적 움직임에 대한 저항을 평가한다. 빠른 속도의 신장에 대한 저항의 지점을 측정한다.

베리-알브라이트 근긴장이상 척도 *Barry-Albright Dystonia Scale*

8개 신체 영역의 자세 및 불수의적 움직임의 심각도를 측정하는 5점 순서 척도: 입, 목, 몸통, 눈, 각각의 상지와 하지

근 긴장도의 서술 체계

표 3.15 참조

신경학적 평가(선택한 도구에 대한 추가적 설명을 위해, 측정기구 절 참조)

조산아 행동 평가(Assessment of Preterm Infants' Behavior, APIB)

일반적 움직임 평가(General Movement Assessment, GMA)

영아 운동 선별(Infant Motor Screen, IMS)]

신생아 행동 평가 척도(Neonatal Behavioral Assessment Scale, Second Edition, NBAS)

신생아 신경행동 검사(Neonatal Neurobehavioral Examination, NNE)

조산 및 만삭 신생아, 영아의 신경학적 평가
(Neurological Assessment of the Preterm and Full-Term New Born Infant, NAPFI)

만삭아 신경학적 검사(Neurological Exam of the Full Term Infant, NEFTI)

조산아 신경행동학 평가(Neurobehavioral Assessment of Preterm Infants, NAPI)

표 3.15 근 긴장도: 서술 시스템

저긴장성 (hypotonia)			정상 (normal)	과긴장성 (hypertonia)			간헐적 긴장성 (intermittent tone)
중증(severe)	중간(moderate)	경증(mild)		경증(mild)	중간(moderate)	중증(severe)	
능동성							
중력에 저항할 수 없음. 몸쪽 관절에서 동시수축 소실. 제한된 수의적 움직임	주로 축근육(axial muscle)과 팔다리 몸쪽 근육의 긴장도 감소는 일정 기간 동안의 자세 유지를 방해함	감소된 긴장도는 축근육의 동시수축을 방해함. 움직임의 개시가 지연됨	움직임 동안 빠르고 즉각적인 자세 적응. 과제에 따라 안정성과 운동성을 위해 공동적이고 상호교대적 패턴에서 근육을 사용하기 위한 능력	자세 적응의 지연, 협응력 나쁨, 느린 움직임	속도, 협응, 운동패턴의 다양성, AROM 제한	전형적 패턴에서 근육의 경직(stiffness). AROM 제한. 중력에 대항해서 거의 또는 전혀 움직이지 못함. 매우 제한적인 운동 패턴	정상적 적응과 함께 변화하는 자세 변화에 돌발적이고 예측불가한 저항. 능동적 운동 개시와 자세 유지가 어려움
수동성							
관절 과신장성, 검사자에 의한 움직임에 대한 저항이 없거나, 전체 ROM 또는 과도한 수동 ROM	먼쪽 팔다리에서 움직임에 대한 약한 저항. 팔꿈치와 무릎 관절의 과신장성	먼쪽 분절뿐만 아니라, 몸쪽에서 약한 저항	신체 부분은 위치 변화에 저항함. 특정 위치에서 즉시 새로운 자세를 유지함	ROM의 일부분에서 자세변화에 저항. 수동적 움직임에 순응하기 어려움	전 범위에 걸쳐 자세 변화에 대한 저항. 일부관절에서 제한된 수동 ROM	제한된 ROM. 검사자는 전체 ROM을 완성하기 위해 근육의 저항을 극복할 수 없음	저항이 전혀 없거나 변화하는 움직임에 대한 예측 불가능한 저항

Wilson, J. M. (1991). Cerebral palsy. In S. Campbell (Ed.), Pediatric Neurologic Physical Therapy (2nd ed., p. 313). New York: Churchill Livingstone. Copyright © 1991 Elsevier로부터 허가를 받음.
ROM: range of motion.

신생아 행동관찰 시스템(Newborn Behavioral Observation System, NBOS)

신생아의 개인적인 발달 관리 및 평가 프로그램
(Newborn Individualized Developmental Care and Assessment Program, NIDCAP)

NICU 네트워크 행동 평가(NICU Network Behavioral Assessment, NNNS)

간이 신경 선별 검사(Quick Neurological Screening Test, QNST)

통증

표 3.16 참조

자세

기운목 Torticollis (선천적 근육 기운목)

유아의 누운 자세, 엎드린 자세, 앉은 자세의 비대칭성을 관찰한다. 기운목을 가진 유아는 오른쪽 바깥으로 머리를 굽히고 왼쪽으로 얼굴과 턱을 회전시키지만, 반대쪽도 흔하다.

표 3.16 아동용 통증 측정 척도

리포트 척도		
울음, 산소 요구, 활력 징후 증가, 표현, 불면(CRIES)	신생아	각 요소 강도의 리커트 척도
얼굴, 다리, 활동, 울음, 달램 행동 통증 척도(FLACC)	2개월~7세	고통을 표현할 수 없는 아동에게 사용. 다섯 가지 기준의 10점 리커트 척도: 얼굴, 다리, 활동, 울음, 달램
오쳐 척도(Oucher Scale)	5~12세	통증 강도를 나타내는 아동 얼굴 사진 6장의 100점 수직 척도
얼굴 통증 척도(Faces Pain Scale)	6~8세	통증 강도를 나타내는 얼굴 그림
시각 아날로그 척도(Visual Analog Scale)	5세 이상	아동은 통증의 강도를 수직 또는 수평 연속체로 나타냄
행동척도		
동 온타리오 아동병원의 통증 척도(CHEOPS)	모든 나이	관찰된 여섯 가지 행동(울음, 표정, 언어 불평, 몸통 위치, 만지는 행동, 다리 위치)을 1~3점 척도로 점수를 매김. 조작적 정의 제공
가우바인 피쿼드 순위(Gauvain-Piquard Rating)	2~6세	15가지 행동을 세 가지 항목으로 나눔. 통증, 행동, 정신운동변화
생리적 방법		
• 심박수-EEG • 혈압 • 호흡률 • 대사율 • 산소화 TCPO2		

제한이나 구축이 있는지 확인하기 위해 목과 상지의 수동과 능동 관절운동범위를 평가한다.

발달 이정표 습득에 대한 기운목의 영향을 확인하기 위해 운동 발달을 평가한다.

엉덩관절 탈구 가능성을 평가하고(Barlow and Ortolani maneuvers) 척추의 정렬을 확인한다.

사정을 위한 중요 요소

- 두개골 모양: 변형적 단두증(brachycephaly)과 사두증(plagiocephaly)에 대한 알젠타 임상분류척도(Argenta Clinical Classification Scales)
- 수동 및 능동 목 관절운동범위: 경추각도측정기(arthrodial protractor)
- 엎드린 자세 인내
- 발달 기술 획득
- 통증, 힘, 피부 완전성

척추측만증 *Scoliosis*

아동은 최소한의 옷만 입어야 한다.

아동을 연직선(plumb line)에 맞춰 정렬(물리적 또는 가상)시킨다.

아동은 발을 모으고 자연스럽게 서 있어야 한다.

엉덩관절의 유연성 평가: Thomas 검사

스포츠, 춤 또는 다른 활동에 참여하는 동안의 기능적 한계와 통증을 묻는다.

머리, 몸통, 엉덩이, 사지 등의 앞, 뒤, 옆 위치를 관찰하여 비대칭에 유의한다.

- 어깨 비대칭
- 날개뼈 돌출
- 허리와 엉덩이 비대칭
- 골반 비대칭
- 일정하지 않은 팔과 몸통 사이의 거리
- 무릎 높이 비대칭
- 과도한 가슴척주뒤굽음증 또는 허리척주앞굽음증

앞으로 구부리기 검사(Adam 앞으로 구부리기 검사)

- 아동의 뒤에 앉거나 무릎을 꿇고 눈높이를 허리에 맞춘다.
- 아동에게 척추가 바닥과 평행하게, 무릎을 펴고, 팔은 손바닥을 맞대어 늘어질 때까지 구부려 달라고 말한다.
- 보상적인 한쪽 갈비뼈 솟아오름을 관찰한다.

척주뒤굽음증 *Kyphosis*

목, 가슴, 허리 척추뼈의 과도한 전방 굽힘을 관찰한다.

척주앞굽음증 *Lordosis*

전방 골반 경사의 증가를 관찰한다.

엉덩관절 굽힘의 증가를 관찰한다.

뇌성마비에 사용되는 도구(표 3.17)

표 3.17 CP 아동과 성인의 자세 정렬 도구

자세 능력 척도 (Posture and Postural Ability Scale, PPAS)	• 뇌성마비 아동과 성인 • 네 가지 위치에서 자세 비대칭 평가: 엎드린 자세, 누운 자세, 앉은 자세, 선 자세 • 관상면과 시상면에서 관찰 • 7점 서열 척도에 따른 자세 유지
몸통조절의 분절평가 (Segmental Assessment of Trunk Control, SATCO)	• GMFCS 레벨 III~V 아동에게 사용할 수 있음 • 3개월부터 사용 • 상지 기능을 수행하는 데 필요한 앉은 자세 지지를 확인 • 정적, 동적, 반응적 자세 평가 • 영상 보고 점수 매기기 권장 • 일곱 가지 몸통 구역의 조절 평가: 머리조절, 상부가슴, 중간가슴, 하부가슴, 상부허리, 전체척추정렬
몸통손상 척도 (Trunk Impairment Scale, TIS)	• 5~9세, GMFCS 레벨 I~IV • 정적, 동적 균형과 몸통 협응 평가

가동범위

영아 및 유아에서 관절운동범위를 정확하게 측정하려면 다음 사항을 고려해야 한다.

- 전형적인 관절 ROM의 결과치와 측정방법이 일치하지 않는다.
- 각도계(goniometer) 간의 차이(크기, 숫자체계, 재질)로 인한 측정의 신뢰성이 변화한다.
- 뼈 표적 부위의 발달이 완전하지 않거나, 증가된 지방에 의하여 촉진 및 각도계 정렬이 어려울 수 있다.
- 부종, 통증, 유착, 근력 약화, 근육비대증은 모두 측정의 정확도에 영향을 미칠 수 있다.

만삭아 *Children Born Full Term*

상지: 출생 시 팔꿈치 폄이 30°까지 제한될 수 있지만, 성인과 유사하다.

하지: 하지 ROM 측정에는 상당한 변화가 있다. 만삭아 출생 시 신경학적(CNS 성숙), 역학적(위치), 환경적(자궁 내 혼잡) 요인에 의해 굽힘의 증가 경향이 있다(표 3.18).

표 3.18 선택적 하지 운동범위의 평균값과 범위, 출생에서 5세까지: 만삭아(°)

	보고된 값의 중심경향치와 범위(°)						
	출생	6주	3개월	6개월	1세	3세	5세
엉덩 폄 제한	34.2	19	7	7	7	7	7
엉덩 벌림 90° 굽힘 폄	 72.7 55.5 (32~91)				 59.3	 59.3	 54.3
엉덩 모음	6.4				30.5	30.5	23.8
엉덩 바깥 돌림 굽힘 폄	91.9 90 (45~137)	 48	 45	 53.1	 58	 56	 38.5
안쪽 돌림 굽힘 폄	64 33 (35~100)	 24	 26	 24	 37.5	 39	 34
무릎 폄 제한	17.9 (0~43.3)				5.4	5.4	5.4
슬와의 각도	27 (20~40)		18 (15~30)	10.5 (5~15)	0 0		

조산아 *Children Born Preterm*

자궁 내 혼잡, 중추신경계 미성숙, 폄근 포지셔닝의 부족으로 인한 굽힘근 편향이 부족하다.

폄근 편향이 시간에 지남에 따라 약간 감소하지만, 미숙아는 만삭아에서 볼 수 있는 강한 굽힘은 절대 보이지 않는다(표 3.19).

표 3.19 선택적 관절측정의 평균치와 범위(°): 조산아

	출생	4주	8개월	12개월
엉덩 폄	166.6(155~175)	161.4(150~178)	163.1(120~180)	164.1(90~180)
엉덩 벌림(폄)	62.2(50~90)	61.4(40~90)	61.1(35~90)	67.9(15~90)
슬와의 각도	50.8(125~180)	144.0(112~180)	144.1(117~180)	146(125~175)
발등 폄	127.5(105~145)	127.7(101~150)	122.9(90~160)	118.5(102~160)
스칼프 징후	1.52cm(0~+4cm)	−0.08cm(−5~+4cm)	0.27cm(−4~+4cm)	1.2cm(1~2cm)
팔꿈치 폄	178.6(165~180)	174.5(160~180)	179.8(175~180)	180
손목 폄	98(95~120)	103.7(90~135)	100.2	101.2(90~130)

관절운동범위 또는 유연성을 측정하는 검사(표 3.20)

표 3.20 하지관절의 가동범위 측정 검사

이름	목적
크레이그 검사(Craig's test)	넙다리뼈 앞돌림 결정
엘리 검사(Ely's test)	넙다리곧은근 유연성 측정
발뒤꿈치 이등분선(Heel bisector line)	발허리벌림증 존재 여부와 정도 결정
오버 검사(Ober's test)	엉덩정강근막띠/넙다리근막긴장근 유연성
라이더 검사(Ryder's test)	넙다리뼈 앞돌림 측정
하지 거상 검사(Straight leg raise)	넙다리뒤근 유연성 결정
토마스 검사(Thomas test)	넙다리곧은근 및/또는 엉덩허리근 유연성 결정
복사뼈 횡축 검사(Transmalleolar axis test)	복사뼈 비틀림 결정

IT: iliotibial, TFL: tensor fasciae latae.

반사, 바로잡기 반응, 자동 반응 Reflexes, Righting Reactions, Automatic Reactions

원시반사, 정위반사, 자동반응, 평형반응은 선택한 신경운동 측정 도구의 저자가 설정한 기준에 의해 평가되어야 한다. 예를 들어, 만삭아의 NBAS, 영아와 아주 어린 아동의 PDMS-2, 미숙아의 IMS 등이 있다.

감각 검사

영아: 온전한 감각을 판단하기 위해 사용된다. 영아가 졸릴 때 유해한 자극(예: pinprick)을 가하고, 회피하거나 울거나 놀라거나 얼굴을 찡그리는 반응을 관찰한다. 먼 곳에서 가까운 곳으로 진행한다. 굽힘 회피 반사는 척수 수준 반응을 나타낸다.

머리 손상을 입은 아동: 특정 감각자극에 대한 아동의 반응은 의식의 수준이 변화함에 따라 바뀐다. 온전한 청각, 시각, 후각, 미각 및 통증 경로를 통한 자극은 level V를 제외한 모든 수준에서 반응을 발생시킨다.

- 레벨 IV: 자극에 대한 일반화된 반응. 자극에 관계없이 반응은 동일함
- 레벨 III: 특정 자극에 대한 개별화된 반응. 반응 전 지연이 자주 발생함(표 3.21)
- 레벨 II: 고유수용성 감각의 구체적인 검사. 아동의 인지와 나이에 의해 제한되는 날카로움-무딤, 두점식별

감각처리

- 감각 통합의 드갱기-버크 검사[Degangi-Berk Test of Sensory Integration (TSI)]

표 3.21 감각 자극에 대한 국소 반응 – 의식 수준 III

감각로	자극 예시	반응
청각(auditory)	목소리 벨 박수	눈 뜨기 자극 방향으로 쳐다보기 자극 쪽으로/반대 쪽으로 고개 돌리기
시각(visual)	눈 근처에 자극 빛 친근한 장난감 친근한 사람	눈 감기 집중하고 따라가기
후각(olfactory)	암모니아	찡그리거나 외면
미각(gustatory)	설탕 레몬	웃기 찡그리기
통증(pain)	근육 힘살 누르기 손발톱바닥 누르기, 찌르기	사지 멀리로 당기기 통증 쪽 쳐다보기

Blaskey, J. (1991). Head trauma. In S. Campbell (Ed.), Pediatric Neurologic Physical Therapy (2nd ed., p. 221). New York: Churchill Livingstone. Copyright © 1991 Elsevier로부터 허가를 받음.

- 감각 프로파일[Sensory Profile(s)]
  - 영아/유아 감각 프로파일(Infant/Toddler Sensory Profile)
  - 영아 감각 프로파일 2(Infant Sensory Profile 2)
  - 유아 감각 프로파일 2(Toddler Sensory Profile 2)
  - 아동 감각 프로파일 2(Child Sensory Profile 2)
  - 짧은 감각 프로파일 2(Short Sensory Profile 2)
  - 학교친구 감각 프로파일 2(School Companion Sensory Profile 2)
  - 스페인 돌봄 제공자 양식(Spanish Caregiver Forms)
- 감각 통합 · 실행 검사(Sensory Integration and Praxis Test, SIPT)
- 감각처리 검사(Sensory Processing Measure, SPM)

시각 운동/지각 Visual Motor/Perception

표 3.22 참조

사지 정렬

엉덩관절 탈구

표 3.23 참조, 그림 3.6 참조

표 3.22 시각 운동 지각의 검사

이름	연령대	목적

시지각 기술 검사-4 (Test of Visual Perceptual Skills-4, TVPS-4)	5~21세	최소의 언어적 또는 운동 반응에 필요한 다중 선택. 7가지 카테고리에서 18개 항목
		• 시각적 구별
		• 시각적 순서 기억력
		• 시각적 기억
		• 시각적 전경-배경
		• 시각적-공간적 관계
		• 시각적 폐쇄
		• 시각적 형태 항상성과 Cattell-Horn-Carrol 이론 능력:
		  • 시각화 • 폐쇄의 유연성
		  • 시각적 기억 • 기억 범위

시각-운동 통합의 베리 북테니카 발달검사 (The Beery-Buktenica Developmental Test of Visual-Motor Integration, Sixth edition, VMI)	2~99세	짧은 형식과 전체 형식 점진적으로 어려운 기하학적 도형을 시각적으로 인지하고 복사할 수 있는 능력 평가 추가적 시지각과 운동 협응 검사는 운동/비운동 기여도와 추가 검사의 필요성을 나타내는 데 사용됨. 검사한 세 영역 모두에서 점수를 비교할 수 있음
운동 시지각 검사-4(Motor Free Visual Perception Test-4, MVPT-4)	4~80세 이상	비운동 시지각 평가. 45개 항목을 5개 카테고리로 분류 • 시각적 식별 • 공간적 관계 • 시각적 기억 • 전경-배경 • 시각적 폐쇄
시운동 기술 검사-3 (Test of Visual-Motor Skills-3)	3~90세 이상	오류를 식별하는 복잡성이 증가한 36가지 기하학적 설계 검사지를 통해 시각 운동 기술 평가. 9가지 유형의 오류가 확인됨 • 잘못된 폐쇄 • 잘못된 각도 • 선 품질 • 선 길이 • 선 연결 • 크기 또는 부분 수정 • 부분의 추가 또는 삭제 • 회전 또는 반전 • 형상 겹침 오류 결과는 표준점수, 백분위 점수 또는 연령 동등하게 보고될 수 있음. 시지각 검사와 함께 사용할 경우, 검사는 주된 시각 운동장애와 지각 어려움을 구분함
시지각 발달 검사-4 (Developmental Test of Visual Perception-4, Frostig)	4~12.11세	비운동 시지각과 시각 운동 통합의 능력을 결정함. 다섯 가지 하위검사 • 눈-손 협응 • 복사 • 전경-배경 • 시각적 폐쇄 • 형태 항상성

CHAPTER 3

표 3.23 엉덩관절 탈구를 결정하는 데 사용하는 검사

Ortolani	Barlow	Galeazzi Test/Allis Sign
엉덩관절 환원성 또는 탈구된 넙다리뼈머리가 절구 안으로 돌아오는지 검사	엉덩관절이 탈구되는 능력을 검사	발달성 엉덩관절 형성이상을 결정하기 위해 엉덩관절 탈구 검사
영아를 바로 눕힌다. 무릎과 엉덩관절을 90°로 굽힌다. 넓적다리를 가운데손가락으로 큰돌기 위로 잡고 넓적다리 중간부분은 엄지손가락으로 잡는다. 다른 손은 골반을 안정시킨다. 넙다리뼈머리와 절구를 정렬하기 위해 넓적다리를 부드럽게 들어 올리고 머리를 절구테두리로 밀어 넣기 위해 엉덩관절을 벌림한다. 검사자는 확실한 '딱' 느낌을 얻을 것이다.	영아를 바로 눕힌다. 무릎과 엉덩이를 90° 굽힌다. 넓적다리 중간부분을 엄지손가락으로 작은돌기 위로 잡는다. 다른 손은 골반을 안정시킨다. 엉덩관절을 벌림하면서 아래쪽으로 부드럽게 압력을 가한다. 넙다리뼈머리가 절구테두리 위로 미끄러지면서 '쿵' 하는 느낌이 든다.	영아를 바로 눕힌다. 발꿈치를 바닥에 댄 채로 무릎과 엉덩관절을 굽힌다. 무릎 높이 차이를 육안으로 점검한다. 만약 한쪽이 낮다면, 엉덩관절 탈구가 있을 수 있다.

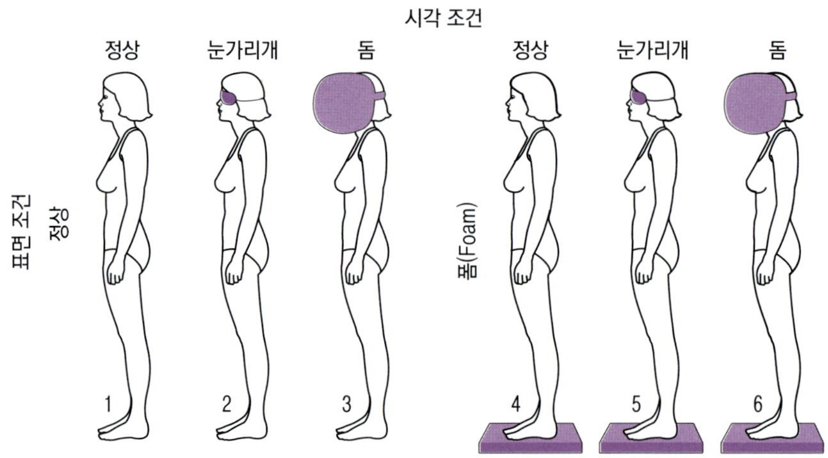

그림 3.5 균형에서 감각적 상호작용의 영향을 검사하기 위한 여섯 가지 조건의 순서

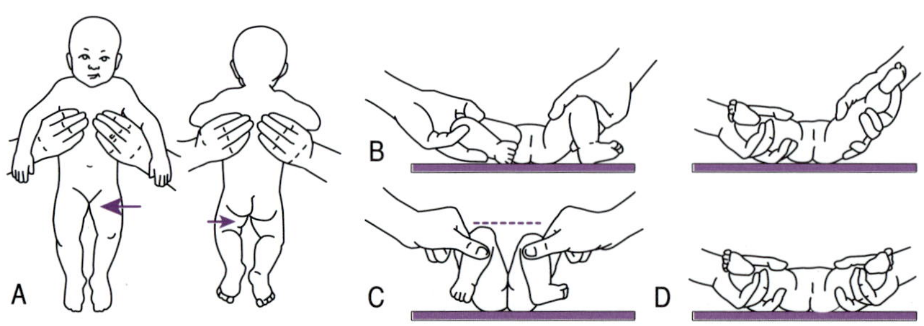

그림 3.6 엉덩 탈구의 증상. A: 비대칭적 피부주름, B: 제한적 벌림, C: 한쪽 넓적다리의 분명한 단축, D: 탈구 유발 검사

다른 하지 관절 정렬 고려사항

- 젖힌 무릎(genu recurvatum): 과도하게 젖힌 무릎
- 바깥굽은 무릎(genu valgus): 무릎이 중간으로 모임
- 안굽이 무릎(genu varus): 무릎이 바깥으로 벌어짐
- 발뒤침(foot supination): 발이 바깥으로 구름, 과도한 경우 높은 아치와 연관됨
- 발엎침(foot pronation): 발이 안쪽으로 구름, 과도한 경우 낮은 아치와 연관됨
- 발 안쪽번짐(foot inversion): 발이 다리에 대해 안쪽으로 돌아감
- 발 가쪽번짐(foot eversion): 발이 다리에 대해 바깥으로 돌아감
- 발허리모음(metatarsus adductus): 앞발이 발목발허리관절에서 벌림

생체역학 분석

표 3.24 참조

표 3.24	관절 생체역학 분석 방법
운동형상학	관절 또는 분절 위치, 관절각도, 시간, 전위(선형, 각도)속도, 가속도를 통한 움직임 패턴 기술 분석
영상화 기법	정교한 움직임 분석 시스템으로, 일반적으로 운동 조절 실험 또는 보행 분석 실험에서 볼 수 있음. 세 가지 유형 사용 가능: 영화촬영술, 영상촬영, 광전자시스템
운동역학	움직임의 기초가 되는 힘의 패턴을 나타냄
근전도	근육의 전기적 활동 설명. 해석에는 해당 움직임 분석이 필요

활동(선택된 도구에 대한 추가 설명을 위해, 측정 도구 절 참조)

포괄적 운동 발달 측정

- 알버타 영아운동 등급(Alberta Infant Motor Scales, AIMS)]
- 운동숙련도 브르닝스-오세레스키 검사
  (Bruininks-Oseretsky Test of Motor Proficiency, Second Edition, BOTP-2)
- 대동작 기능 검사(Gross Motor Function Measure, GMFM)
- 대동작 수행능력 검사(Gross Motor Performance Measure)
- 피바디 발달운동척도 2판(Peabody Developmental Motor Scales Second Edition, PDMS-2)
- 대동작 발달검사 3판(Test of Gross Motor Development, Third Edition, TGMD-3)

- 영아 운동수행 검사(Test of Infant Motor Performance, TIMP)
- 아동 운동평가 2판(Movement Assessment Battery for Children, Second Edition, MABC−2)

포괄적 다면적 개발 도구

- 영아와 아동의 사정, 평가, 프로그램화 시스템(Assessment, Evaluation, and Programming System for Infants and Children, Second Edition, AEPS)
- 장애가 있는 영아와 유아를 위한 캐롤라이나 교과과정 3판 (Carolina Curriculum for Infants and Toddlers with Special Needs, Third Edition)
- 학령전기 장애아동의 캐롤라이나 교육과정 2판 (Carolina Curriculum for Preschoolers with Special Needs, 2nd Edition)
- 바텔 발달 목록 2판(Battelle Developmental Inventory, Second Edition, BDI−2)
- 베일리 영아발달 척도 3판(Bayley Scales of Infant Development−III, BSID−III)
- 브리건스 초기 발달 목록(Brigance Inventory of Early Development, III)
- 초기 아동기의 발달 평가 2판 (Developmental Assessment of Young Children, Second Edition, DAYC−2)
- 아동의 기능적 독립 측정(Functional Independence Measure for Children, WeeFIM)
- 하와이 초기 학습 프로파일(Hawaii Early Learning Profile, HELP−Strands)
- 영아−유아 발달 평가(Infant−Toddler Developmental Assessment, IDA−2)
- 밀러 학령전기 아동 평가(Miller Assessment of Preschoolers, MAP)
- 밀러 기능 및 참여 척도(Miller Function and Participation Scales, M−FUN)
- 뮬렌 조기학습 척도(Mullen Scales of Early Learning: AGS Edition, MSEL−AGS)
- 아동 장애 평가(Pediatric Evaluation of Disability Inventory, PEDI−CAT)
- 초학문놀이를 바탕으로 한 평가 2판 (Transdisciplinary Play−Based Assessment, Second Edition, TPBA−2)

발달 선별 도구

- 나이와 단계 설문(Ages & Stages Questionnaires, ASQ−3)
- 나이와 단계 설문, 사회−감정(Ages & Stages Questionnaires, Social−Emotional, ASQ: SE−2)
- 베일리 영아 신경발달 선별검사(Bayley Infant Neurodevelopmental Screener, BINS)
- 미취학 아동 대상 선별 검사(Screening Test for Evaluating Preschoolers)
- 하리스 영아 운동 검사(Harris Infant Motor Test, HINT)

- 첫해 운동 기술 획득 및 점검표(Motor Skills Acquisition in the First Year and Checklist)
- 발달 상태에 대한 부모의 평가(Parents' Evaluation of Developmental Status, PEDS)

자폐스펙트럼장애-특별 선별 도구

- 유아 자폐스펙트럼 장애를 위한 수정된 점검표[(Modified Checklist for Autism Spectrum Disorder in Toddlers, M-CHAT)(M-CHAT-R or M-CHAT-R/F)]
- 범발성 발달 장애 선별 검사(Pervasive Developmental Disorders Screening Test-II, PDDST-II)
- 유아 및 아동 대상 자폐 선별 검사
(Screening Tool for Autism in Toddlers and Young Children, STAT)
- 사회 의사소통 설문(Social Communication Questionnaire, SCQ)

소동작-특별 측정

표 3.25 참조

표 3.25 소동작-특별 측정

이름	설명
보조하는 손 평가 (Assisting Hand Assessment, AHA)	반마비 CP 또는 팔신경얼기 손상 아동에게 사용. 양손 수행에서 영향을 받지 않는 손과 팔이 얼마나 효과적으로 사용되는지 측정 반구조적 놀이 시간이 비디오로 녹화되고 22개의 관찰 가능한 동작에 점수를 부여하여 일반적인 놀이 기술을 평가함. 두 가지 버전이 사용됨 • 작은 아동: 18개월~5세 • 학령아동: 6~12세 아동 보드 게임 • 활동에는 일반적 사용, 팔 사용 항목, 움켜잡고 놓기, 소운동조절, 협응, 속도가 포함됨. 보증된 평가자가 되기 위한 전문 교육
젭슨 테일러 손 기능 평가 (Jebsen Taylor Hand Function Test)	소동작기술, 가중 기능적 과제, 비가중 기능적 과제 평가 시 사용되는 7개 항목으로 구성 • 짧은 문장 쓰기(24글자, 3학년이 어렵게 읽음) • 3×5인치 카드 뒤집기 • 작은 공통 물건 골라내기 • 밥 먹기 • 체커 쌓기 • 크고 가벼운 캔 줍기 • 크고 무거운 캔 줍기 우세, 비우세 손을 검사 수정된 Jebsen Hand Function Test(MJT)는 세 가지 항목이 있음 • 5장 카드 넘기기 • 고깔 4개 쌓기 • 5개의 콩을 숟가락으로 떠서 그릇에 넣기

표 3.25 소동작-특별 측정(계속)

이름	설명
멜버른 평가 2 (Melbourne Assessment 2, MA2)	4개 항목별 한쪽 상지 기능의 질에 대한 기준 참조 검사: 움직임 범위, 정확성, 민첩성, 유창성 2.5~15세의 신경계질환이 있는 아동을 대상으로 함
9-구멍 페그 검사(Nine-Hole Peg Test)	페그를 배치/제거하는 속도를 기록하여 손가락의 재주 평가
슈라이너 상지 평가(Shriner's Upper Extremity Evaluation, SHUEE)	프로그램 계획 수립을 위해 반마비 CP 아동(3~18세)에게 사용. UE 구역에 대한 영상 기반 분석: 두 손 활동 중 팔꿈치, 아래팔, 손목, 손가락, 엄지

CP: cerebral palsy, UE: upper extremity.

가동성

관찰 가능한 가동성과 보행 평가

표 3.26 참조

표 3.26 운동성 평가 척도

이름	설명
기능적 운동성 평가 (Functional Mobility Assessment)	• 하지(LE) 절단 또는 절제 수술을 받은 13세 이상 청소년에게 사용 • 통증 평가. 지지 필요. 보행 질에 대한 만족도. 직장, 학교 또는 스포츠 참여. 9분 뛰기-걷기 검사. HR 및 RPE가 있는 TUG 및 TUDS
기능적 운동성 척도 (Functional Mobility Scale)	• 집, 학교, 공동체 환경을 대표하는 5, 50, 500m 걷는 능력 비율 • CP GMFCS levels III-V 경우 • 4~18세 • 보조 장치 사용 가능
수정된 해멀스미스 척도 (Revised Hammersmith Scale, RHS)	• Motor Function Measure(GMFM) • 2세 이상 아동 • SMA 타입 2 및 3인 아동(보행불능) • 확장된 버전: Gross Motor Function Measure(GMFM)에서 조정된 항목 추가
상위 수준 운동성 평가 도구 (High-Level Mobility Assessment Tool, HiMAT)	• TBI에 따른 높은 수준의 이동성과 결과 정량화: 뒤로 걷기, 옆으로 걷기, 점프, 튀어오르기, 건너뛰기
노스스타 보행 평가 (North Star Ambulatory Assessment, NSAA)	• 근위축증이 있는 아동에게 사용 • 3점 척도로 평가된 17개 항목. 선 자세를 유지하는 능력부터 콩콩 뛰기, 달리기, 등산 등의 항목 범위
관찰 보행 척도 (Observational Gait Scale, OGS)	• CP 아동의 경우 • 입각기와 유각기에서 보행 평가
표준화된 보행 장애물 검사 (Standardized Walking Obstacle Course, SWOC)	• 지시를 따를 수 있고 보조 장치를 사용하지 않는 아동의 기능적 보행 능력 평가

표 3.26 운동성 평가 척도(계속)

이름	설명
시간화 장애물 보행 검사 (Timed Obstacle Ambulation Test, TOAT)	• 표면 위를 넘고, 물체를 집어 들고, 장애물을 피해서 발을 내딛는 능력 측정
시간화 계단 오르내리기 (Timed Up and Down Stairs, TUDS)	• 계단을 이용하는 동안 이동성 측정
시간화 일어서고 앉기 (Timed Up and Go, TUG)	• 앉은 자세에서 선 자세로 바꾸고, 걷고, 앉은 자세로 돌아가는 동안 이동성 측정
수정된 TUG (Modified Timed Up and Go, MTUG)	• CP 아동 또는 다운증후군을 위한 TUG
시간화 바닥에서 일어서기 (Timed Rise from Floor, TRF)	• 7세 이상 아동의 경우 • 누운 아동부터 똑바로 선 아동까지 • 근위축증과 다른 신경근육 질환을 가진 아동에게 유용함

CP: cerebral palsy, GMFCS: Gross Motor Function Classification System, HR: heart rate, LE: lower extremity, RPE: rate of perceived exertion, SMA: spinal muscular atrophy, TBI: traumatic brain injury.

운동 분석 시스템

표 3.27 참조

표 3.27 동작 분석 시스템

관찰적 보행분석

- 보행 변수의 시각적 평가: 앞, 옆, 뒤 관찰
- 자연주의적, 아동의 자발적 행동에 대한 최소 침범

영상촬영 또는 영화촬영

- 보행 변수를 기록하기 위해 영상촬영을 이용한 이동의 동적 기록. 다른 보행 평가 기법과 함께 사용. 정확성을 위해 중요한 카메라 배치

디지털화

- 정적인 관절 위치와 변화하는 관절 각도에 대한 운동형상학적 정보를 제공하는 영상촬영 데이터에 적용. 또한 다른 보행 평가와 함께 사용. 정확성은 영상촬영 품질에 따라 달라짐. 움직임과 관련된 카메라 위치는 매우 중요함. 여러 대의 카메라가 필요할 수 있음

발자국 기록

- 많은 저렴한 방법: 물, 분말, 잉크 또는 페인트에 발을 담그고 단단한 표면이나 정돈된 표면을 가로질러 걷는 것
- 영상 촬영과 함께, 임상 환경에서 객관적 보행 평가의 포괄적인 수단을 제공할 수 있음. 걸음과 걸음거리, 기저면과 인토잉 또는 아웃토잉 각도를 나타낼 수 있음. 또한 스톱워치를 사용하여, 속도 및 숙련도와 같은 시간적 파라미터를 측정할 수 있음

표 3.27 동작 분석 시스템(계속)

거울 플렉시유리 기립 프레임 또는 보행 표면
• 서서 걷는 동안 발 접촉 패턴을 촬영할 수 있음 • 족저압을 사진으로 기록하기 위한 비교적 저렴한 수단. 일반적으로 정적 선 자세로 제한됨 • 장비 비용에 비례하는 제한된 데이터를 내지만, 보조기 제작과 수정에 유용할 수 있음
페도바로그래피
• 일반적으로 보행 실험에 사용할 수 있음. 다른 족저압 방법보다 더 정교하고 정밀한 데이터. 높은 비용. 그래픽 데이터 표시. 유리판 위 고무 매트를 사용하여 발 아래의 압력 측정
힘판 또는 힘판 기록
• 운동역학 데이터 제공하는 지면 반발력 힘 측정. 표면 변위를 측정하는 기본 변환기가 있는 단단한 표면으로 구성됨. 힘판 데이터는 질량중심이 올라가고 내려갈 때 발생하는 에너지 변화를 평가하는 데 사용될 수 있음
기구조작 보행로
• 기구는 사람이 아닌 보행로 내에 있음. 시기와 발 접촉 위치를 측정하는 데 사용. 광선 빔과 함께 사용되면 보행 속도도 측정할 수 있음
전자방위측정법
• 아동에게 적용되는 직접 측정 장치. 일반적인 전자각도계: 전위차계와 유연한 변형 게이지. 관절 각도와 시간 또는 둘 이상 관절의 각도 관계와 관련된 운동형상학 데이터 제공. 무릎에 가장 일반적으로 사용
전기학
• 일반적으로 다른 보행 변수의 동시 기록과 함께 사용되는 근 활성 패턴의 직접 측정
운동형상학 시스템
• 신체 구역 위치, 관절 각도, 해당 속도와 가속도를 기록하는 데 사용. 사용할 수 있는 몇 가지 옵션: 디지털화 능력을 포함한 촬영 또는 영상촬영 시스템, 텔레비전/컴퓨터 시스템, 광전자 시스템, 광전자 스캐너. 실험 조절 환경의 조건 아래, 복합적 관절 움직임에 대한 데이터 제공. 특히 연구와 정형외과 수술 전 기준 보행 분석을 위해 유용함
운동역학과 운동형상학 움직임 분석 시스템 결합
• 힘판(운동역학) 데이터를 운동형상학 정보와 함께 결합시키는 능력 제공. 사지를 전체 기계 시스템으로 평가할 수 있음
이동의 에너지 소비 평가
• 사용 가능한 몇 가지 방법: 가스 측정과 수집 시스템을 사용한 산소소비량 또는 이산화탄소 생성 측정. 신체 부위의 질량이동거리가속도 측정을 통한 운동형상학 데이터를 사용하여 에너지소비 추정. 생리적 소비 지수를 결정하기 위해 속도의 함수로서 심박수 모니터링. 반-동적 계산으로 에너지 소비를 추정하기 위해 운동형상학 데이터에 더하여 운동역학 데이터(지면반발력) 사용

제1장 참고, 초기 아동기 동안 보행 변화 설명을 위한 성장과 발달.

구강 운동과 식사하기

구강 기능 관찰

- 물고 씹기
- 빨고–삼키기 협응
- 지구력
- 스스로 식사하기
- 기구 사용
- 마시기

구강 운동/식사하기 평가 척도(표 3.28)

표 3.28 식사하기 평가

식사 시 구강 기능의 행동평가척도 (Behavioral Assessment Scale of Oral Function in Feeding)	구강 기능과 식사하기를 9개 영역의 비율로 나타내는 기준 참조 척도 • 턱 닫기 • 숟가락 위에 입 동그랗게 모으기 • 혀 조절 • 삼키는 동안 입술 폐쇄 • 과도한 손실 없이 음식 삼키기 • 음식 씹기(혀/턱 조절) • 음료 홀짝이기 • 과도한 손실 없이 음료 삼키기 • 기침을 하지 않고 음식 삼키기 다기능 장애아동을 위해 개발
조기 식사기술 평가(Early Feeding Skills Assessment, EFS)	유아의 구강 식사하기에 대한 준비상태 및 저항력 평가
신생아 구강운동 평가 척도 (Neonatal Oral-Motor Assessment Scale, NOMAS)	영양과 영양이 아닌 빨기의 구성요소 측정: 속도, 리듬, 턱의 진동, 혀 위치와 움직임. 유아를 기능 장애 또는 구조 장애로 분류
구강운동 식사 척도 (Oral Motor Feeding Rating Scale)	여덟 가지 식사하기 상황 동안 나타나는 이례적인 움직임 패턴 파악 • 모유 수유 • 젖병 수유 • 숟가락 먹기 • 컵 마시기 • 베어물기(부드러운 쿠키) • 베어물기(딱딱한 쿠키) • 씹기 • 빨대로 마시기

놀이(표 3.29)

표 3.29 놀이 척도

수정된 학령전 놀이 척도(Revised Knox Preschool Play Scale, RKPPS)
아동의 연령에 적합한 놀이 기술을 평가하는 표준 도구(출생~72개월). 두 가지 다른 환경에서의 아동 30분 관찰 포함: 실내, 실외 네 가지 차원과 12가지 놀이 행동 카테고리로 구성 • 공간 관리: 대동작, 흥미 요소 • 재료 관리: 조작, 제조, 목적, 집중 • 흉내내기/기호화: 모방, 각색 • 참여: 유형, 협력, 유머, 언어
놀이 검사(Test of Playfulness, ToP)
6개월~18세 아동과 청소년의 놀이를 측정함. 실내와 실외에서의 자유 놀이를 관찰하여 점수를 매긴 29개의 항목으로 구성됨. 항목은 4점 Likert 척도로 세 가지 구성 요소에 점수를 매김: 범위, 강도, 숙련도

휠체어 작동(표 3.30)

표 3.30 휠체어 능력 검사

1회 밀기 검사 (One-Stroke Push Test, 1SPT)	아동이 양손으로 한 번 굴릴 때 휠체어가 이동할 수 있는 거리 측정 또한 추진 방법 관찰
6분 밀기 검사 (6-Minute Push Test, 6MPT)	10m 코스에서 6분간 이동한 거리 측정
휠체어 추진 검사 (Wheelchair Propulsion Test, WPT)	휠체어로 10m 이동한 시간 기록. 사이클 수와 추진 방법
휠체어 기술 검사 (Wheelchair Skills Test, WST)	수동, 파워 W/C, 스쿠터와 함께 사용 커브길 등 다양한 표면에서 휠체어 작동 기록

참여(선택한 도구에 대한 추가 설명을 위해, 측정 도구 절 참조)

다중 영역

- 아동 활동 척도(Activities Scale for Kids, ASK)
- 생활 습관 평가(Assessment of Life Habits, LIFE-H)
- 캐나다 작업수행 측정(Canadian Occupational Performance Measure, COPM)
- 아동의 참여와 오락 평가(Children's Assessment of Participation and Enjoyment, CAPE)

- 결과 선택과 조절, 3판
(Choosing Outcomes and Accommodations for Children, Third Edition, COACH)
- 밀러 기능과 참여 척도(Miller Function and Participation Scales, M-FUN)
- 참여와 환경 측정-아동과 청년
(Participation and Environment Measure-Children and Youth, PEM-CY)
- 아동 활동의 선호도(Preferences for Activities of Children, PAC)
- 학교 기능 평가(School Function Assessment, SFA)
- 아동의 지지 강도 척도(Supports Intensity Scale for Children, SIS-C)

보조기술에 대한 특정 Assistive Technology, AT (표 3.31)

표 3.31 보조기술을 평가하는 데 사용되는 도구

이름	설명
심각하거나 다기능 장애가 있는 개인에 대한 보조기술 평가와 계획 (Lifespace Access Profile)	• 효과적인 AT 선택을 지원하기 위한 단계 개요 • 다양한 영역에서 개인의 힘과 이용 가능한 기술 자원, 기술이 사용되는 환경에 대한 자세한 설명 사용
교육 기술 요점	• 팀이 효과적으로 AT를 선택하고 AT 서비스를 구현하는 데 도움이 되는 질문 세트
인간 활동 보조기술(HAAT)	• 아동의 기술, 과제, 활동의 상황 또는 제약 조건 고려
일치하는 사용자와 기술(MPT Model)	• 개인을 AT와 일치시키기 위해 사용자 중심, 사람 중심 과정이 사용됨. AT의 환경, 사용자의 선호도, 기능과 특징을 고려한 일련의 질문임
학생, 환경, 과제, 도구(SETT)	• 팀 기반 협업 과정은 AT에 대한 아동의 필요성, 필요한 유형 및 AT를 지원하는 데 필요한 개입을 위해 사용됨. 고려사항: AT를 사용할 아이, AT를 사용할 위치, AT가 사용될 대상

일상 기반 평가

가족, 돌봄 제공자, 선생님의 인터뷰 과정과 상황, 학습 환경에 따른 아동 관찰

가족, 돌봄 제공자, 아동에게 의미 있는 기능적 결과의 설명 촉진

강조:

- 참여: 아동은 어떻게 그리고 얼마나 참여하는가?
- 독립: 아동은 얼마나 스스로 하는가?
- 사회적 관계: 아동은 어떻게 소통하고 다른 사람들과 잘 지내는가?
- 돌봄 제공자 수행에 얼마나 만족하는가?

일상 기반 평가

- 일상 기반 인터뷰(Routines Based Interview, RBI)
- 일상의 참여, 독립, 사회적 관계에 대한 측정
(Measure of Engagement, Independence, Social Relationships in Routines, MEISR)
- 일상 내 가족의 즐거움 평가 척도
(Scale for Assessment of Family Enjoyment Within Routines, SAFER)
- 가정의 일상 평가와 함께 만족도(Satisfaction with Home Routines Evaluation, SHoRE)
- 일상적인 참여에 대한 교사 평가 척도
(Scale for Teachers Assessment of Routines Engagement, STARE)
- 일상적인 참여에 대한 교사의 생각 척도
(Scale for Assessment of Teachers' Impressions of Routines Engagement, SATIRE)
- 일상에서 교육기회에 대한 Vanderbilt의 생태학적 일치
(Vanderbilt Ecological Congruence of Teaching Opportunities in Routines, VECTOR)
- 자산 기반 컨텍스트 모형(Asset-Based Context Matrix)

개인적/상황적/환경적 요소

삶의 질(표 3.32)

표 3.32 삶의 질 측정

돌봄 제공자 우선순위와 장애를 가진 아동 건강 지수

돌봄 제공자-완료 설문지
중증 발달장애아동의 건강상태, 편안함, 행복, 돌봄의 용이성에 대한 돌봄 제공자의 관점을 문서화함
37개 항목을 6개 영역으로 구분

1. 일상생활활동/개인관리(9개 항목)
2. 위치, 이동, 가동성(8개 항목)
3. 편안함과 감정(9개 항목)
4. 소통과 사회적 상호작용(7개 항목)
5. 건강(3개 항목)
6. 전반적인 삶의 질(1개 항목)

추가적 섹션 7: 아동 삶의 질에 대한 각 항목의 중요성 평가
온라인 사용 가능

아동 뇌성마비 삶의 질 설문지

4~12세 CP 아동
돌봄 제공자 프록시 버전에 더하여 자기 보고

표 3.32 삶의 질 측정(계속)

평가
- 사회적 행복
- 수용적 태도
- 기능, 참여, 신체적 건강, 정서적 행복에 대한 인식

DISABKIDS

HRQoL을 측정하고 일반 모듈, 만성 일반 모듈, 상태별 모듈을 포함함
일반 모듈은 KIDSCREEN에서 오고 모든 아동에게 적합함
만성 일반 모듈은 만성 상태 아동/청소년용임
CP와 Cystic Fibrosis(CF)는 전용 모듈 사용이 가능함

아동기 또는 청년기(8~18세) 동안 건강 관련 삶의 질 설문지 (KIDSCREEN: Health-Related Quality of Life Questionnaire (HRQoL) for Children and Adolescents Aged 8~18y)

주관적 건강과 행복을 평가하기 위한 자기 보고 측정
건강 및 만성 질환 아동과 청소년 대상(8~18세)
HRQoL dimensions 측정: 신체적, 심리적 행복, 분위기와 감정, 자기인식, 자율성, 부모관계와 가정생활, 사회적 지지와 동료, 학교환경, 사회적 수용(법률), 재정
다양한 길이의 세 가지 버전
- KIDSCREEN-52: ten HRQoL dimensions
- KIDSCREEN-27: five HRQoL dimensions
- KIDSCREEN-10 Index: derived from the 27-item version used for screening

국제적으로 사용되고, 여러 언어로 사용 가능
온라인 사용 가능

소아 삶의 질 목록(Pediatric Quality of Life Inventory, PEDS QL)

- 급성 및 만성 건강 상태를 가진 건강한 아동과 청소년의 HRQoL 측정을 위한 모듈식 접근법
- 2~18세 아동
- World Health Organization and School functioning에 의해 설명되는 건강지수
- Generic Core Scales(23개 항목)
- 신체적 기능
- 정서적 기능
- 사회적 기능
- 학교 기능

요약 점수: 신체적, 건강적 점수와 심리적 건강 점수
상태별 모듈
- 천식, 암, 심장, 뇌성마비, 당뇨, 류마티스 등에 사용 가능

추가적 상태별 측정

뇌전증 아동의 삶의 질 측정
뇌전증 청소년의 삶의 질 분석
소아 뇌전증이 가족에게 미치는 영향
아동 뇌전증을 위한 HRQoL
HRQoL 물뇌증 결과 설문지
척추갈림증 아동을 위한 HRQoL

건강 상태(신체적 및 정신적, 표 3.33)

표 3.33 건강 상태 측정

아동 건강 및 질병 프로파일(Child Health and Illness Profile, CHIP)

가족의 자기 완성 설문지는 아동의 건강과 행복을 설명하기 위해 사용됨

CHIP-CE는 6~11세 어린이와 그 부모에 의해 완성됨. 보건 시스템, 학교 보건 시스템, 보건 촉진 노력에 의해 영향을 받을 수 있는 건강의 측면을 설명함

- 만족
- 편안함
- 회복력
- 위험 회피

CHIP-AE는 11~17세 청소년에게 사용

5개 영역에서 건강을 평가하는 자기 보고 설문지: 만족, 편안함, 위험 회피, 회복력, 성취

또한 선택적인 장애 영역이 있음

CHIP-AE 영역은 14개 하위영역으로 나뉨

아동 건강 설문지(Child Health Questionnaire, CHQ)

0~18세 아동의 기능적 건강 상태, 행복, 건강 결과 측정

건강의 12개 영역: 행동, 신체적 통증, 일반적 건강, 정신 건강, 부모 영향-정서적, 신체적 기능, 역할-정서적/행동적, 역할-신체적, 자존감

신체적, 심리사회적 요약 점수

돌봄 제공자 완료에 더하여 자기 보고 버전

장애아동 건강 지수(Child Health Index of Life with Disabilities, CPCHILD)

중증 CP 아동과 청소년에게 사용

활동 제한, 건강 상태, 행복, 관리 용이성에 대한 돌봄 제공자의 관점. 6개 섹션 36개 항목: 개인적 관리. 위치, 이동 · 가동성. 소통과 사회적 상호작용. 편안함, 감정, 행동 · 건강. 어려움에 대한 전반적인 QoL 등급

아동 직업적 자기-평가(Child Occupational Self-Assessment, COSA)

젊은 사람의 일상 활동의 능숙함과 중요성에 관한 인식을 포착하기 위해 설계됨

가정, 학교, 지역사회에 관한 25개 항목. 자기관리, 놀이, 레저, 학습에 관련된 항목

초기 대처 목록: 적응 행동의 측정(Early Coping Inventory: A Measure of Adaptive Behavior)

관찰 기구

발달적으로 기능하는 4~36개월 아동의 대처 관련 행동 평가

48개 항목이 3개 카테고리로 구분됨

- 감각운동적 조직
- 반응 행동
- 자기 주도적 행동

디버럭스 초기 아동기 평가(Devereux Early Childhood Assessment, DECA)

Devereux Center는 다양한 연령 관련 도구를 생산하여 측정하고, 사회적이고 정서적인 발달을 촉진하며, 태어날 때부터 학창시절까지 회복력을 조성하여 기술을 길러 주고, 그들을 돌보는 어른의 회복력을 촉진함

Several also in Spanish

- 디버럭스 조기 아동평가 영유아 프로그램[Devereux Early Childhood Assessment (DECA) Infant and Toddler Program]

표 3.33 건강 상태 측정(계속)

- 미취학 아동을 위한 디버럭스 조기 아동 평가, 제2판
  (Devereux Early Childhood Assessment for Preschoolers, Second Edition, DECA-P2)
- 디버럭스 조기 아동 평가-임상(Devereux Early Childhood Assessment-Clinical)
- 디버럭스 학생 강점 평가(Devereux Student Strengths Assessment, DESSA)

측정 도구 섹션

이 절에는 아동, 젊은 사람, 젊은 성인에 대한 정보를 얻기 위해 물리치료사에 의해 흔히 사용되는 여러 가지 도구가 포함된 템플릿과 독특한 관점을 제공하여 흥미를 유발하는 도구가 포함된다. 각 도구는 도구, 작성자, 목적, 주소지, 연령범위, 관리에 대한 정보와 함께 제공되고, 특정 도구의 경우에는 추가적 정보를 위한 설명 섹션이 제공되며, 알파벳 순으로 나열된다.

소아물리치료에 종종 사용되는 도구의 목록(표 3.34)을 설명하는 이 절의 시작은 광범위하지만, 완전하지는 않다. 표의 일부 도구는 일부 지리학적인 지역 또는 일부 서비스 지역에서 사용되고 있으며, 일부는 더 이상 인쇄되지 않지만, 널리 사용되는 도구가 포함된다.

도구에 대한 표는 ICF 영역(신체 기능/구조, 활동과 참여, 상황/개인적 그리고 환경)에 의해 제시되며, 각 ICF 일반 영역 내에서 하위 범주화/영역을 다룬다. 이러한 카테고리는 검사와 측정의 가이드 카테고리에 느슨하게 기초한다. 일부 도구는 여러 영역을 다룰 수 있지만 가장 관련 있는 카테고리에 나열된다.

관절 느슨함 또는 과운동성을 결정하는 도구는 운동범위 하위 카테고리 내에 분류된다. 연령범위(설명서에 명시된 경우)도 포함된다. 표에 나열된 일부 도구는 제1장 본문 내에서 자세히 설명하거나 템플릿[2]으로 표시된다는 점에 유의한다.

표 3.34 ICF 분류에 대한 측정 도구

측정 요소	도구	연령 범위
신체 기능과 구조		
인체측정	Argenta Clinical Classification Scales of Deformational Brachycephaly and Deformational Plagiocephaly	명시되지 않음
균형	Berg Balance Scale	성인
	Dynamic Gait Index (DGI)	명시되지 않음
	Early Clinical Assessment of Balance (ECAB)[1]	출생~5세
	Pediatric Balance Scale (PBS)[1]	취학연령
	Pediatric Clinical Test of Sensory Interaction for Balance (P-CTSIB)[1]	4~9세
	Pediatric Reach Test (PRT)	명시되지 않음

표 3.34 ICF 분류에 대한 측정 도구(계속)

측정 요소	도구	연령 범위
행동	Behavior Assessment System for Children, Second Edition (BASC-2) [includes Teacher Rating Scales, Parent Rating Scales, Self-report of Personality, Student Observation System, and Structured Developmental History (SDH)]	2~21세, 11개월 6세~대학 연령
협응	Clinical Observations of Motor and Postural Skills (COMPS)[1]	5~15세
	Developmental Coordination Disorder Questionnaire (DCDQ)	5~15세
지구력	Borg's Rating of Perceived Exertion (RPE)[1]	명시되지 않음
	Children's Effort Rating Table (CERT)	6~9세
	Early Activity Scale for Endurance (EASE)[1]	1.5~5세
	Six-Minute Push Test (6MPT)[1]	명시되지 않음
	Six-Minute Walk Test[1]	명시되지 않음
피트니스	FitnessGram[1]	취학 연령
	Presidential Youth Fitness Program (PYFP)	취학 연령
	Brockport Physical Fitness Test: A Health-Related Assessment for Youngsters with Disabilities[1]	10~17세
보행 성분 (도구의 대부분은 보행보조도구 유무에 따라 사용될 수 있음)	Observational Gait Analysis	보행 가능
	Videotaping or Cinematography[1]	보행 가능
	Digitizing[1]	보행 가능
	Footprint Recording[1]	보행 가능
	Mirrored Plexiglas Standing Frame or Walking Surface[1]	보행 가능
	Pedobarograph[1]	보행 가능
	Force Platform or Force Plate Recording[1]	보행 가능
	Instrumented Walkway[1]	보행 가능
	Electrogoniometry[1]	보행 가능
	Electromyography[1]	보행 가능
	Kinematic Systems[1]	보행 가능
	Combined Kinematic and Kinetic Motion Analysis System[1]	보행 가능
	Observational Gait Scale (OGS)[1]	보행 가능
근 긴장도	Modified Ashworth Scale[1]	명시되지 않음
	Tardieu Scale[1]	명시되지 않음
신경운동	Movement Assessment of Infants (MAI)	1~18개월
	Harris Infant Neuromotor Test (HINT)[2]	3~12개월
	Infant Motor Screen (IMS)[2]	수정된 4~6개월
	Infant Neurological International Battery (INFANIB)[2]	1~18개월
	Test of Infant Motor Performance (TIMP)[2]	1~4개월
신경행동	Neonatal Individualized Developmental Care, Assessment and Programming (NIDCAP)	출생~4주
	Neurobehavioral Assessment of the Preterm Infant (NAPI)	32~37 PCA
	Assessment of Preterm Infants' Behavior (APIB)	마감일 후 1개월 미만

표 3.34 ICF 분류에 대한 측정 도구(계속)

측정 요소	도구	연령 범위
신경행동	Neonatal Intensive Care Unit Network Neurobehavioral Scale (NNNS)[2]	30~48주 PCA
	Neonatal Neurobehavioral Examination (NNE)[2]	32~42주 PCA
	Neurological Assessment of the Preterm and Full-Term Newborn Infant, Second Edition (NAPFI)[2]	출생~만삭 신생아
	Newborn Behavioral Observation System (NBOS)[2]	수정된 36주~2개월
통증	Children's Hospital of Eastern Ontario Pain Scale (CHEOPS)[1]	1~5세
	Cries, Requires Oxygen, Increased Vital Signs, Expression, Sleeplessness (CRIES)[1]	출생~6개월
	Faces Pain Scale[1]	3~12세
	Faces, Legs, Activity, Crying, Consolability Behavioral Pain Scale (FLACC)[1]	2개월~7세
	Gauvain-Picquard Rating[1]	2~6세
	Individualized Numeric Pain Scale	12+세
	Neonatal Infant Pain Scale (NIPS)	출생~12개월
	Numeric Pain Rating Scale (NPRS)	12+세
	Oucher Scale[1]	3~12세
	Visual Analog Scale[1]	12+세
자세	Clinical Observations of Motor and Postural Skills (COMPS)[1]	5~15세
	Meade Movement Checklist[2]	4~6개월
	Posture and Postural Ability Scale (PPAS)[1]	명시되지 않음
	Segmental Assessment of Trunk Control (SATCo)[1]	명시되지 않음
	Sitting Assessment for Children with Neuromotor Dysfunction (SACND)[2]	2~10세
	Spinal Alignment and Range of Motion Measure (SAROMM)[2]	2~18세
실행	Test of Ideational Praxis	3~5세
운동범위	Beighton Scale of Hypermobility	명시되지 않음
	Selective Control Assessment of the Lower Extremity (SCALE)	명시되지 않음
	Spinal Alignment and Range of Motion Measure (SAROMM)[2]	2~18세
	Torticollis Measurement	명시되지 않음
감각처리	Sensory Integration and Praxis Test (SIPT)[2]	4~8세, 11개월
	Sensory Processing Measure (SPM)[2]	2~5세와 5~12세
	Sensory Profile (a family of tools)[2] (includes Infant, Toddler, Child, Adolescent/Adult, Short, School Companion, and Screening)	도구에 의존 출생~성인
	Test of Sensory Functions in Infants (TSFI)	4~18개월
	DeGangi-Berk Test of Sensory Integration (TSI)	3~5년
	Infant Toddler Symptom Checklist (ITSC)[2]	7~30개월
전정	Postrotary Nystagmus Test	4~8세, 11개월, 2~4세
	Prone Extension Position	4~8세, 11개월
	Romberg Test	가만히 서서 방향을 따르는 능력
	Floor Ataxia Test Battery	9~18세

표 3.34 ICF 분류에 대한 측정 도구(계속)

측정 요소	도구	연령 범위
활동		
적응행동 (ADL 포함)	Activities Scale for Kids (ASK)[2]	5~15세
	Adaptive Behavior Assessment System, Second Edition (ABAS-II)	0~89세, 11개월
	Functional Independence Measure for Children (WeeFIM)[2]	0~3세
	Pediatric Evaluation of Disability Inventory Computer Adaptive Test (PEDI-CAT)[2]	0~20세
	Scales of Independent Behavior-Revised (SIB-R)[2]	3개월~90+세
	Schools Assessment of Motor and Process Skills, Second Edition (School AMPS-2)[2]	3+세
	Vineland Adaptive Behavior Scales, Third Edition (Vineland-3)	0~6세
	Support Intensity Scale for Children (SIS-C)[2]	5~16세
발달기술: 다면적	Ages & Stages Questionnaires, Third Edition (ASQ-3)[2]	1~66세
	Ages & Stages Questionnaires: Social Emotional, Second Edition (ASQ: SE-2)	1~72세
	Assessment, Evaluation, and Programming System (AEPS) for Birth to Three Years, Second Edition[2]	0~3세
	Assessment, Evaluation, and Programming System (AEPS) for Three to Six Years, Second Edition[2]	3~6세
	Battelle Developmental Inventory, Second Edition (BDI-2)[2]	0~84개월
	Bayley Infant Neurodevelopmental Screener (BINS)	3~24개월
	Bayley Scales of Infant Development-III (BSID-III)[2]	1~42개월
	Brigance Early Childhood Screens III	0~35개월, 3~5세, 유치원과 1학년
	Brigance Inventory of Early Development III (IED III)	0~7세
	Carolina Curriculum for Infants and Toddlers with Special Needs (CCITSN), Third Edition[2]	0~24개월
	Carolina Curriculum for Preschoolers with Special Needs (CCPSN), Second Edition[2]	24~60개월
	Denver Developmental Screening Test-II (DDST)	0~6세
	Developmental Assessment of Young Children, Second Edition (DAYC-2)[2]	0~5세, 11개월
	Developmental Programming for Infants and Young Children (DPIYC)[2]	0~3개월, 36~60개월
	Early Learning Accomplishment Profile (E-LAP)	0~36개월
	HELP 0-3 Hawaii Early Learning Profile[2]	0~3세
	HELP 3-6 Hawaii Early Learning Profile for Preschoolers, Second Edition[2]	3~6세
	Learning Accomplishment Profile, Third Edition (LAP-3)	36~72개월, 기능적 수준
	Miller Assessment of Preschoolers (MAP)[2]	2세, 9개월~5세, 8개월
	Miller Function and Participation Scales (M-FUN)[2]	2세, 6개월~7세, 11개월
	Mullen Scales of Early Learning: AGS Edition (MSEL: AGS)[2]	0~5세, 8개월
	Transdisciplinary Play Based Assessment, Second Edition (TPBA 2)[2]	6개월~6세
	Vineland Adaptive Behavior Scales, Third Edition (Vineland-3)	0~6세
	Vulpe Assessment BatteryRevised (VAB-R)[2]	0~6세

표 3.34 ICF 분류에 대한 측정 도구(계속)

측정 요소	도구	연령 범위
소운동	Assisting Hand Assessment (AHA)[1]	18개월~12세
	Erhardt Developmental Test of Prehension	모든 아동
	Jebsen-Taylor Hand Function Test[1]	성인
	Melbourne Unilateral Upper Limb Function (MUUL)[1]	
	Nine-Hole Peg Test (9-HPT)[1]	명시되지 않음
	Shriner's Upper Extremity Evaluation (SUEE)[1]	
운동성	High Level Mobility Assessment Tool (HiMAT)[1]	
	Six-Minute Walk Test[1]	
	Standardized Walking Obstacle Course (SWOC)[1]	
	Timed Chair Stand Test (CS)	명시되지 않음
	Timed Floor to Stand-Normal (TFTS-N)[1]	명시되지 않음
	Timed Obstacle Ambulation Test (TOAT)[1]	명시되지 않음
	Timed Rise from Floor (TRF)	명시되지 않음
	Timed Up and Down Stairs (TUDS)[1]	명시되지 않음
	Timed Up and Go (TUG)[1]	성인
	Modified Timed Up and Go in Children (TUG-IC)	3~12세
	Thirty-Second Walk Test (30sWT)[1]	명시되지 않음
대운동	Activities Scale for Kids (ASK)[1]	5~15세
	Alberta Infant Motor Scale (AIMS)[1]	1~18개월
	Gross Motor Function Measure (GMFM)[2]	5세까지의 발달 수준
	Gross Motor Performance Measure	명시되지 않음
	Meade Movement Checklist[2]	4~6개월
	Motor Skills Acquisition in the First Year Checklist	0~12개월
	Revised Hammersmith Scale (RHS)[1]	명시되지 않음
	Test of Gross Motor Development, Second Edition (TGMD-2)[2]	3~10세
	Test of Infant Motor Performance (TIMP)[2]	34주 PCA~4개월
대운동 및 소운동 기술	Bruininks-Oseretsky Test of Motor Proficiency, Second Edition (BOTP-2)[2]	4~21세
	Goal-Oriented Assessment of Lifeskills (GOAL)[2]	7~17세
	Movement Assessment Battery for Children, Second Edition (MABC-2)[2]	3~16세, 11개월
	Peabody Developmental Motor Scales, Second Edition (PDMS-2)[2]	0~71개월
놀이	Knox Preschool Play Scale, Revised (RKPPS)[1]	0~72개월
	Test of Playfulness (ToP)[1]	6개월~18세
시-운동	Erhardt Developmental Test of Vision	모든 아동
	Test of Visual-Motor Skills, Third Edition (TVMS-3)	3~90+세
시-지각	Developmental Test of Visual Perception, Third Edition (DTVP-3)[1]	4~12세, 11개월
	INSITE: Assessment of Developmental Skills for Young Multidisabled Sensory Impaired (MSI) Children	0~3세, 6개월
	Motor-Free Visual Perception Test, Fourth Edition-(MFVPT-4)[1]	4~80+세

표 3.34 ICF 분류에 대한 측정 도구(계속)

측정 요소	도구	연령 범위
시-지각	Test of Visual Perception Skills-Non-Motor (TVPS-NM)	4~13세
	Test of Visual Perceptual Skills-4 (TVPS-4)[1]	4~18세
	Beery-Buktenica Developmental Test of Visual-Motor Integration, Sixth Edition (VMI)[1]	2~99세, 11개월
휠체어 기술	Functional Mobility Assessment (FMA)[1]	명시되지 않음
	Wheelchair Propulsion Test (WPT)[1]	명시되지 않음
	Wheelchair Skills Test (WST)[1]	명시되지 않음
참여		
다면적	Adaptive Behavior Assessment System, Second Edition (ABAS-II)	0~89세, 11개월
	Assessment of Life Habits (LIFE-H)[2]	생명주기
	Asset Based Context Matrix[2]	0~5+세
	Canadian Occupational Performance Measure, Fifth Edition (COPM-5)[2]	생명주기
	Children's Assessment of Participation and Enjoyment (CAPE)[2]	6~21세
	Choosing Outcomes and Accommodations for Children, Third Edition (COACH)[2]	3~21세
	Measure of Engagement, Independence, Social Relationships in Routines (MEISR)[2]	0~3세
	Miller Function and Participation Scales (M-FUN)[2]	2세, 6개월~7세, 11개월
	Participation and Environment Measure-Children and Youth (PEM-CY)[2]	5~17세
	Perceived Efficacy and Goal Setting System (PEGS)[2]	5~9세
	Preferences for Activities of Children (PAC)[2]	6~21세
	Routines-Based Interview[1]	모든 아동
	Satisfaction with Home Routines Engagement (SHORE)[2]	명시되지 않음
	Scale for Assessment of Family Enjoyment within Routines (SAFER)[2]	1개월~5세
	Scale for Assessment of Teachers' Impressions of Routines Engagement (SATIRE)[2]	3~5세
	Scales of Independent Behavior-Revised (SIB-R)[2]	3개월~90+세
보조기술	Assistive Technology Assessment and Planning for Individuals with Severe or Multiple Disabilities (Lifespace Access Profile)[1]	명시되지 않음
	Educational Tech Points[1]	취학연령
	Human, Activity, Assistive Technology (HAAT)[1]	명시되지 않음
	Matching Person and Technology (the MPT Model)[1]	명시되지 않음
	Student, Environment, Task, and Technology (SETT)[1]	취학연령
개인적, 환경적 요인		
대처	Devereux Early Childhood Assessment (DECA) (includes versions from infancy through adulthood)[1]	생명주기
	Early Coping Inventory: A Measure of Adaptive Behavior[1]	4~36개월, 발달연령
건강	Child Health and Illness Profile (CHIP)[1] (includes child and adolescent versions)	6~17세
	Child Health Questionnaire (CHQ)[1]	5~18세
	Childhood Health (Assessment) Questionnaire	명시되지 않음

표 3.34 ICF 분류에 대한 측정 도구(계속)

측정 요소	도구	연령 범위
삶의 질	Cerebral Palsy Quality of Life Questionnaire for Children (CP QOL-Child)[1] PedsQL (Pediatric Quality of Life Inventory)[1]	4~12세 8~12세
지원	School Functional Assessment (SFA)[2] Supports Intensity Scale for Children (SIS-C)[2] Choosing Outcomes and Accommodations for Children, Third Edition (COACH)[2]	유치원~6학년 5~16세 3~21세
기타		

자폐스펙트럼장애(ASD)-특정 도구: ASD를 선별하고 진단하기 위한 특정 도구들이 지난 수 해에 걸쳐서 발달해 왔으며, 목록은 다음과 같음

Autism Diagnostic Observation Scale (ADOS)	유아~성인, 표현언어와 나이에 바탕을 둠
Childhood Autism Rating Scale (CARS 2)	2+세
Gilliam Autism Rating Scale, Second Edition (GARS-2)	3~22세
Modified Checklist for Autism Spectrum Disorder in Toddlers, Revised (M-CHAT-R), or with Follow-Up (M-CHAT-R/F)[2]	16~30개월
Screening Tool for Autism Spectrum Disorders Screening Test II (STAT)	24~36개월
Social Communication Questionnaire (SCQ)	4+세
Autism Diagnostic Observation Scale (ADOS)	유아~성인, 표현언어와 나이에 바탕을 둠

[1] 본문 참고
[2] 검사 템플릿

자산 기반 맥락 모형: 아동의 학습 기회 및 자연 환경에서의 참여 평가 도구

The Asset-Based Context Matrix: A Tool for Assessing Children's Learning Opportunities and Participation in Natural Environments (ABC Matrix)

Wilson, L., Mott, D., and Batman, D.

목적

유아들의 강점, 선호활동, 기대되는 활동에 대한 정보를 수집하기 위하여 쓰인다.

적용연령

모든 나이에 쓰이나 특히 신생아부터 5세까지 나이가 연관성이 깊다.

적용영역

활동설정(매일의 경험, 기회, 사건들), 아이와 가족의 관심사(아이와 가족이 좋아하는 것, 선호도, 가장 좋아하는 것), 아이와 가족의 자산(asset: 재능, 힘, 기술, 성과, 역량), 실용적이고 의미 있는 상호작용(목적의식이 있는 상호작용, 매일 관심사와 자산이 쓰이는 방법), 기회(activity setting에서 일어나는 경험의 양과 질), 참여(일상활동에서 아이들이 참여하는 모든 방식, 방법), 가능성(새로운 학습 기회, 더 많은 기회)

적용

부모님과 양육자에 의해 적용된다. 또한 앞서 제시한 7개 영역에서의 의문점을 밝혀내는 질문지로도 쓰일 수 있다. 예시: activity settings

- 매일 아이가 무엇을 하나요?
- 예를 들면, 용변, 식사, 낮잠, 클럽활동 같이 꼭 수행되어야 할 것들이 있나요?
- 아이가 자신의 욕구를 위해 특별히 하는 것이 있나요?(예를 들면, 치료, 낮잠 주기, 특별식)

설명

흥미를 기반으로 기능적인 결과물을 내기 위해 쓰이는 정보이다. 저자에 따르면 이 도구는 네 가지 원리에 기반을 두고 있다: "아이들은 보통 그들이 관심 있는 활동에 참여하려고 한다. 아이가 일상환경에서 의미 있는 활동에 참여할 때 학습효과는 높아진다. 아이들이 일상생활에서 그들의 능력을 지지하고 높여 줄 수 있는 활동에 충분히 참여할 때 아이들의 활동 참여도는 높아진다. 일상생활에서 기존의 능력과 새롭게 나타나는 능력을 지지하고 높여 줄 수 있는 활동에 많이 참여할 때, 아이들은 사람과 물체와의 상호작용 역량을 더 발전시키고 견고하게 만든다." 흥미와 참여권장을 기반으로 하는 맥락 중심의 기능적인 결과물을 입증한다.

영아와 아동을 위한 측정, 평가 그리고 구성 시스템, 2판, 4-세트

Assessment, Evaluation, and Programming System for Infants and Children, Second Edition, 4-Volume Set: AEPS

Bricker, D., Capt, B., Johnson, J., Pretti-Frontczak, K., Waddell, M., Straka, E., and Slentz, K.

목적

발달상태 단계에 있는 아동을 문서화하기 위하여 평가, 목표 개발, 중재를 연계하고, 통합된 프로그램 계획을 개발하여 시간에 따른 변화를 측정한다. 발달의 영역에서 아동의 장점을 파악하고, 계획된 프로그램의 기능적 목표와 목적을 식별하여 중재로 안내한다.

적용연령

신생아부터 6세까지

적용영역

6개의 주요 발달 영역: 소근육, 대근육, 인지, 적응력, 사회적 의사소통. 사회성평가는 글을 읽기 전, 산수 능력이 완성되기 전 그리고 글쓰기 전인 학령기 전 영역을 포함한다.

적용

적용의 가변성으로 인하여 기준 참조, 커리큘럼 기반을 따른다. 관찰, 직접적인 검사, 가족 혹은 양육자의 인터뷰로 채점한다. 각 영역은 낮은 단계에서 숙련된 단계의 항목으로 세분화된다. 목표와 목적에 따라 기술 영역이 더욱 나뉜다. 발달에 대한 정보를 수집할 때 선호되는 방법은 아이들이 일상생활을 하고 놀이활동을 할 때의 모습을 관찰하는 것이다. 또한 정보는 부모나 선생님 또는 직접적인 검사를 통해 수집할 수도 있다. 과제는 더 작은 가닥과 목표로 세분화되며(예를 들면, 놀이기술), 요소를 만들기 위한 목표 그리고 목표를 만들기 위해 더 작은 목표로 나누어진다. 점수는 0, 1, 2로 구성된다. 시간이 지남에 따라 각 어린이의 진행 상황을 추적하기 위해 원점수와 빈도를 계산한다. 원점수는 커트점수와 비교할 수 있으며, 이는 일부 상태에서 파트 C의 적합성을 결정하는 데 사용된다. 문서화는 시각적 요약 및 서술적 설명을 제공하며, 이는 중재 계획, 과정(커리큘럼) 계획 그리고 어린이의 진행 상태 측정에 사용될 수 있다.

설명

전문가가 어린이가 할 수 있는 것을 정확히 파악하고 주의가 필요한 영역을 확인할 수 있다. 커리큘럼은 구체적인 활동을 특수한 교육활동을 제공하는 항목에 각각 연결한다. 4권에는 적용안내서, 검사지, 출생부터 3년까지의 과정(커리큘럼)과 3~6세까지의 과정(커리큘럼)이 포함된다. 또한 시간에 따른 변화를 계산하는 웹 기반 데이터 관리 시스템(AEPSi)도 있다. 장애가 있는 아동에게 적합하며 대부분의 검사에서 놓칠 수 있는 지연과 약간의 성과도 찾아낼 수 있다.

알베르타 영아 운동 척도

Alberta Infant Motor Scale: AIMS

Piper, M. and Darrah, J.

목적

물리치료사와 작업치료사들이 고위험군 영아의 운동 발달을 측정하고, 대동작 발달지연이 있는 영유아를 식별하며, 시간에 따른 대동작 기술의 성숙도를 평가하는 데 사용된다.

적용연령

1~18개월 혹은 보행하는 아기. 3개월 미만의 영아 및 9개월 이후의 영아에게 적용 시 정확도가 감소한다.

적용영역

운동 발달 이정표의 달성과 이 이정표를 달성하기 위한 세 가지 구성요소 기술을 강조함: 자세, 체중지지, 항중력 움직임

적용

네 가지 자세에서 영아의 자발적인 움직임을 관찰한다(엎드린 자세, 바로 누운 자세, 앉은 자세, 선 자세). 최소한의 핸들링을 필요로 하며, 부모들이 주요 촉진자가 되기를 권장한다. 점수는 네 가지 자세에서 그래프에 표시되는 총 점수를 합산하여 연령 그룹에 기반한 백분위 수로 변환한다. 점수가 높을수록 더욱 성숙한 운동 발달 상태임을 나타낸다. 영아의 점수를 퍼센트로 변환한 다음 동일 연령의 정상 표본과 비교할 수 있다.

설명

지침서는 각 항목의 우수한 도표와 사진을 제공한다. 특히 항중력 구성요소 기술들을 발달시키는 데 어려움을 겪는 조산아에게 도움이 되며, 이것은 종종 중재의 집중할 만한 부분이 된다.

어린이를 위한 활동 척도 수행버전과 역량 버전

Activities Scale for Kids-Performance Version(ASKp) and Capability Version(ASKc)

Young, N., Williams, J., Yoshida, K., and Wright, J.

목적

근골격계 질환을 가지고 있는 아동이 그들의 관점에서 가정이나 학교 그리고 놀이터에서 행하고 있는 신체적 기능이나 장애를 측정하기 위함이다.

적용연령

근골격계 질환으로 인해 신체 활동의 제한이 있는 5~15세 아동

적용영역

- ASK 수행은 7개의 하위 항목으로 나뉘는 30가지의 항목을 측정함: 개인 관리, 옷 입기, 여러 가지 다른 기술, 이동(locomotion), 놀이, 기립 기술, 자세이동(transfer)
- ASK 역량은 아이가 '할 수 있다'고 믿는 부분을 측정한다.

적용

아동 자가-보고 설문지를 이용하며, 필요하면 부모가 대신해 줄 수 있다. 두 버전은 따로 또는 함께 관리할 수 있다. 수행 버전은 지난주에 아이가 무엇을 '했는지' 측정하는 반면, 역량 버전은 지난주 동안 아이가 무엇을 '할 수 있다고 했는지' 측정한다. ASKp의 각 질문은 아이가 얼마나 자주 과제를 수행하는지를 나타내는 5점 서열척도로 점수화한다. 합산 점수는 0에서 100%까지의 백분율로 표시되며, 100%는 최고의 신체 기능을 의미한다.

설명

소책자를 다운로드하려면 http://www.activitiesscaleforkids.com에 등록해야 한다. 아이는 부모의 도움을 받아 질문에 답할 수 있다. 시간에 따른 기능적 결과의 측정에 유용하다.

ASQ 영유아 발달 선별검사, 3판

Ages and Stages Questionnaires, Third Edition: ASQ-3

Bricker, D., Squires, J., and Mounts, L.

목적

부모 보고서를 통해 아이의 발달 단계를 선별한다. 또한 전형적인 발달에 대하여 부모와 보호자를 교육하는 데 도움이 된다.

적용연령

1~66개월까지

적용영역

다섯 가지 발달영역: 의사소통, 대동작, 소동작, 문제해결, 개인-사회능력

적용

각 연령 그룹마다 21개의 설문지가 있으며, 아동의 연령에 맞는 설문지를 사용한다. 온라인, 종이와 연필 혹은 인터뷰를 통해 부모가 작성한다. 전문가가 점수를 계산하고 준거점수(커트라인)와 비교한다. 커트라인 아래의 점수는 추가 평가가 필요한 것을 나타낸다. 커트라인 주변의 점수는 논의와 관찰이 필요하다. 커트라인 이상의 점수는 아동이 발달 상태에 있음을 나타낸다. 선별검사 결과를 부모에게 알리고 필요한 경우 후속조치 또는 추가 평가 자료를 제공한다.

설명

설문지는 영어, 프랑스어, 스페인어로 되어 있다. 종이 또는 CD-ROM에서 PDF 형식으로 설문지를 사용하는 방식이 있다(프랑스어는 CD-ROM만 사용 가능). 사용자 안내서의 설문지, 편지, 양식, 활동들은 추가요금 없이 복사해서 사용할 수 있다. 또한 사회-정서 발달을 선별하기 위해 ASQ-SE도 이용 가능하다.

바텔 발달 검사, 2판

Battelle Developmental Inventory, Second Edition: BDI-2

Newborg, J.

목적

발달 기술 습득 수준을 결정하고 장애아동을 위한 프로그램을 지원하기 위한 것이다.

적용연령

출생부터 84개월까지

적용영역

다섯 개의 발달 항목이 하위 항목으로 나뉜다. 적응: 자기관리와 개인 책임감, 개인-사회: 성인과 상호작용, 자기 개념 및 사회적 역할, 의사소통: 수용언어 및 표현언어, 운동: 대동작, 소동작, 지각운동, 인지: 집중력과 기억력, 추론과 학습능력, 지각과 개념

적용

키트에 모든 요소가 포함되어 있다. 점수를 내기 위한 선택적인 소프트웨어 컴퓨터 프로그램이 있다. 표준화된 지침을 사용하여 아동에게 개별적으로 검사한다. 부모는 적용 중에 참석할 수 있다. 평균 검사시간은 약 90분이다. 저자는 경험이 없는 검사자는 점수를 내고 적용하는 훈련에 참석하기를 제안했다. 채점은 3점 척도로 한다. 하위 항목의 각 점수는 합산된다(원점수). 원점수는 각 항목과 하위 항목에서 매겨진 점수, 백분위 순위, 연령 동등성을 결정한다. 5개의 발달 영역 항목에서 매겨진 점수는 발달 지수, 백분위 수 순위 및 신뢰 구간을 결정하는 데 사용된다.

설명

IDEA의 다섯 가지 발달 목록과 광범위한 연령을 다룬다(출생부터 8세까지). 각 영역은 다른 영역과 독립적으로 관리할 수 있다. 따라서 다양한 검사자는 전체 평가를 완료하지 않고 다른 측면의 평가나 특정 부분을 평가하여 완료할 수 있다. 평가를 수행할 수 있는 세 가지 형식(인터뷰, 관찰, 구조화)은 아동이 수행할 수 있는 평가의 모든 기술에 대해 최고 점수를 받을 수 있는 가능성을 높인다. 또한 이 평가는 스페인어로도 제공된다(Battelle Developmental Inventory Screening Test: BDIST).

영유아의 베일리 척도, 3판

Bayley Scales of Infant and Toddler Develoment Third Edition: BSID-III

Bayley, N.

목적

아동의 발달 상태를 파악하여 발달지연을 확인하고 중재 계획을 위한 정보를 제공한다.

적용연령

1~42개월

적용영역

다섯 개의 발달 항목에 대해 점수를 산출하는 구별된 다섯 가지 종류의 척도: 인지(91개 항목), 언어(표현언어 48개 항목, 수용언어 49개 항목), 운동(소근육 66항목, 대근육 72항목), 사회-정서(그린스펀 사회 정서 성장 차트를 수정한 양육자 설문지: 영유아를 위한 선별검사), 적응행동(수정된 적응행동 평가 시스템-2판에서 부모/주양육자와의 항목과 기술 영역을 바탕으로 한 형식의 설문지를 양육자가 작성한다) 검사키트와 휴대용 접이식 가방이 검사 도구를 배송하기 위해 제공된다.

적용

평가자는 발달 평가 적용에 대해 종합적으로 훈련되어 있고 경험이 있어야 하며, 영아 및 유아와의 친밀한 관계 형성을 할 수 있어야 하고, 표준화된 관리 절차를 따르고, 점수를 매기고 결과를 해석하며, 심리측정학적 통계를 이해할 수 있어야 한다. 부모는 아이와 함께 있을 수 있도록 장려하지만 항목 수행을 도와줄 수는 없다. 적용 시간은 12개월 이하 영아의 경우 50분이며, 13개월 이상의 유아는 50분에서 최대 90분까지이다.

설명

영아 검사의 절대 기준으로 고려된다. 영아 연구에서 가장 일반적으로 사용되는 도구이다. 신체적 또는 감각적 장애를 가진 아동에게 적용될 수 있는 조정이나 적응을 설명하고, 조정이나 적응이 기준을 벗어나는지, 조정이나 적응이 된 상황에서도 규준 참조 검사가 여전히 유효한지에 대한 지침을 제공한다. 다섯 개의 척도는 종합적인 조기의 유효성 결정 검사를 위한 지침으로서 장애인 교육 지침과 유사하다.

운동숙련도 브르닝스 오세레스키 검사, 2판

Bruininks-Oseretsky Test of Motor Proficiency-Second Edition: BOT-2

Bruininks, R. and Bruininks, B.

목적

소근육과 대근육의 운동숙련도를 평가하여 운동손상을 진단하기 위한 것이다. 교육적인 지원과 서비스에 대한 결정을 내리도록 하고 중재에 대한 결과를 측정한다.

적용연령

4~21세까지

적용영역

46개 항목이 8개의 하위검사로 나뉜다: 보행 속도 및 민첩성, 균형, 양측성, 협응, 근력, 상지 협응, 반응 속도, 시각-운동 조절, 상지의 속도와 민첩성

적용

네 가지 검사 중에 선택 가능하다. 전체 양식, 단축형 양식, 선택형 양식, 하위 항목 선택 등이 있다. 평가 적용에 대한 매우 구체적인 지침이 있으나, 점수를 매기기 전에 컬러 사진, 구두 지시, 시연 등의 '아동을 위한 평가지침'을 제공하여 유연성을 높일 수 있다. 요구되는 재료들은 검사 키트의 일부이다.

설명

평가는 반응 속도, 운동 계획, 시각-운동 통합과 같이 운동 수행의 고유한 면을 평가한다. 적용하고 점수화하는 데 많은 시간이 소요된다. 표준점수는 시간의 변화에 민감하지 않다.

특수아동을 위한 캐롤라이나 커리큘럼 3판과 미취학 특수아동을 위한 캐롤라이나 커리큘럼 2판

The Carolina Curriculum for Infants and Toddlers with Special Needs, Third Edition: CCITSN-3 and Carolina Curriculum for Preschoolers with Special Needs, Second Edition: CCPSN-2

Johnson-Martin, N., Jens, K., Attermeier, S., and Hacker, B.

목적

평가와 중재가 연결된 기준-참조 시스템이다. 자연스러운 환경에서 관찰을 통해 발달 수준을 결정한다. 기술을 과정 속 활동들과 연결한다.

적용연령

출생 후 24개월까지, 24~60개월까지

적용영역

5개의 발달 영역을 다루는 24개의 교육 순서로 이루어진다. 개인-사회성, 인지, 의사소통, 소근육, 대근육 그리고 그 발달 순서와 관련된 행동 목록이 있다. 표준화된 도구의 정보와 어린 아동에 대한 발달 문헌을 근거로 연령 수준에 맞게 제공한다.

적용

자연스러운 환경에서 각각의 행동과 기술의 순서를 관찰한다. 양육자는 참여할 수도 있고 그렇지 않을 수도 있다. 각 행동마다 목표가 있고 그 행동을 이끌어 내기 위한 제안된 도구 목록이 있으며, 그 행동을 돕기 위한 절차와 아이의 일상생활 내에서 그 행동을 장려하는 기능적 활동들이 있다. 행동은 시간이 지남에 따라 문서화될 수 있다. 기술 획득은 발달을 시각적으로 표현하기 위해 그래프로 문서화될 수 있다.

설명

부록에는 운동 손상이 있는 아동을 교육하고 놀이하는 데 사용되는 물체 상자가 포함되어 있다. 커리큘럼 기반 도구로서, 이것은 평가된 기술과 숙련되지 않은 기술을 촉진하도록 연계되어 있다. 발달 패턴이 전형적이지 않은 장애아동과 함께 사용하도록 개발되었으며, 아이의 일상생활에 중재를 통합하기 위한 지침이 포함되어 있고, 적응할 수 있는 기능적 기술에 중점을 둔다. 다양한 장애를 가진 아동에게 특히 도움이 될 수 있다. 표준점수를 제공하지 않으며, 스페인어 버전의 이용이 가능하다.

캐나다 작업 수행 평가-5판

Canadian Occupational Performance Measure-Fifth Edition: COPM-5

Law, M., Baptiste, S., Carswell, A., McColl, M.A., Polatajko, H., and Pollock, N.

목적

개별화된 환자 중심의 측정 방식으로, 시간이 지남에 따른 개인의 작업 수행의 자기-인식 변화를 감지하는 데 사용된다. 다양한 장애를 가진 사람 및 모든 발달단계에 있는 아동의 결과 측정에 사용된다.

적용연령

전 연령

적용영역

자기-관리: 개인관리, 기능적 이동, 공동체 관리, 생산성: 보수성 혹은 무보수성 근로, 가정관리, 학교 및 놀이, 여가: 조용한 레크리에이션, 활동적인 레크리에이션, 사교

적용

반구조화된 인터뷰로 이루어진 평가의 적용은 구체적인 지침과 방법을 따르고 이것으로 평가 점수를 매긴다. COPM을 사용한 평가와 재평가 간의 점수 변화는 이 평가에서 획득할 수 있는 가장 의미 있는 점수이다. 4단계의 인터뷰 절차를 따른다.

- 환자 혹은 양육자에게 자기관리, 생산성, 여가활동에서 자신이 하고 싶은 일, 해야 할 일, 그들의 일상 생활에서 할 것으로 기대되는 일들을 인터뷰한다.
- 개인이 생각하는 활동의 중요도에 따라 1~10점으로 점수를 매긴다.
- 그 다음 환자는 자신에게 가장 중요한 것으로 보이는 최대 5개의 문제를 선택하고, 10점 척도로 이 문제들에 대해 어떻게 이 활동들을 수행할 수 있을지(수행 방식) 그리고 그들이 지금 하는 방식에 대해 얼마나 만족하는지(만족도)를 평가한다. 총 만족도 및 수행 점수를 계산한다.
- 재평가: 중재 후 환자는 각 문제에 대한 그들의 수행과 만족도를 다시 평가한다. 수행의 변화와 만족도의 변화는 각 문제의 진행 상황을 나타내기 위해 계산된다.

설명

일부 사람들은 중재를 위한 문제점를 평가하거나 식별하는 것이 어렵다고 생각할지라도, 대부분은 쉽고 의미가 있다. 복잡한 신경운동 장애가 있는 아동/청소년의 기능적 참여 기반 결과를 식별하는 데 특히 유용하다.

아동을 위한 항목과 조정의 선택-3판

Choosing Options and Accommodations for Children, Third Edition: COACH-3

Giangreco, M., Cloninger, C., and Iverson, V.

목적

집중적인 특수교육을 필요로 하는 학생을 위한 적합한 교육 프로그램의 요소를 결정하고 계획을 설정하는 데 도움을 주기 위한 것이다. 일반적인 교실환경 및 활동에서 학생들의 교육 프로그램을 도구를 제공하고 평가하기 위한 제안이 제공된다. 여섯 가지 지침 원칙에 기반한다.

- 모든 학생은 의미 있는 커리큘럼을 배우고 제공받을 자격이 있다.
- 교육의 질을 위해 포괄적인 환경에서 지속적으로 접촉해야 한다.
- 가치 있는 삶의 결과를 추구하기 위해 커리큘럼의 내용을 선택할 수 있다.
- 가족의 참여는 교육 계획의 초석이다.
- 협업의 팀워크는 양질의 교육에 필수적이다.
- 서비스의 조정은 필요한 지원이 적절하게 제공됨으로써 보증한다.

적용연령

일반적으로 지원되는 교육 환경에 있는 3~21세의 학생

적용영역

여섯 단계를 포함하는 두 가지의 주요 부분으로 나뉜다.

파트 A: 학생의 교육 프로그램을 결정

1단계: 가족 인터뷰-가족이 선택한 학습 우선순위를 결정

2단계: 부가적인 학습 결과-일반적인 교육 커리큘럼에서 (1) 일반적인 교육 커리큘럼과의 접촉 보장, (2) 팀 구성원이 학생이 앞으로 추구하게 될 일반적 교육 내용에 대해 이해하는 것을 공유하기, (3) 일반 학교 교사가 교육을 시작할 장소를 결정하는 것을 가족의 우선순위를 넘어서 결과를 결정하기

3단계: 일반 지원-지원 필요성을 결정

파트 B: 가족으로부터 확인된 우선순위를 목표로 전환하기

4단계: 연간 목표-가족 우선순위가 IEP 목표로 반영되도록 보장

5단계: 단기 목표-연간 목표를 달성하기 위한 단기 목표 개발

6단계: 한눈에 보는 프로그램-교육 프로그램에 대한 간략한 요약을 제공

적용

세 부분으로 구성: 1부-가족 우선순위의 면담, 2부-교육 프로그램 구성요소 정의, 3부-포괄적인 환경에서 교육 프로그램의 구성요소 해결. 서비스 자격을 결정하기 위한 평가 후에 사용된다. 가치 있는 삶의 결과는 먼저 하위 부분의 맥락(환경)이 제공됨으로써 결정된다. 팀은 가족과 협력하여 평가할 커리큘럼 영역을 결정한다. 점수는 과제를 수행하는 학생들의 숙련도에 근거한다. R: 타인의 도움에 저항하는, E: 초기 기술, P: 부분적인, S: 숙련된, 등급별 개별 작업 평가 항목. 영역은 원하는 결과에 따라 우선순위가 정해진다. 우선순위의 항목은 IEP 연간 목표로 다시 설정된다. 서비스와 일반적인 지원은 요구에 따른 범주에 근거한다(개인적 요구, 신체적 요구, 감각적 요구, 다른 사람에게 학생에 대하여 교육하기, 접근 및 기회를 제공하기).

설명

COACH-3은 유연한 도구로 완료 시간이 크게 다르지만 최대 90분 정도 소요된다. 이것은 팀원 간의 협업이 필요한 성과 중심의 과정이다.

아동 발달 평가-2판

Developmental Assessment of Young Children-Second Edition: DAYC-2

Vorees, J. and Maddox, T.

목적

발달 기술 습득 수준을 결정하고, 발달지연이나 발달장애를 식별하며, 장애아동을 위한 프로그램 설정을 지원하기 위한 것이다.

적용연령

출생~5세, 11개월

적용영역

다섯 개의 발달 항목, 그중 두 개에는 하위 항목이 있다(의사소통 및 신체 발달): 적응력(자조와 독립), 사회-감정(다른 사람들과 상호작용하기), 신체적(대동작과 소동작), 의사소통(수용언어와 표현언어), 인지(기억력, 계획성, 분별력, 의사결정)

적용

관찰, 인터뷰, 직접 평가 등을 통해 적용할 수 있다. 자연스러운 환경에서 사용하도록 설계되어 있다. 따라서 검사자는 모든 도구를 제공해야 한다. 항목은 별도로 적용할 수 있다. 항목은 1년 단위로 분류된다(출생~12개월까지, 12~24개월까지 등). 점수는 두 가지로 이루어져 있다(1, 0점). 원점수는 표준점수로 변환된다. 표준점수의 합은 일반적인 발달 지수로 변환된다.

설명

IDEA가 권장하는 5개 영역을 모두 포함하고 있다. 자연스럽게 발생하는 학습의 기회를 관찰함으로써 완성되도록 설계한다.

일반적 움직임 평가

General Movement Assessemnt: GMA

Prechtl, H.

목적

뇌성마비를 예측하는 움직임 및 패턴을 식별하는 데 사용된다.

적용연령

출생 후 20주까지

적용영역

운동패턴: 꿈틀거림(writhing, 일반적으로 출생 후 8주까지), 지속적인 움직임(fidgety), 자발적인 움직임(voluntary, 출생 후 8~20주까지)

적용

전형적인 궤도를 결정하기 위해 특정 움직임 패턴을 관찰한다. 연령에 따른 비전형적인 움직임은 다음과 같다.

- 출생 전: 제한된 움직임, 제대로 구분되지 않는 움직임(태동이 약함)
- 출생 후 8주까지: 뻣뻣하고 혼란스러운 움직임, 좁은 범위의 동시다발적인 움직임
- 출생 후 6~20주까지: 전혀 나타나지 않거나 비정상적인 지속적 움직임

설명

포괄적인 훈련이 필요하다. 경련(cramp), 동시적 움직임, 선택적 움직임의 부재가 지속되는 것은 뇌성마비의 유효한 예측인자가 된다.

대동작 기능 평가 88과 66

Gross Motor Function Measure: GMFM (88 and 66)

GMFM-88: Russell, D., Rosenbaum, P., Gowland, C., Hardy, S., Lane, M., Plews, N., McGavin, H., Cadman, D., and Jarvis, S.
GMFM-66: Russell, D., Rosenbaum, P., Avery, L., and Lane, M.

목적

뇌성마비 어린이의 대동작 기능의 변화를 평가하는 데 사용되는 임상적 도구이다. 대동작 기능 평가는 기존의 88항목으로 구성된 것(GMFM-88)과 최신의 66개 항목으로 구성된 것(GMFM-66)의 두 가지 버전이 있다. 대동작 기능 평가는 운동의 양적 기능을 평가하는 표준화된 관찰 도구이다. 또한 대동작 기능 평가-88은 다운증후군 아이에게도 유효하다. 이 평가도구는 준거참조 검사(criterion-referenced test)이다.

적용연령

약 5세까지의 전형적인 발달 이정표에 따른 아동의 운동 기술들을 수집한다. 운동 능력이 정상 5세 아동의 운동 능력 이하인 어린이에게 적합하다.

적용영역

다섯 가지 영역의 활동을 평가: 눕기와 구르기, 앉기, 기기와 무릎 서기, 서기와 걷기, 달리기, 뛰기 GMFM-66은 뇌성마비 어린이의 대동작 기능 평가에 기여하는 것으로 발견된(Rasch 분석을 통하여) 88개 항목 중 하위 항목으로 구성된다[뇌성마비 어린이의 기능을 평가하는 88개 항목 중에서 더욱 측정에 기여하는 것으로 발견된 하위 항목(Rasch 분석을 통하여)으로 구성된다]. GMFM-66은 각 항목의 난이도에 대한 자세한 정보를 제공하여 현실적인 목표를 설정하는 데 많은 정보를 제공한다.

적용

아이에게 편안한 환경이 제공되며, 그 환경은 필요한 장비를 수용할 수 있고 자유롭게 움직일 만큼 충분히 넓다[예: 한 항목은 아이가 4.5m(15피트)를 달리고 돌아와야 한다]. 바닥은 부드럽고 단단해야 한다. 왜냐하면 GMFM은 시간이 지남에 따른 변화를 측정하도록 설계되어 있으므로, 각 평가에 대해 가능한 한 일관된 평가 환경과 조건을 유지하는 것이 중요하다. 각 항목마다 4점을 부여하도록 되어 있다(0~3). 점수 매기기에 대한 특정 설명은 지침에 자세히 설명되어 있다. GMFM-88 항목의 점수는 합산하여 각각의 GMFM 5개 영역 점수, 선택한 목표 점수 및 총 GMFM-88점수의 원점수와 백분율 점수를 계산할 수 있다. GMFM-66은 개별항목 점수를 레벨별로 간격을 둔 총점수로 변환하는 사용자 친화적인 컴퓨터 프로그램(대동작 능력 추정기, GMAE)을 필요로 한다.

설명

유용한 교육 팁과 각 GMFM 항목의 몇 가지 예를 통해 평가자가 수행해 볼 수 있도록 GMFM 자체 교육 CD가 있다. GMFM을 사용하기 전에 검사자의 신뢰도를 먼저 평가하는 것이 좋다. GMFM-88은 뇌성마비 아동에게 검증되었지만 다운증후군 아동에게도 유효하다는 근거가 있다. 또한 동반되는 도구가 있는데, 대동작 운동 수행 평가로서 이것은 GMFM의 각각 항목에 대한 운동 수행의 질을 결정한다.

하와이 조기 학습 프로파일

Hawaii Early Learning Profile (HELP): Inside HELP, HELP Strands 0-3, HELP 3-6

영역별 다수의 저자

목적

Inside HELP는 HELP 0-3에 나열된 각각의 기술의 적용 및 점수화에 대한 정의와 가이드라인 및 모든 HELP커리큘럼과 평가 도구들의 참조를 제공한다. HELP 3-6은 평가 매뉴얼이 있다.

적용연령

출생~36개월 또는 3~6세

적용영역

HELP 0-3

685개의 기술은 7개의 영역을 포함하는 40개의 발달 순서가 있는 개념적 가닥으로 나뉨: 조절/감각 조직화, 인지, 언어, 대동작, 소동작, 사회적 감정 그리고 자조활동

HELP 3-6

585개의 발달 기술과 행동들은 인지, 언어, 대동작, 소동작, 사회적 감정 그리고 자조 활동을 포함함

적용

항목은 부모나 전문가가 아이와 구조화된 형식으로 상호작용하거나 자유롭게 놀이하면서 관찰할 수 있다. 항목은 존재한다, 존재하지 않는다, 아니면 새롭게 나타난다로 점수화한다. 또한 비전형적인 방식으로 항목이 수행되었다면 반드시 따로 기록해야 한다. 각 가닥 내의 항목들은 신경성숙의 순서에 따라 수직적으로 배열된다. 대략적인 연령 범위는 아이가 두 가지 기술을 제외한 모든 기술을 완료했을 때 발달 가닥 내에서 나이 수준에 따라 결정될 수 있다.

설명

가족 중심 평가를 위한 연방의 지침을 따르기 위한 의도로 만들어졌다. 새로운 기술도 점수를 준다(credits emerging skills). HELP 중재 전략과 연계되고 발달 기술의 완성을 기반으로 한 중재를 돕기 위한 다른 HELP 자료와 상호 참조된다. 중재 전략을 발전시키고 정보를 추적할 수 있는 컴퓨터 소프트웨어 프로그램도 있다. HELP는 그룹으로서 개발 체계를 기반으로 종합적인 평가, 프로그램 계획, 중재 지침을 제공한다. HELP 항목과 요소는 교육부의 성과와 헤드 스타트 다섯 가지 필수 영역(Head Start five essential domain)과 학교의 준비 목표와 일치한다. 킨더차트(KinderCharts)는 필수적인 항목의 발달 성과와 학교 준비 목표를 측정하고 이것은 헤드 스타트(Head Start)의 데이터 보고에 사용될 수 있다.

HELP 구성요소: Inside HELP, HELP Strands 0-3, HELP Strands 0-3 플러스, 집에서의 HELP, HELP 활동 지침서, 장애인 부모를 위한 HELP, HELP 3-6 평가 매뉴얼, HELP 3-6 평가 항목, 가정에서의 활동 HELP 3-6, DPS: HELP의 소프트웨어

영아 신경학 검사도구

Infant Neurological International Battery: INFANIB

Ellison, P.

목적

일반적인 신경운동 기능을 가진 영아와 비전형적 소견을 가진 영아를 구별하고 추적중재가 필요할지 예측하기 위함이다.

적용연령

특별히 조산으로 태어난 1~18개월의 고위험군 영아 및 유아

적용영역

20개의 항목은 5개의 항목으로 나뉜다. 경직(긴장성안뜰반사, 비대칭성 긴장성 목반사, 손 폄/쥠), 전정 기능(낙하산 반응, 신체 회전), 머리와 몸통의 조절(당겨서 앉히기, 되집기, 앉기, 엎드린 자세), 프렌치 앵글(french angle, 스카프 징후, 발뒤꿈치 귀에 대기, 오금 각, 엉덩관절 벌림), 다리(발가락 오므림, 양성 지지 반응, 발등 굽힘)

적용

개별적으로 검사를 적용한다. 적용항목의 절차는 텍스트로 설명되어 있지만, 점수 매기기 절차는 점수 시트에 따로 있다. 점수는 교정연령을 사용하여 계산된다. 연령은 4개의 연령군으로 분류된다(출생 후~2.9개월까지, 3~5.9개월까지, 6~8.9개월까지, 9~18개월까지).

4개 연령 그룹의 기준과 비교하여 영아의 수행을 관찰한다. 채점은 교정된 연령에서 기대되는 성과와 비교하여 영아가 얼마나 다르게 수행하는지에 근거한다.

3점 점수 체계: 5=교정연령에 대한 일반적인 반응, 3=약간의 비전형성, 영아의 수행이 교정연령보다 아래 수준을 나타냄, 1=현저한 비전형성, 영아의 수행이 교정연령보다 두 개 혹은 그 이상으로 낮은 연령 그룹에 해당함을 나타낸다. 각 하위 항목의 점수와 전체 점수를 합산한다. 총점은 세 연령 그룹의 컷오프 점수와 비교되며(4개월 이하, 4~8개월, 8개월 이하) 비정상, 일시적, 정상으로 해석된다.

설명

지침에는 사진, 설명 그리고 각 항목을 수행하는 영아(일반 및 비전형)의 예시가 포함되어 있다. 커트 포인트를 사용하는 점, 그것이 어떻게 파생되었는지, 항목의 연령 그룹과 다른 연령 그룹을 기반으로 하는 이유가 명확하지 않다. 채점 절차는 어느 정도 주관적이다. 컴퓨터 호환 양식이다.

영유아 증상 점검표

Infant Toddler Symptom Checklist: ITS

DeGangi, G., Poisson, S., Sickel, R., and Santman Wiener, A.

목적

감각처리장애, 주의력 결핍, 정서적 혹은 행동적 문제의 위험이 있는 영아를 식별하기 위함이다.

적용연령

7~30개월

적용영역

9개의 영역에 대한 정보가 포함된 5개의 연령별 점검표(7~9개월, 10~12개월, 13~18개월, 19~24개월, 25~30개월): 자기조절, 집중력, 섭식, 옷 입기, 목욕하기, 촉각, 움직임, 듣기와 말하기, 시각과 시력, 애착/정서적 기능. 전반적인 선별 버전도 있다.

적용

6개의 체크리스트: 다섯 가지는 연령에 따라 다르며, 여섯 번째는 일반적인 선별검사이다. 부모가 작성하거나 전문가가 부모를 인터뷰하여 적용한다. 선별용으로만 사용하거나 포괄적인 진단 평가의 일부로 사용할 수 있다. 각 항목에 대하여 3점 체계로 적용할 수 있다. 각 항목의 원점수는 합산되어 점검표의 컷오프 점수와 비교할 수 있는 총점을 산출한다.

설명

선별검사 도구이다. 다른 평가도구로부터 획득한 점수와 다른 정보를 제공한다. 부모보고서 또는 인터뷰의 일부로 사용할 수 있다. 가족 친화적인 용어를 사용한다.

생활 습관 평가

Assessment of Life Habits: LIFE-H

Noreau, L., Fougeyrollas, P., and Vincent, C.

목적

아동의 일상생활 경험을 측정한다.

적용연령

전 연령 사용 가능하며, 장애인과 함께 사용하도록 개발되었다.

적용영역

전체 형식(LIFE-H 3.0)은 240개의 항목을 포함하며 LIFE-H 3.1은 77개의 항목으로 더 적다. 두 개의 하위 항목이 존재한다. 일상생활동작(ADL)의 하위 항목에는 다음과 같은 범주를 포함한다: 영양, 피트니스, 자기관리, 의사소통, 주택관리, 이동성. 사회적 역할의 하위 항목은 책임감, 대인관계, 지역사회 생활, 교육, 고용 및 여가로 표현된다. ICF와 연계된 항목이며, 성취 수준, 지원유형, 만족도 수준에 따라 일상활동과 사회적 역할에 대한 12개의 하위항목을 포함한다. 활동은 영양, 피트니스, 자기관리, 의사소통, 주택관리, 이동, 책임감, 대인관계, 지역사회 생활, 고용 및 여가 등을 포함한다.

적용

자가 보고 또는 부모나 양육자가 보고하여 측정한다. 두 가지 채점 체계가 사용된다. (1) 항목을 수행할 때 어려움의 자각 정도와 도움이 필요한 수준의 정도를 측정한다. 각 항목은 9점의 서열척도로 평가된다(9=도움 없이 활동을 수행함), (2) 특정한 일상생활동작이나 사회적 역할을 수행할 때 자각하는 만족도의 정도를 측정한다. 항목은 5점 서열척도로 평가된다(5=매우 만족함).

설명

만족에 대한 개요를 만든다. 결과는 기능적이고 참여기반의 결과를 개발하는 데 사용된다. 프랑스어 및 네덜란드어 버전도 제공된다. 이것은 ICF와도 밀접한 관련이 있다. 최소한의 검사자 훈련이 필요하다.

자폐스펙트럼 유아를 위한 수정된 점검표 - 후속으로 개정됨

Modified Checklist for Autism Spectrum in Toddler: M-CHAT-R/F

Robins, D., Fein, D., and Barton, M.

목적

2단계 부모보고 선별검사로 자폐스펙트럼장애(ASD)나 발달지연이 있는지 결정하기 위해 추가 평가를 필요로 하는 아동을 확인한다.

적용연령

16~30개월. 미국 소아과 학회(American Academy of Pediatrics)는 18~24개월 아기를 위한 사항 중 M-CHAT를 포함시킬 것을 권장한다.

적용영역

20개의 예/아니요로 이루어진 질문은 ASD 아동임을 나타낼 수 있는 다양한 과제로 이루어져 있다. 손으로 가리키기, 흥미 가지기, 참석하기, 걷기, 놀이하는 척하기, 모방하기 등

적용

부모가 수행한다. 온라인으로 제출할 수 있으며, 양식을 제출하면 발달장애 혹은 ASD에 해당될 확률을 나타내는 보고서가 생성된다. 또한 주의 파트 C 프로그램이나 파트 B의 619 코디네이터와 접촉할 수 있는 연락처를 제공한다. 종이와 연필 버전은 저위험, 중등도 위험, 고위험을 나타내는 컷오프 점수를 제공한다. 그리고 M-CHART R/F는 답변에 따라 후속 질문이 포함된 의사결정-나무도 제공한다.

설명

이것은 높은 비율의 거짓 양성과 함께 ASD 아동을 정확하게 식별하는 것으로 밝혀졌다. 따라서 저자는 불필요한 추천을 줄이기 위해서 출간한 M-CHAT 전화 후속 인터뷰를 사용하는 것을 매우 권고한다. M-CHAT는 40개 이상의 언어로 번역되었으며 ASD의 초기 징후 연구에 널리 사용되었다.

미드 운동 점검표

Meade Movement Checklist: MMCL

Meade, V.

목적

신경운동학적 지연이 있는 영아를 위한 선별검사

적용연령

4~6개월

적용영역

굽힘근과 폄근의 조절

적용

부모가 영아를 다루는 동안 검사자의 관찰하에 개별적으로 적용된다. 앉기, 엎드리기, 구르기, 바로 눕기, 서기, 배로 들기 시 일반적인 폄근과 굽힘근 균형의 최적의 발달을 근거로 점수화한다. 총점 또는 해석 지침이 없다.

설명

초기 영아기의 자세 조절을 강조하며 적용하기 쉬운 검사도구이다. 교육 비디오도 이용 가능하다. 채점 절차는 상당히 주관적이다. 치료사의 임상적 관찰에 부가적인 도움이 될 수 있다. 지침이 잘 설계되어 있다.

참여, 독립성 및 사회적 관계 측정

Measure of Engagement, Independence, and Social Relationships: MEISR

McWilliam, R. and Younggren, N.

목적

발달 영역에서 일상적인 일을 성취할 때 기여하는 행동들을 식별하기 위해 사용되고, 가족이 일상생활에서 아동의 역량을 평가하는 데 도움을 주며, 전문가가 가정에서의 아동의 기능에 관한 질문을 가족에게 하고, 시간이 지남에 따른 변화를 모니터링할 수 있도록 도와준다.

적용연령

출생에서 생후 3년까지

적용영역

13개의 일상 영역에서 380개의 항목: 일어나기, 식사, 옷 입기, 화장실 이용/기저귀 교환, 외출, 다른 사람과 함께 놀기, 혼자서 놀기, 낮잠, 목욕, 책 보기, TV 보기, 식료품 사기, 야외활동, 취침시간. 각 일상은 기술/행동 구성요소로 나뉘는데, 발달영역(의사소통, 운동, 인지, 사회성, 적응력)과 기능영역(사회성, 참여, 독립성)으로 분류된다.

적용

부모 또는 양육자는 아동이 자주 해 본 것, 때때로 해 본 것, 혹은 아직 해 보지 못한 기술/행동 구성요소를 식별하는 설문지를 작성한다. 제공자는 부모가 보고한 내용에서 기능적 행동의 프로파일을 개발하고 일상에서 강도와 필요 영역을 식별한다. 관련된 질문을 하는 데 사용될 수 있지만, 일상적인 인터뷰 대신 사용해서는 안 된다. 왜냐하면 많은 가족의 요구, 특히 부모 수준의 요구가 MEISR에 나열되어 있지 않기 때문이다.

설명

다양한 환경에서 사용되며 협업을 장려한다. 일상생활과 직접적으로 관련된 기능적 결과를 설명하는 데 도움을 준다.

밀러 기능 및 참여 척도

Miller Function and Participation Scales: M-FUN

Miller, L.

목적

아동의 운동숙련도가 학교 활동 및 학교 참여에서 어떻게 영향을 미치는지 결정하고, 과제를 수행하는 데 필요한 신경운동학적 기초 능력을 식별한다. 신체 기능, 활동 및 참여 영역의 요소를 통합한다.

적용연령

2년 6개월에서 7년 11개월까지

적용영역

- 수행평가는 직접적인 평가가 필요하며 시운동, 소운동, 대운동이 포함된다.
- 참여 평가는 관찰과 검사자, 부모 혹은 교사의 보고를 통해 이루어진다: 가정 관찰 점검표(일상생활동작, 여가, 숙제), 교실 관찰 점검표(교실 행동, 식사, 놀이), 검사 관찰 점검표(검사 중 행동)

적용

수행 평가는 숙련된 검사자를 통해 직접적인 검사가 필요하다. 점수는 상대평가이다. 항목은 각각 여러 구성요소가 있는 게임으로 나뉜다. 참여 점검표는 기준참조로 검사자, 부모 혹은 교사를 통해 작성된다. 수행 평가에서 시연된 움직임의 구성요소는 손 기능, 시지각 능력, 자세 능력, 실행기능 그리고 참여에 포함되며 이 요소들의 강점 및 영역을 시각화하기 위해 신경학적 프로파일에 그래프로 표시된다.

설명

점수로 향상을 추적할 수 있다. 반복측정을 통해 시간에 따른 운동 능력의 증가를 모니터링한다. 신경학적 기초 프로파일은 임상적으로 유용하다. 게임과 같은 프레젠테이션은 아이들을 참여시킨다. 각 항목의 기술 구성요소를 점수화하기 위해서 다양한 절차가 필요하다. 감각처리장애, 발달 운동 협응 문제, 학습장애아동에게 특히 유용할 수 있다.

아동 운동 검사-2판

Movement Assessement Battery for Children-Second Edition: Movement ABC-2

Henderson, S., Sugden, D., and Barnett, A.

목적

아동의 운동기능 장애를 식별하고 설명한다.

적용연령

검사: 3~16세 11개월

점검표: 5~12세

적용영역

- 수행검사: 24개의 항목을 세 개의 연령대로 나눈다(3~6세, 7~10세, 11~16세). 각각의 세 개 영역에서 여덟 가지 과제를 포함한다: 손의 기민성, 공 기술, 정적 및 동적 균형
- 점검표: 60개의 항목을 다섯 개의 섹션으로 나누어 더욱더 복잡한 상황으로 진행되면서 아이의 수행을 고려한다. 항목은 일상생활동작, 환경 내 이동성, 게임 플레이를 포함한다. 수행 및 행동속성의 맥락을 고려한다. 선별검사로 사용될 수 있다.

적용

점검표는 부모, 교사 또는 기타 전문가가 일상생활의 일환으로 작성하며 1~2주에 걸쳐 채울 수 있다. 1~4분류는 과제의 달성 및 얼마나 잘 수행하여 완료했는지를 나타내는 4점 척도로 점수를 매긴다. 과제의 시간적 및 공간적 요소를 고려한다. 다섯 번째 분류(행동의 구성요소)는 행동의 빈도를 기준으로 3점 척도로 매긴다.

수행 평가는 표준화된 절차와 도구를 사용하여 개별적으로 적용된다. 24개의 항목이 세 개의 연령대로 나뉜다. 아동의 연령대와 같은 연령대의 항목을 적용한다. 연습 시도는 허용된다. 점수 체계는 과제에 따라 다르다(점수 기록, 단계 점수, 캐치 기록 혹은 목표 수). 각 범주(손의 기민성, 공 기술, 정적 및 동적 균형)에서 매겨진 원점수를 척도화된 점수로 변환한다. 총 척도 점수는 전체 손상 점수(Total Impairment Score, TIS)로 변환된다. TIS를 표준 백분위 수로 변환한다. 각 섹션에 대한 점수를 얻을 수 있다.

설명

정성적 및 정량적 데이터를 고려한다. 수행 평가는 수행에 영향을 미칠 수 있는 행동 요소 목록이 포함된다. 중재 지침이 제공된다. 중재 계획에 도움이 될 수 있는 과제를 조정하기 위해 지침을 제공한다.

물렌의 조기학습 평가도구: AGS판

Mullen Scales of Early Learning: AGS Edition (MSEL: AGS)

Mullen, E.

목적

학교 준비 상태를 평가하고 교육 방법 및 상호작용의 효과를 추적하기 위한 기준을 만든다.

적용연령

출생~5세 8개월

적용영역

다섯 가지 척도: 대동작, 소동작, 표현언어, 수용언어, 시각적 수용(주로 식별과 기억력)

적용

개별아동에 대한 직접적인 평가를 적용한다. 점수화는 표준점수, 백분위 수 순위, 동등한 연령 및 프로파일 분석을 산출한다. 조기 학습 종합 점수도 도출할 수 있다.

설명

숙련된 검사자가 필요하다. 사용 가능한 교육 비디오가 있다. 물렌 ASSIST 컴퓨터 소프트웨어는 정확한 정보와 쉬운 해석을 위해 원점수를 계산하고 변환하며, 발달적으로 적절한 과제를 제시한다. 적합한 교육 전략을 결정하기 위한 기준을 제시한다. 검사의 개발과 규준화가 1980년대 후반에 완료되었으므로, 지금의 아동에게는 적용 가능성이 제한된다.

조산 및 만삭 신생아, 영아의 신경학적 평가, 2판

Neurological Assessment of the Preterm and Full-Term Newborn Infant, Second Edition: NAPFI-2

Dubowitz, L., Dubowitz, V., and Mercuri, E.

목적

영아의 신경계 상태를 기록하고 영아의 신경학적 성숙 및/또는 변화를 기록하며, 신경학적 징후의 편차를 감지한다.

적용연령

생후 3일까지의 만삭아 및 의학적으로 안정적이고 재태 연령까지 접근할 수 있는 조산아

적용영역

33개의 항목은 네 가지 범주로 나뉜다: 습관화(시각 및 청각적 자극), 움직임과 근 긴장도(자세, 팔다리의 근 긴장도, 몸통과 목, 비정상적인 움직임), 반사(힘줄반사, 원시반사), 신경행동학적 특성(신생아 행동 평가 척도에서 선택된 항목)

적용

수유 사이의 3분의 2를 적용한다. 항목은 연속적으로 가능한 최소한으로 침투하는데, 지나치게 신생아를 다루는 것을 피하기 위함이고, 자연스럽게 발생하는 자세에서 항목을 적용하는 것을 추천한다. 각 항목은 5점 척도로 점수를 매긴다. 점수는 신경학적 기능의 다른 면을 반영하기 위해 영아의 반응을 서술하여 프로파일을 만든다. 영아는 근 긴장도, 머리조절 또는 검사 시 나타나는 이탈 징후의 수에 따라 정상, 비정상 또는 경계선으로 분류된다. 영아의 상태는 각 항목마다 기록된다. 비대칭성도 해당 항목에 대해서 기록된다.

설명

적용이 빠르고 간단하다. 기록지에는 평가 적용에 대한 지침과 나타날 수 있는 반응에 대한 그림 예시가 포함되어 있다. 조산아와 만삭아 모두에게 적용이 가능하다. 일반적으로 사용되긴 하지만 응용가능성과 심리적 특성에 대한 문헌에 대해서는 제한적이다.

조산아 신경행동학 평가

Neurobehavioral Assessment of the Preterm Infant: NAPI

Korner, A. and Thom, V.

목적

조산아의 신경행동 상태를 평가하고, 중재의 효과를 관찰하며, 개인의 차이점을 기록하기 위해 사용된다.

적용연령

임신 후 연령(postconceptual age) 32~37주

적용영역

71개의 항목은 일곱 가지 군으로 나뉜다: 운동 발달과 활력, 스카프 징후, 오금각, 각성도와 지남력, 흥분성, 울음소리, 수면율

적용

표준화된 순서는 영아의 활력이 있고, 부드럽고, 깨어 있는 상태를 관찰하는 것이다. 검사는 수유 중간에 실시해야 한다. 점수는 각 항목마다 다르며 0~9까지의 범위이다. 원점수는 표준점수로 변환되고 일곱 개의 군 점수로 나뉜다. 군 점수를 합산하고 평균을 구하여 교정연령에 따른 표준편차를 비교한다.

설명

검사 방법을 설명하는 비디오가 있다. 영아를 오랫동안 능숙하게 다룰 수 있는 능력이 필요하다. 채점 절차가 복잡하다. 상태는 11가지 분류로 나뉘며, 이것은 확인하기 다소 어렵다.

신생아 행동 평가 척도, 4판

Neonatal Behavioral Assessment Scale, Fourth Edition: NBAS-4

Brazelton, T.B. and Nugent, J.K.

목적

양육자와 다양한 관계의 상황 속에서 영아의 상호작용과 행동을 평가하고 설명하기 위한 것이다. 결과는 영아가 스스로 스트레스를 다스리고 자기를 조절하는 정보를 제공한다.

적용연령

임신 후 연령 37~48주의 만삭 신생아, 37주 미만으로 태어난 영아를 검사하기 위해서 보조 항목이 제공된다.

적용영역

다섯 가지 영역의 정보를 제공하는 28개 행동 항목과 18개의 유발 항목이 있다: 습관화(반응 감소), 운동-구강(발의 반사, 먹이 찾기 반사, 빨기 반사, 미간 반사), 몸통(옷을 벗긴 상태에서 적당한 핸들링을 이용하여 당겨 앉히기, 파악), 전정(최대 핸들링과 자극을 주는 항목), 사회-상호작용(살고 있는 주에 따른 항목들), 조산아를 위한 9개의 보충 항목(선택 항목)

적용

어두운 방에서 수유하는 사이에 개별적으로 적용된다. 영아는 반드시 각 항목마다 필요한 행동 상태에 있어야 한다. 특정한 기준은 검사 절차와 항목을 적용하는 순서를 제공한다. 영아의 반응을 관찰하기 위해 점점 더 복잡한 감각 자극을 적용한다. 영아의 일반적인 반응보다는 가장 잘 나온 반응을 선택한다. 행동 항목은 9점 척도로 매겨지고 유도된 반응 항목은 3점 척도로 매겨진다. 7개 군의 총점을 얻더라도 전체 점수를 받을 수 없고, 일부는 지침에서 표시하는 대로 다시 채점해야 한다.

설명

상호작용의 패턴과 개인차에 대한 풍부한 정보를 제공한다. 평균 수행을 대표하는 몇몇의 항목을 위한 추가 점수 세트가 고안되었다. 3판은 사용자가 NBAS를 치료적 중재나 연구에서 어떻게 사용했는지에 대해 여러 부분을 제공한다. 단서는 강점과 요구를 확인하는 데 유용하다. 이용 가능한 교육 테이프가 있다. 신뢰도 높은 적용을 위해서는 비용이 높고 시간이 긴 교육 프로그램이 권고된다.

신생아 행동 관찰

Newborn Behavioral Observation (NBO) System

Nugent, J., Keefer, C., Minear, S., Johnson, L., and Blanchard, Y.

목적

검사자가 부모나 양육자가 영아의 개인적인 행동과 능력에 민감하게 반응할 수 있도록 도와준다.

적용연령

의학적으로 안정한 교정연령(corrected age) 36주부터 2개월까지

적용영역

18개의 행동적 항목과 반사 항목이 4개의 범위로 나뉜다(AMOR): 자율 시스템(피부 색, 호흡패턴, 내장기능), 운동 시스템(팔다리와 몸통의 긴장도, 활동 수준, 빨기 반사, 먹이 찾기 반사, 파악 반사), 조직화(유도되거나 관찰될 수 있는 신생아의 행동으로 수면, 상호작용, 자극에 대한 역치, 운동 능력, 달래지기, 울음, 습관화 그리고 조절), 반응성(사람들과 반응하고 상호작용하는 능력과 사물의 시각적 · 청각적 자극에 반응하는 능력). 모든 항목은 3점 척도로 채점된다.

적용

NBAS와 유사하게, 관찰 시 딸랑이나 빨간 공, 불빛이 사용된다. 부모가 함께 있을 때 적용되고 수유 사이에 적용한다. 또한 부모는 영아의 행동과 관련된 지식에 대한 설문지를 작성한다. 검사자는 영아가 이끄는 대로 따른다. 따라서 항목의 순서는 유연하다. 습관 항목뿐만 아니라 여러 반사 항목도 도출된다. 항목은 NBAS와 유사하다. 검사자는 관찰 내용을 영아의 능력에 대해 부모와 함께 논의할 수 있는 기회로 사용한다.

설명

교육도구로서 특별히 연약하거나 행동의 단서를 유추하기 어려운 영아에게 유용하다. 발달 역량에 대한 부모의 개념을 촉진한다.

아동의 훈련, 교육, 수유에 관한 돌봄 평가 척도

Nursing Child Assessment Satellite Training, Teaching, and Feeding Scales: NCAST

Barnard, K.

목적

영아의 신호에 대한 부모의 민감도, 스트레스에 대한 반응, 사회정서적 성장, 인지성장 촉진, 영아의 명료한 신호, 부모의 반응을 확인하고자 한다.

적용연령

출생~3년. 수유 척도는 12개월 미만의 영아를 위한 것이다.

적용영역

73개 항목은 부모와 자녀의 행동을 설명한다. 23개의 아동 항목은 부모에 대한 의사소통과 책임의 명확성을 반영하고, 50개의 부모 항목은 영아의 신호에 따른 격려, 칭찬, 설명 등 자녀의 사회성과 인지 발달을 촉진하는 부모의 민감성과 책임감의 능력을 평가한다.

적용

수유 시간에 관찰한다. 표준화된 활동은 영아와 엄마의 상호작용을 평가하는 데 사용된다. 점수는 백분율을 산출한다.

설명

전형과 비전형의 차이점을 나타내 준다. 프로토콜이 고도로 구조화되어 있다. 긴 시간과 광범위한 교육이 필요하다.

만삭아 신경학적 검사

Neurological Exam of the Full-Term Infant

Prechtl, H.

목적

신경학적 손상이 있는 영아를 식별하고 미래의 신경 상태를 예측하기 위해 사용한다. 저위험군 영아의 추가 검사 필요성을 결정할 수 있는 선별검사도 제공된다.

적용연령

만삭 및 임신기간 38~42주

적용영역

다섯 가지 영역은 원시 반사와 자세 반응을 포함하는 12개의 항목으로 나뉜다. 자세(대칭성, 활모양 강직), 눈(빛 반응 및 반사), 능동 및 수동 움직임(근 긴장도, 관절운동범위, 반동현상, 근 밀도), 자발적인 움직임(머리조절, 떨림, 간대성 경련), 상태

적용

최적의 검사 시간은 생후 3일째 마지막 수유 후 2~3시간이다. 검사는 두 가지 영역으로 나뉜다. 검사자는 아기가 검사를 받는 동안 방해받지 않는 유아용 침대에서 누워 있는 것을 관찰하고, 옷을 벗은 상태에서는 평가 테이블 위에서 측정을 받도록 한다. 항목은 그룹(엎드린 자세, 바로 누운 자세, 엎드린 상태로 들어 올려진 자세, 수직으로 들어 올려진 자세)으로 표시하고 점수는 반응 유무로 표기한다. 항목은 강도를 근거로 하여 연속적으로 채점이 된다. 강도의 기준은 항목에 따라 다르다. 또한 비대칭성도 기록된다. 각 항목은 최상의 상태를 기준으로 기록한다. 자주 발생하는 네 개의 증후군으로 특정 조합의 신경학적 소견을 발견할 수 있다: (1) 무기력증, (2) 과흥분증, (3) 편마비, (4) 혼수상태

설명

표준화가 잘된 적용 지침이 있다. 상태 조절에 중점을 두는 것과 함께 비대칭성 반응과 반사도 기록한다. 지침은 각 항목의 중요성에 대한 정보를 제공한다. 선별 검사 또한 사용 가능하다. 아이를 오랫동안 복잡하게 잘 다룰 수 있는 요령이 필요하다.

신생아집중치료실 연결망 신경행동 척도

NICU Network Neurobehavioral Scale: NNNS

Lester, B. and Tronick, E.

목적

발달 및 행동의 성숙, 중추신경계의 통합성, 유아의 스트레스 반응을 설명하기 위한 것이다.

적용연령

의학적으로 안정된 임신 후 30주~46/48주의 고위험군 영아. 자궁 내의 물질에 노출된 영아와 함께 사용하도록 고안되었다.

적용영역

이 평가의 항목은 NBAS와 유사하다. 115개의 항목 중 45개의 항목은 영아를 직접 다루고, 70개는 관찰 항목이다. 세 가지 척도인 측정(근 긴장도, 반사), 행동적인 항목에 대한 검사자의 평정척도(상태, 감각과 상호작용 반응), 스트레스/절제 척도는 회피 증상이나 노출에 의한 행동적인 효과를 포착하기 위한 일곱 가지 영역의 항목이 포함된다.

적용

항목을 유연하게 적용할 수 있다. 영아가 적절한 상태가 아닐 경우에는 항목을 건너뛸 수 있다. 항목은 12개의 영역으로 적용된다: 관찰(초기 상태), 습관화(빛이나 딸랑이, 종에 대한 반응 감소), 속싸개를 풀고 바로 누운 자세(피부, 움직임, 촉각자극의 감소), 다리(반사, 간대성 경련, 근력, 관절운동범위), 팔과 얼굴 반사(반사, 몸통 근 긴장도, 머리조절), 세워진 자세 반응(반사, 발떼기, 몸 굽힘), 신생아 엎드린 자세(기기, 머리 들어 올리기), 아기 들어 올리기(겨드랑이에 팔을 껴서 안기), 검사자의 무릎 위에 바로 누운 영아 자세(움직이는 것과 움직이지 않는 것의 시각적, 청각적 지남력), 유아회전(안구진탕증), 아기 요람에 바로 눕히기(반사), 검사 후 관찰(상태). 아기가 잠이 들면 관찰과 다루기를 시작한다.

설명

NAS만 해당한다. 교육과 인증이 필요하다. 다양한 신생아 검사에서 얻은 항목들: NBAS, 만삭아와 조산아의 신경학적 검사, 신생아 성숙도의 신경학적 검사, 조산아를 위한 신경행동학적 평가, 조산아의 행동평가. 영아를 능숙하게 다뤄야 하고, 반사에 집중한다.

신생아의 개인적인 발달 관리 및 평가 프로그램

Newborn Individualized Developmental Care and Assessment Program: NIDCAP

Als, H.

목적

환경적 요구와 양육자의 보살핌에 대한 영아의 생리적 · 행동적 반응 프로파일을 작성하는 것이다.

적용연령

출생~4주

적용영역

조산아 행동 평가(APIB)의 개념적 틀을 기반으로 한 91개의 행동: 자율(호흡, 피부색, 떨림, 경련), 내장(구토, 트림, 뱉음 및 소리), 운동(근 긴장도, 대동작의 굽힘과 폄, 팔과 다리의 움직임), 상태 관련(집중력과 관련된 행동): 안구운동, 얼굴 표정 및 신체의 큰 움직임

적용

양육자에 의해 간호시설이나 집에서 양육되거나 다뤄지는 조산아나 만삭아를 체계적으로 관찰한다. 양육 제안 및 환경 적응은 관찰을 기반으로 한다. 자료에는 병력, 아기의 현재 상태, 환경에 대한 설명, 관찰 시 상황, 행동 관찰 시트가 포함되며 이것은 빈도 점검표를 통해 지속적으로 2분 간격으로 보살핌받기 전 20분간, 보살핌받는 동안 그리고 보살핌받고 난 후의 20분간을 기록한다. 관찰에 대한 임상적인 설명의 요약은 보살핌받기 전 행동의 자세한 관찰을 기록하고, 영아를 보살폈을 때 나타난 효과와 절차에 적응하려는 영아의 노력, 보살핌을 받고 나서 영아의 자기조절과 스트레스 상태, 양육과 환경 수정에 대한 제안 등을 포함한다.

설명

다양한 환경과 사람이 사용할 수 있다. 의학적으로 연약한 영아에게는 오직 관찰하는 것만 도움이 된다. 내부 및 외부 자극에 대한 영아의 반응과 같은 풍부한 정보를 제공한다. 관찰은 중재 제안과 바로 연결될 수 있다. 영아의 행동에 관한 훌륭한 교육 도구이다. 적용하는 데 오랜 시간이 걸리며 매우 어린 영아 및 조산아의 행동을 관찰하는 데 훈련된 사람이 필요하다. 종합적인 계획을 세우기 위해 여러 번 관찰해야 할 수도 있다.

신생아 구강 운동 평가 척도

Neonatal Oral Motor Assessment Scale: NOMAS

Braun, M. and Palmer, M.

목적

신생아의 구강운동 기능 장애를 선별하기 위해 정상적으로 빨기를 수행하는 영아와 그렇지 못한 영아를 구분하고, 섭식 능력이 부족한 영아를 확인하며, 불충분한 섭식을 하는 영아와 그렇지 않은 영아를 구분한다.

적용연령

신생아~3개월

적용영역

26가지 항목이 턱 움직임과 혀 움직임의 두 가지 범주로 나뉜다. 속도, 리듬, 턱 견인 정도의 일관성, 방향, 관절가동범위, 혀 움직임의 타이밍, 혀의 배치

적용

영아가 영양분을 섭취할 때와 섭취하지 않을 때 관찰한다. 26가지 행동은 4점의 손상 척도로 점수화한다. 항목은 정상, 체계적이지 못함, 기능장애의 범주로 구분되며, 각각의 범주는 합산된다. 선행 연구에서 구강운동 체계저하와 기능장애에 대한 컷오프 점수를 확인하였다.

설명

정상, 체계적이지 못함, 기능장애의 영아를 구별한다. 오직 젖꼭지와 병만 요구하는 구조화된 관찰 형식을 제공한다. 적용의 정의와 점수 기준이 명확하지 않다.

피바디 운동 발달 척도, 2판

Peabody Developmental Motor Scales, Second Edition: PDMS-2

Folio, M. R. and Fewell, R. R.

목적

운동 발달 기술 획득의 수준을 결정하고, 발달지연이나 장애아동의 작은 운동 발달의 변화를 감지하며 장애아동의 프로그램을 만드는 것을 지원하기 위함이다.

적용연령

출생~71개월

적용영역

249개의 항목이 2개의 척도로 나뉘며, 6개의 하위 항목으로 나뉜다.

- 대동작 척도: 151개의 항목이 4개의 하위 검사로 나뉜다.
  - 반사: 원시반사, 자율운동반응(8개 항목)
  - 정적 항목: 균형과 평형 검사(30개 항목)
  - 이동 항목: 걷기, 달리기, 점프, 뜀뛰기(89개 항목)
  - 사물 조작: 공 다루기(24개 항목)
- 소동작 척도: 98개의 항목이 2개의 하위 검사로 나뉜다.
  - 쥐기: 팔 뻗기, 쥐기 패턴(26개 항목)
  - 시각-운동: 눈-손 협응, 시각 운동 기술(72항목)

적용

표준화된 절차를 사용하여 개별적으로 적용한다. 몇몇 항목은 도구 키트를 사용한다. 점수는 3점 척도로 매긴다(0~2). 원점수는 연령 등가 점수, 백분위 점수, 표준점수로 변환된다. 표준점수는 세 가지 운동 수행의 종합 점수로 변환된다: 대동작, 소동작, 총점에서 운동 점수의 몫. 아동이 습득한 각 기술은 정규화 인구의 50%가 항목을 통과했던 연령이 나타나 있는 그래프에 표시된다.

설명

가장 일반적으로 사용되는 발달 운동 평가이다. 장애아동을 위한 수정된 평가 절차를 위한 일반적인 지침이 제공된다. 장애아동과 발달지연아동의 변화를 측정하는 데 사용되는 척도화한 점수 체계이다. 채점 체계는 새로운 기술을 고려한다. 하위 항목이 유의하게 다른지 확인하기 위해 불일치 분석 절차가 이루어진다. 운동 활동 프로그램 책은 평가항목을 설명하는 데 권고된다.

CHAPTER 3

장애아동 평가도구-컴퓨터 기반 검사

Pediatric Evaluation of Disabillty Inventory—Computer Adaptive Test: PEDI-CAT

Haley, S., Coster, W., Dumas, H., Fragala-Pinkham, M., and Moed, R.

목적

어린이와 청소년의 발달과 기능적 능력 평가, 기능적인 지연의 확인, 중재 후 향상능력 검증, 프로그램의 평가나 연구를 위한 그룹 변화를 관찰하기 위한 것이다.

적용연령

12개월~21세

적용영역

네 가지 영역: 일상활동(옷 입기, 목욕하기, 가정 생활, 섭식, 식사시간), 이동성(기본적인 움직임과 이동, 서기와 걷기, 발 떼기, 경사 오르기, 달리기, 놀기, 이동과 관련된 부가적인 이동 장치 및 휠체어 사용), 사회/인지(상호작용, 의사소통, 일상적인 인지, 자기관리), 일상생활에서 다양한 과제를 수행하는 데 양육자나 어린이가 가지는 책임감을 측정한다. 각 항목은 자체 포함이 되며 분리하여 혹은 다른 항목과 함께 적용할 수 있다.

적용

태블릿 PC 및 PC에서 사용 가능하며 영어 및 스페인어로 제공된다.

두 가지 버전: 간편 버전과 전체적인(content-balanced) 버전이 있다. 부모나 양육자의 보고를 통해 작성하거나 아이와 인터뷰를 통해 작성할 수 있다.

- 간편('정밀') CAT: 가장 효율적이고 빠른 버전으로 범주당 1~15개의 항목이 있다. 빠른 CAT에는 t 점수, 연령 백분위, 척도 점수, 모든 PEDI-CAT 항목에 대한 응답 및 목록이 포함되고, 해당 범주에 대한 응답의 위치를 보여 주는 항목의 맵도 포함된다.
- 전체적인('포괄적인') CAT: 범주당 약 30개의 항목이 적용되며 각 범주 내의 각 항목 영역에 생략되었던 항목이 추가된다. 전체적인 CAT의 점수 보고서에는 규준 점수, 척도 점수, 범주에 대한 응답 표시의 위치가 나타나 있는 맵이 포함된다. 중급부터 고급까지 다양한 기능을 갖춘 아동을 위한 개별적인 프로그램 계획에 가장 유용하다.

설명

모든 임상 진단 및 환경에서 사용한다. 친숙한 한 사람이 적용할 수 있다. IRT(item response theory) 통계 모델을 사용하여 가장 관련성이 높은 항목의 최소 개수를 찾거나 또는 각 항목의 설정 항목 수 내에서 능력을 측정한다. CAT 프로그램은 결과를 즉시 나타내 준다. 판단 기반 도구로서 어떠한 특정 환경 도구 적용 활용도 필요로 하지 않는다. 시간이 지남에 따라 변경 사항을 문서화하기 위해 지속적으로 여러 번 사용할 수 있다.

어린이와 청소년을 위한 참여 및 환경 측정

Participation and Environment Measure for Children and Youth: PEM-CY

Coster, W., Law, M., and Bedell, G.

목적

아동이 어떻게 가정, 학교, 지역사회에 참여하는지와 참여에 영향을 미칠 수 있는 환경적 요인을 결정한다.

적용연령

5~17세

적용영역

25개 항목은 가정, 학교, 지역사회. 세 개 그룹으로 부모가 작성한다. 각 상황마다 참여와 환경에 관한 질문이 있다. 활동범위는 컴퓨터 사용에서부터 이웃집 방문까지이다.

적용

각 유형의 활동에 대한 참여 질문은 다음과 같다.

- 일반적으로 얼마나 자주 이런 유형의 활동에 1회 이상 참여를 합니까?
  질문은 8점 척도로 평가된다.
- 일반적으로 이러한 활동을 할 때 자녀가 얼마나 관여합니까?
  질문은 최소한의 참여에서 매우 많이 참여까지 5점 척도로 평가된다.
- 이러한 유형의 활동에서 자녀의 참여가 변화되기를 원하십니까?
  부모들은 '예' 또는 '아니요'라고 답한다. '예'라고 답한 사람은 다섯 가지 추가 목록에서 변화하고자 하는 욕구를 선택한다(예: 많은 참여, 적은 참여).

각 환경에 대한 상황 관련 질문은 다음과 같다.

- 다음의 환경 요인과 활동 요구 사항이 자녀가 활동을 참여하는 데 더욱 어렵게 만들거나 도움을 요구하게 합니까?

환경 요인에는 집, 방, 학교 같은 물리적인 요인과 의사소통과 같은 사회적 요구들이 포함된다. 부모는 요인이 방해가 되는지 도움이 되는지 혹은 아무런 영향이 없는지 답변하게 된다.

또한 부모가 자원(정보, AT, 공급원 등)이 아이의 참여를 뒷받침하는 데 적절하게 이용 가능한지 묻는다.

설명

기능적, 참여 기반의 결과를 개발하는 데 도움이 된다. 결과는 아동 중심이거나 환경 관련일 수 있다. 1~5세 어린이를 위한 버전이 개발 중이다. 참여 프로파일을 생성할 수 있는 전자 버전도 이용 가능하다. 중국어, 스페인어, 터키어 및 아랍어를 포함한 14개 언어로 번역되어 있다.

간이 신경 선별 검사-수정3판

Quick Neurological Screening Test-Revised Third Edition: QNST-3R

Mutti, M., Sterling, H., and Spalding, N.

목적

학습장애의 위험이 있는 아이를 확인하기 위해, 지연 또는 감소된 대뇌피질 연결이 나타나는 것으로 생각되는 신경학적 소프트 징후(neurologic soft sign, NSS)가 있는지 문서화하기 위함이다.

적용연령

4세~성인기

적용영역

14개의 검사 항목: 운동 성숙도 및 발달, 감각처리, 대근육과 소근육 조절, 운동 계획과 연속성, 속도와 리듬감각, 공간감각, 시각 및 청각 지각, 균형과 전정기능, 집중력

적용

QNST-3R은 개별적으로 적용되며 운동 협응과 감각처리 혹은 NSS의 발달에 대한 경험 기반의 평가도구이다. NSS는 작은 변칙성으로 부족한 운동 협응, 감각 지각 변화, 복잡한 운동과제의 순차적인 어려움을 포함한다. NSS의 이상은 학습장애의 위험 요소가 될 수 있다. 일상적인 검사로 쉽게 통합될 수 있는 14가지의 과제가 관찰된다. 주관적인 점수는 지침에 있는 컷오프 점수와 비교된다.

설명

이 검사만 단독으로 사용하지 말고, 종합적인 검사의 구성 요소로서 사용해야 한다. 지침에는 NSS와 스포츠로 인한 뇌진탕(소아 및 성인), 신경 생성 질환(알츠하이머병과 파킨슨병)의 관계에 대해 최신화된 정보가 포함되어 있다. 치료 활동도 제공된다.

일상적인 가족의 즐거움 평가 척도

Scale for Assessment of Family Enjoyment Within Routines: SAFER

Scott, S. and McWilliam, R.

목적

가족이나 양육자와 협력하여 기능적 중재 계획을 개발하는 데 사용되는 일상생활 기반 평가도구이다.

적용연령

1개월~5세

적용영역

활동은 유아 및 미취학 아동이 가족과 생활하는 맥락에서 달성하는 전형적인 일상활동의 한 부분이다: 기상, 기저귀 갈기/옷 입기, 수유/식사, 지역사회 간호, 외출 및 여행 준비, TV 시청, 목욕시간, 낮잠/밤잠, 식료품점, 야외활동

적용

일반적인 질문은 평가절차를 통해 전문가를 안내하기 위한 목적이다. 전문가는 각 가족의 독특한 경험을 추적하기 위해 자신의 질문을 발전시키는 것이 좋다. 지역사회에 관한 질문(예: 보육센터)은 아이가 집 밖의 돌봄 환경에 참여하는 가족을 포함한다. 평가자는 가족에게 아동의 수행에 대한 만족도를 1~5점으로 점수 매기도록 제시한다. 인터뷰를 근거로 가족은 어떤 일상을 결과나 목표로서 사용하면 좋을지 선택한다. 결과나 목표에 대한 성과는 가족의 만족도 수준을 근거로 한다.

설명

기술에 대한 서술적 설명을 한다. 가족의 일상적인 만족도와 관련하여 가족과 팀이 협력하여 가족 중심의 결과를 만들어 내도록 지원한다.

척추 정렬과 관절운동범위 측정

Spinal Alignment and Range of Motion Measure: SAROMM

Bartlett, D.

목적

척추 정렬 및 확장성의 제한 정도를 알아내기 위해서이다.

적용연령

뇌성마비로 진단받은 2~18세

적용영역

2개 하위척도: 척추 정렬(앉은 자세에서 시상면에서 목, 등, 허리 척추의 정렬, 앉은 자세에서 이마면, 가로면의 척추 정렬 상태), 관절운동범위(엉덩관절 굽힘, 폄, 벌림, 모음, 안쪽 돌림, 바깥 돌림, 무릎폄, 발바닥 굽힘, 발등 굽힘)

적용

관절을 수동으로 움직여 범위를 시각적으로 추정한다. 한계를 추정하기 위해 5점 서열 척도로 점수화한다. 점수가 높을수록 더 많은 제한이 있음을 의미한다. 필요한 도구: 앉기 시 엉덩관절과 무릎관절이 약 90°로 굽힐 수 있으면서 견고한 면과 바로 누운 자세를 검사하기 위한 바닥이나 매트가 필요하다. 2, 3, 4점은 제한이 구조적, 정적이며 완화될 수 없음을 의미한다.

설명

지침과 점수시트는 CanChild 사이트에 있다. 개인이 독립적으로 의자에 앉는 자세가 불가능한 경우에는 두 사람이 측정해야 한다.

교사의 일상에 대한 인식과 참여 평가 척도

Scale for the Assessment of Teacher's Impressions of Routines and Engagement: SATIRE

Clingenpeel, B. and McWilliam, R.

목적

가족 일상 중심의 인터뷰 과정과 함께 사용하여 선생님이 아동에게 일상에서 기대하는 독립성이나 참여 수준에 대한 인식을 확인하기 위한 것이다. 집단 상황(보육시설, 유치원, 어린이집) 내에서 기능적이고 의미 있는 목표를 세우는 데 사용된다.

적용연령

학령기 전 아동

적용영역

유치원 도착, 서클타임, 낮잠시간, 이동, 식사 그리고 구조화된 활동

적용

교사의 기대와 아동 수행 사이의 불일치를 확인하기 위한 선생님과의 인터뷰를 수행한다. 아동의 성과는 5점 리커트 척도로 평가되며 이것은 기대, 수행, 참여 사이의 '적합성'을 나타낸다.

설명

이 도구는 초학문적이고 유연하고 기능적이다. 평가자는 고유한 요구를 해결하기 위해 추가 질문을 생성하도록 하고 필요에 따라서 일상생활 항목을 추가하여 질문할 수 있다. 결과는 가족 RBI와 함께 사용되며 기능적인 목표에 중점을 둔다. 이것은 수업 일상(참여)과 아이의 기능 사이의 '적합성'에 기초한 정보를 제공한다.

감각 평가

Sensory Profile(s)

Dunn, W.

목적

Dunn의 감각처리 체계를 기반으로 한 도구 모음으로, 신경학적 역치와 자가-조절 행동 반응 사이의 상호작용을 설명하여 우리가 어떻게 감각 정보를 처리하는지 확인한다. 감각처리가 집이나 학교 혹은 지역사회에서 아동의 참여를 어떻게 기여하게 하고 방해하도록 하는지 식별하고 문서화한다. 효과적인 치료 계획, 중재 그리고 일상생활의 치료전략을 개발한다.

적용연령

- 영아 감각 프로파일 2: 출생 후~6개월
- 유아 감각 프로파일 2: 7~35개월
- 아동 감각 프로파일 2: 3~14세
- 간이 감각 프로파일: 3~14세
- 청소년/성인 감각 프로파일: 11세 이상
- 학교 또래 감각 프로파일: 3~14세 11개월

적용영역

각 양식에는 감각 체계, 행동 및 감각 패턴 점수 등의 통합이 포함된다.

- 감각 체계 점수: 청각, 시각, 촉각, 움직임, 신체 위치, 구강
- 행동 점수: 집중력, 행동, 사회-감정
- 감각 패턴 점수: 등록, 탐색, 민감성, 회피

  학교 요인 점수

  학교 요인 1(지원)

  학교 요인 2(인식)

  학교 요인 3(관용)

  학교 요인 4(이용 가능 여부)

적용

판단 기반 형식: 부모, 양육자, 교사 혹은 스스로 보고서를 작성하는데 다양한 감각 경험에서 영아가 반응하는 빈도를 작성한다(거의 항상, 자주, 가끔, 드물게 혹은 아예 없음). 감각처리가 가정, 학교 그리고 지역사회에서 아동의 참여에 기여하거나 이를 방해하는지 식별하고 문서화해서 완성되는 양식이다. 감각 프로파일 2는 연필과 종이로 점수를 매길 수 있고 웹 기반 관리 시스템을 통해서 수행할 수도 있다. 웹 시스템은 평가 정보를 정리하고, 점수를 산출하며, 아동의 가정, 학교, 지역사회의 참여에 관하여 질문하고 발견한 답을 서로 연결해 주는 정확하고 종합적인 보고서를 생성한다. 간이 감각 프로파일 2: 이 설문지의 항목은 어린이 감각 프로파일 2에서 가져온 것으로, 매우 높은 구별성과 선별과 연구 프로그램을 위한 빠른 정보를 제공한다. 점수는 각 사분면의 점수로 계산한다(낮은 등록, 감각 탐색, 감각 민감성, 감각 회피, 낮은 역치). 생후 6개월이 되면 일반적인 수행 또는 상담과 추적관찰을 제공하기 위해 컷오프 점수가 제공된다. 7~36개월까지는 일반적인 수행, 가능한 차이, 명확한 차이를 위해 컷점수가 제공된다. 사분면 격자는 점수를 요약한다.
하위 항목: 전반적인 처리, 청각 처리, 시각 처리, 촉각 처리, 전정감각처리, 구강 감각처리

설명

설문지와 점수 형식을 결합한 체계로 연령 범위를 하나의 키트로 확장한다. 추가 분석을 위해 선택적인 백분위수와 함께 컷오프 점수를 제공한다. 이론 기반의 의사결정이 가능한데 그 이유는 신경과학의 원리, 감각처리, 강점 기반 접근법 그리고 생태학적 모델이 항목과 점수 구조에 포함되어 있기 때문이다. 감각처리를 일상의 기술과 연결한다. 스페인어 버전이 있다.

학교 기능 평가

School Function Assessment: SFA

Coster, W., Deeney, T., Haltiwanger, J., and Haley, S.

목적

초등학교를 다니는 장애인 학생들을 위한 프로그램 계획을 안내하는 데 사용된다. 학생의 기능적 과제의 수행은 학교에서 그들의 학업과 학교 프로그램에 대한 사회적 참여와 그들의 담임 선생님으로부터의 기대 같은 것들이며 이것을 평가한다. 비학업 성과를 개발하고 공동 프로그램 계획을 촉진하는 데 사용된다.

적용연령

k-6학년 아동

적용영역

파트 1: 여섯 가지 주요 학교 활동 상황에 대한 학생의 참여 수준을 조사한다. 정규 교실 또는 특수 교실, 운동장 또는 쉬는 시간, 학교를 오가는 교통편, 욕실 및 화장실 활동, 수업의 전환, 식사시간 또는 간식시간

파트 2: 과제는 최근에 학생이 학교와 관련된 기능적 과제를 수행할 때 사용되는 지원(어른의 도움 혹은 적응과 수정)을 평가하는 것을 지원한다.

파트 3: 활동 수행은 교실을 돌아다니거나 학교를 돌아다니는 것, 학교 도구를 사용하는 것, 다른 사람과 의사소통하는 것, 학교 규칙을 따르는 것, 필요에 따른 의사소통과 같이 특히 학교 관련 기능적인 활동의 수행을 평가하는 것이다.

적용

응답자는 정규 또는 특수 교사, 관련 서비스 종사자, 언어병리학자, 보조교사가 될 수 있다. 결과는 특정 영역에서 또래 사이에서 일반적인 범위를 벗어났는지 또는 기능적 수행 패턴을 해석하여 확인하고 중재 계획을 세우는 데 결정하기 위해 쓰인다.

설명

SFA는 학생의 학교 경험을 포함하여 복잡한 삶의 자연스러운 경험을 포착한다. SFA는 관련 서비스를 교육적으로 관련이 있는 결과에 연결하고 학생들의 요구를 평가하여 가장 제한이 적은 환경을 접할 수 있도록 해 주어야 한다는 「장애인 교육법(IDEA)」의 요건을 충족시키는 데 도움이 된다. IEP 개발에 이상적이다. 다양한 환경에서 다양한 소스와 수행을 입력해야 한다.

어린이를 위한 지원 강도 척도

Supports Intensity Scale for Children: SIS-C

Thompson, J., Bryant, B., Schalock, R., Shogren, K., Tasse, M., Wehmeyer, M., Campbell, E., Craig, E., Hughes, C., and Rotholz, D.

목적

지적장애아동의 지원 요구의 상대적인 강도를 측정한다. 지원 요구는 규범적인 인간 기능과 관련된 활동에 참여하는 데 필요한 지원의 패턴과 강도이다.

적용연령

5~16세

적용영역

2개 영역: 영역 1은 의학적으로 예외적이고 행동적인 요구, 다른 생활 영역에서 아동과 관계되는 지원의 요구강도와 관계없이 특수한 의학적 상태와 관련된 행동을 식별한다. 영역 2는 지원 요구도 척도(Support Needs Scale)로 7개로 분류되며, 가정생활 활동을 포함한다: 지역사회와 이웃, 학교 참여, 학교 교육, 건강과 안전, 사회 활동, 자기 변호

적용

SIS는 자녀(가능한 경우), 부모 또는 양육자와 체계적인 인터뷰 과정을 통해 적용된다. 영역 1: 각 의료 및 행동 항목에 필요한 요구 강도는 3점 리커트 등급 척도(0=지원 불필요, 1=일부 지원 필요, 2=광범위한 지원 필요)를 사용하여 측정한다. 영역 2의 모든 항목은 세 가지 차원의 요구 강도에 따라 평가된다: 빈도(얼마나 자주 특별한 지원이 필요한가), 시간(특별한 지원을 제공하기 위해 다른 사람이 얼마나 많은 시간을 필요로 하는가), 유형(제공된 특별한 지원의 성격은 무엇인가)

설명

SIS-C는 일반적이고 연령에 적합한 환경에서 아동이 필요로 하는 요구의 지원에 대해 특정한 평가를 통해 요구도를 관리하는 것이다. 여기에는 일반적인 측정 체계, 점수 체계, 공통적인 지원 요구의 영역이 SIS-A(Support Intensity Scale-Adult Version)로 반영된다. SIS-A는 「장애인 교육법(IDEA)」에 의해 지시된 지적장애학생의 고등 교육 지원 요구를 성공적으로 확인하는 데 필요한 모든 영역을 갖추고 있다. 도구를 적용하기 위해서는 교육이 필요하다. 아이가 독립적으로 활동을 수행하거나 할 수 없는 것이 아니라 필요한 활동을 수행하는 데 지원이 필요한지에 대해 집중해야 한다. 특히 장애가 심한 아동에게 적합하다.

학제간 놀이 기반 평가 2판

Transdisciplinary Play-Based Assessment, Second Edition: TPBA-2

Linder, T.

목적

중재의 필요성을 확인하고, 중재 계획을 세우며, 중재를 받는 아동의 시간이 지남에 따른 변화를 확인하기 위해서이다.

적용연령

6개월~6세

적용영역

네 가지 발달 영역에서 발달과정, 학습 유형, 상호작용 패턴에 대한 종합적인 평가: 인지, 사회-감정, 의사소통, 언어, 감각운동

적용

다양한 분야의 학부모와 대표로 구성된 팀이 적용한다. 팀은 놀이 촉진자, 부모 및 또래와 함께 놀이 활동 중에 아동을 관찰한다. 관찰 전에 아동의 놀이 세션을 계획하기 위하여 가정 내 아동의 수행능력에 관한 발달 점검표를 작성한다. 놀이 세션은 구조화되지 않은 촉진(아동 주도, 촉진자가 따르고 확장), 구조화된 촉진, 관찰된 상호작용의 또래 소개, 부모와의 구조화 유무에 따른 놀이 및 운동, 간식의 6단계로 구성된다. 관찰 워크시트는 테스트 지침에 따라 작성한다. 요약 시트에는 아동의 강점, 능력 등급, 등급의 정당성 및 권장 사항이 설명되어 있다.

설명

다양한 요구도를 가진 모든 어린이에게 사용한다. 또래 교육과정 학제간 놀이 기반 중재(Companion curriculum Transdisciplinary Play-Based Intervention): 어린이를 위한 의미 있는 커리큘럼 개발을 위한 지침은 과정을 설명하고 시연하는 비디오로도 이용 가능하다. 전문적이지 않은 언어는 가족의 참여를 촉진한다. 관찰된 모든 발달의 측면을 고려하도록 팀 계획이 필요하다. 획득한 정보는 아동의 장점과 흥미에 따라 중재 계획을 수립하고 수행하는 데 도움이 된다. 시간이 많이 소요된다.

대동작 발달 검사 2판

Test of Gross Motor Development, Second Edition: TGMD 2

Ulrich, D.

목적

선택된 대동작 과제 중 아동이 획득한 영역을 검사하기 위함이다.

적용연령

3~10세. CDC는 이 검사를 전국 어린이 체력 조사에 참여하는 모든 3~5세 어린이에게 적용할 것을 권장한다.

적용영역

12개의 항목이 2개의 하위 항목으로 구분되는 규준 참조 검사

- 운동: 달리기, 전속력으로 달리기, 뛰뛰기, 도약, 수평 점프, 슬라이드
- 사물 조작: 양손 치기, 고정 드리블, 잡기, 발로 차기, 머리 위로 던지기, 바닥으로 굴리기

각 항목은 기술의 성숙도를 나타내는 3~4개의 특정 수행 기준을 포함한다.

적용

지침과 표준화된 절차가 설명되어 있는 공급된 도구를 가지고 평가자 개인별로 적용한다. 각 기술은 세 개 혹은 네 개의 행동 구성요소(수행 기준)로 구분된다. 각 항목은 세 번의 시도 중 두 번이 관찰되면 1점으로 하고 그렇지 않으면 0점으로 채점한다. 수행 구성요소는 각 기술 내에서 가장 쉬운 것부터 어려운 것으로 나열된다. 원점수는 연령에 따라 백분위 수, 표준점수 및 발달 지수로 변환된다.

설명

과제의 기술 요소 발달에 대한 정보는 아동이 놀이하는 동안 수행된다. 기술의 각 항목을 달성하는 아동의 연령에 대한 정보를 얻을 수 있다. 각 하위 점수와 전체 점수에 대해 주어진 표준점수의 비율을 설명한다. 전체적인 수행, 준비 및 참여에 영향을 미칠 수 있는 운동활동의 요소를 확인한다. 기본적인/놀이 활동을 수행할 수 있는 아동의 능력을 이해하기 위한 기초가 된다.

영아 운동 수행 검사

The Test of Infant Motor Performance: TIMP

Campbell, S., Kolobe, T., Girolami, G., Osten, E., and Lenke, M.

목적

아주 어린 영아의 기능적 운동 행동과 관련된 자세 및 선택적 운동 조절 행동에 대해 평가한다.

적용연령

임신 후 연령 34주~만삭 4개월(또는 만삭~4개월)

적용영역

자발적인 운동과 그것을 유도하는 두 가지 하위척도로 구성된다. 관찰 척도는 13개의 움직임이 사용되는데 영아의 신체 지남력, 신체 개별 분절을 움직이는 것, 질적 운동을 수행하는 것(궤도 운동, 진동 운동)이 구성된다. 유발 척도는 다양한 방향에서의 자세와 핸들링 시 나타나는 영아의 반응을 기록한 29개의 항목으로 구성된다.

적용

영아는 조용하고, 깨어 있거나 활동적으로 각성된 상태에서 검사를 받는다. 관찰 척도는 영아의 자발적인 움직임 유무에 따라 채점된다. 유발 척도는 항목에 따라 5점, 6점 또는 7점으로 점수가 매겨진다. 일부 항목은 신체의 양쪽에 점수를 부여한다. 이 항목은 다양한 공간의 방향에서 영아의 자세 조절 발달을 나타낸다.

설명

필요한 도구는 거의 없다(공, 딸랑이, 장난감). 고위험 영아 및 신생아집중치료실에 있는 영아에게 적합하다. 뇌성마비와 신경운동 장애를 조기 예측하는 것으로 나타났다. 선별검사 도구로서, 운동 수행 선별 검사 항목(TIMPSI)도 이용 가능하다. TIMP를 안정적으로 사용하려면 교육이 필수적이다. 직접 진행하는 워크숍뿐만 아니라 자가-지침 패키지도 제공된다.

CHAPTER 3

Vulpe 평가 도구 개정

Vulpe Assessment Battery Revised: VAB-R

Vulpe, S.

목적

기술 수행, 강점과 요구도, 중추신경계 기능 정도, 과제 수행을 위한 환경의 영향을 평가하기 위함이다.

적용연령

출생 후~6세 사이의 비전형적 발달 혹은 기능적 기술을 보이는 아동

적용영역

1,300개의 발달 과제는 세 가지 섹션으로 나뉜다. 기본 감각 및 기능 평가(근 긴장도, 관절운동범위, 협응, 계획과 같은 감각 운동능력의 분석), 발달행동 평가(6가지 행동 영역을 포함한 60가지 연속적 기술: 대동작, 소동작, 언어, 인지 처리, 적응 행동, 일상생활 활동), 환경평가(양육자 성격, 상호작용, 집, 보육원, 병원과 같은 환경에 대한 정보 포함). 수행 분석 체계는 과제를 수행하는 아동의 처리과정을 분석하는 데 사용된다.

적용

아동발달에 대해 훈련을 받은 사람이나 아동과 친숙한 사람이 전체 또는 일부를 적용할 수 있다. 방향도 아동의 필요에 맞게 수정할 수 있다. 도구에는 설명서가 제공되지 않으므로 친숙한 장난감과 장비를 사용한다.

아동의 전형적인 행동을 확립하기 위해 여러 참고(관찰, 양육자 보고서, 차트 검토, 수행 평가 등)에서 정보를 수집한다. 세 가지 섹션은 세 가지 방법을 사용하여 아동의 기술과 과제 수행과 관련된 처리방법을 분석한다. Vulpe 수행 분석 척도(7점 점수 체계)는 발달 영역의 각 항목에 대해 점수를 매기고, 각 영역의 연령 수행 범위에 따른 정보를 제공하며, 기술의 순서 및 필요한 지원의 양에 대한 정보를 제공한다. 과제/활동 분석은 발달 이정표의 기술 구성요소를 달성하는 것을 설명하기 위해 사용된다. 정보처리 분석은 수행을 이끌어 내기 위해 적용된 방법을 기반으로 과제수행의 문제를 확인하는 데 도움이 된다. 능력을 증명하기 위해 기대하는 결과, 인지 능력은 정확한 수행을 위한 정보 처리를 위해 요구되는 능력이다. 작업/활동 분석과 정보 처리 분석은 평가자가 아동의 수행을 조직화하는 데 도움이 되는 안내를 한다. 원점수를 Vulpe 수행 분석에서 표준점수 또는 연령 동등성으로 변환하는 것에 대한 정보가 없다.

설명

수행 분석 척도(PAS)는 교육도구로 사용하도록 설계되었다. 발달 이정표에 대한 과제 분석을 제공하고, 구성요소 기술은 영역 간 상호 참조하며, 적용은 아동의 개인적인 요구를 충족시키기 위해 조정할 수 있다. 중재 계획에 도움이 될 수 있는 작업 수행 및 환경적인 영향에 대한 많은 서술적 정보를 제공한다. 유용성에 대한 연구는 매우 적게만 이루어져 있다.

4

중재

INTERVENTION

소아물리치료사들은 스스로 해결하거나, 해야 할 활동에 참여할 수 있는 능력에 영향을 미치는 다양한 조건을 가진 아동을 치료한다. 중재는 각각의 아동과 가족의 고유한 요구를 충족시키기 위해 개별화된다. 현재의 소아물리치료는 물리치료 실습 3.0 가이드와 기능, 장애 및 건강의 국제 분류(ICF)에 기초하고 있으며, 다양한 법률과 규칙 그리고 규정과 개입 효과는 신경발달 및 신경가소성에 대한 연구기반을 통해 근거를 뒷받침하고 있다. 예방 및 건강 전략은 포괄적인 중재계획에 통합된다. 중재는 질병의 상태나 손상이 참여와 기능에 미치는 영향에 초점을 맞춘다. 이 장의 목적은 (1) 중재의 틀을 제공하는 것, (2) 다양한 공통 중재 접근법을 묘사하는 것, (3) 포괄적인 중재 목표를 기술하는 것이다. 일부 정형외과적 조건과 같이 확립된 프로토콜이 있는 조건에서만 치료 프로토콜을 제공한다. 그러나 원칙적으로 발달하는 아이들의 독특한 성격과 가족의 요구와 걱정 그리고 많은 소아 조건의 복잡성 때문에 중재 전략은 개별화되어야 한다. 중재 계획의 기초가 되는 것은 소아물리치료사의 임상추론 과정이다.

중재의 초점

아동의 특정 욕구를 충족시키도록 설계되고, 중재 결과는 아동이 지역사회의 가치 있고 참여적인 구성원이 되도록 도와야 한다. 참여에는 아동이 어떻게 독립적으로 과제, 활동, 기술을 수행하는지, 아동이 얼마나 활동적인지, 누구와 상호작용하는지, 어떤 활동에 참여하는지 그리고 참여하는 장소 등을 포함하여야 한다. 치료사들은 가족, 보호자 및 기타 서비스 제공자와 협력하여 다음과 같은 방법으로 그들의 잠재력에 도달하고 이를 유지하도록 지원하여야 한다.

- 활동적이고 독립적인 움직임을 촉진시킨다.
- 기능적인 기술을 촉진시킨다.
- 사회적 통합과 참여를 촉진시킨다.
- 2차 손상을 예방한다.
- 진전이 없을 때는 기능을 유지하거나 퇴행 속도를 늦춘다.

중재 요소

물리치료 실습 3.0 가이드에 따르면, 물리치료의 중재요소는 다음과 같다.

환자/의뢰인 관리 모델 세 가지 요소

- 협조, 의사소통, 문서화
- 환자/의뢰인 지침
- 직접 중재/절차 중재들

협조, 의사소통, 문서화

적절하게 조정되고, 포괄적이면서 비용이 효율적인 서비스를 보장한다.

다른 서비스 제공업체나 서비스 기관 그리고 기타 자원과 협력하여 서비스 중복 가능성을 감소시킨다.

팀 구성(제6장 참조, 표 6.7)

- 다각적(multidisciplinary): 부문별 역할과 책임이 잘 규정되어 있다. 팀 구성원은 다른 분야 기여의 중요성을 인식하고 정보를 공유할 수 있다.
- 다간적(interdisciplinary): 팀 구성원은 전체 서비스 계획의 일부인 서비스를 개발, 공유 및 제공할 의무와 책임이 있다. 부문별 역할이 잘 정의되어 있지만 팀원들은 정기적으로 정보를 공유한다.
- 다원적(교차, transdisciplinary): 팀 구성원은 통일된 서비스 계획을 구현하기 위해 부문 경계를 넘어 함께 가르치고, 배우고, 협력할 것을 약속한다. 조기 중재에 사용된 1차 서비스 제공자 모델이 그 예이다.

소아물리치료사의 특정 기능

- 관리/사례에 대한 관리
- 서비스 조정 및 의뢰
- 상급병원으로의 전환을 포함한 퇴원 계획
- 중재 계획
- 관리/사례에 관한 회의
- 근무 기록

아동, 가족 구성원 및 기타 돌봄 제공자와의 의사소통(글상자 4.1)

아동은 다양한 가족구조 속에서 산다. 많은 사람은 그들의 부모와 함께 살고 있지만, 몇몇은 대가족과 함께 살고 있고, 몇몇은 위탁가정에서 살고 있다. 또한 다른 몇몇은 종합 관리를 포함한 다양한 종류의 생활구조 속에서 살고 있다. 돌봄 제공자와의 의사소통을 위해서는 그들의 전문지식을 존중하고 인정해야 한다.

글상자 4.1 아동 및 돌봄 제공자와의 의사소통

- 자기소개를 하고 자신의 역할을 설명한다.
- 가족 구성원 및 기타 돌봄 제공자의 호칭은 Ms. Mrs. Mr.를 사용한다. '엄마/아빠'와 같이 부모로 지칭하지 말아야 한다.
- 당신이 그의 상태에 대한 최신 정보를 알고 있는지 확실히 하기 위해 진단을 연구한다. 허위 또는 확실하지 않은 정보를 제공하는 것은 가족/돌봄 제공자에게 오해의 소지가 있거나 잘못 이해될 수 있으며, 시간이 지남에 따라 가족/돌봄 제공자와 치료사 관계에 영향을 미칠 수 있다.
- 진단 또는 상태에 대한 올바른 용어를 사용한다. 용어를 정리하고 정확하고 구체적으로 사용한다. 진단을 식별하는 용어가 두 개 이상 있는 경우, 가족과 돌봄 제공자가 선호하는 용어를 사용한다. 그들의 선호도를 물어본 다음 계속 사용한다. 필요한 경우 보호자에게 적절한 용어에 대해 알려 준다.
- 일상 언어를 사용하여 의사소통한다. 일부지침은 3단계(등급)의 알기 쉬운 수준에 맞게 의사소통을 할 것을 권고한다.
- 한 사람으로서 아동에 대한 관심을 보여 주는 방법으로는 아동과 그/그녀의 관심사를 파악한다.
- 가능하면 가족이 함께 있을 때, 또는 돌봄 제공자와 함께 치료계획을 논의한다.
- 가족 구성원의 프라이버시 존중에 대한 사항은 HIPAA(Health Insurance Portability and Accountability Act) 및 FERPA(Family Educational Rights and Privacy Act)를 따라 적절하게 준수한다.
- 배려와 호의를 베푼다. 필요에 따라 가족들과 시간을 보내고, 만나는 동안 친절하고 즐겁게 지낸다.
- 가족이 감정을 표현하도록 허용한다. 그들이 울도록 내버려 두거나, 분노와 슬픔, 비통함 등을 표현하게 한다.
- 가족 구성원이 자신에게 도움이 되는 대처용 메커니즘을 사용하도록 허용한다. 여기에는 종교적 신념이 포함될 수 있으며 또는 의료 행위를 수용하는 것을 거부할 수 있다.
- 형제자매를 적절하게 포함시키고, 형제자매와 그들의 활동에 대해서도 관심을 가진다.
- 가족/돌봄 제공자가 부모를 포함한 자신들의 필요에 맞게 사용 가능한 지역사회 자원, 전화 번호 및 주소 목록을 가지고 있는지 확인하거나 지역의 자원을 식별하도록 지원한다.
- 문화적으로 기반이 된 의사소통 방식을 존중한다.
- 질문할 시간을 충분히 준다.

문서(제6장 참조)

환자/의뢰인 지침

서비스 제공자는 아동, 가족, 돌봄 제공자 및 기타 서비스 제공자와 적절하게 협력함으로써 아동 및 가족의 걱정, 요구를 충족하여야 한다. 활동은 아동의 결과와 목표 또는 목표를 강화, 확장 및 촉진하는데 사용한다. 치료 전략은 자연발생적인 활동과 일상 그리고 관련된 모든 환경에 통합된다. 전략과 활동은 정기적으로 모니터링하고 조정해야 한다. 전문가들은 연방, 주 및 기관 정책, 법과 규정을 따라야 한다.

직접적인 중재

서비스 제공 모델에 대한 자세한 내용은 제6장 참조

적용

치료사는 아동의 기술적인 발달, 독립적 활동, 참여를 촉진하기 위해 다양한 중재법을 사용한다. 중재는 주요 네 가지 부분에 이유로 사용된다: 치료, 보상, 촉진 및 예방(표 4.1)

서비스 모델/상호작용의 방식

***직접 서비스** Direct Service*

물리치료사 또는 물리치료사의 보조(물리치료사의 지시와 감독 아래)에 의해 아동에게 직접 제공되는 치료 서비스에는 돌봄 제공자 교육, 상담, 코칭 및 모니터링이 포함될 수 있다.

***상담** Consultation*

치료사는 다른 팀 구성원(가족 또는 다른 보호자 포함)에게 전문지식을 제공하여 특정 아동의 요구나 프로그램 관련 문제를 해결한다. 이것은 평가목적으로 아동과 직접적인 상호작용을 할 수 있다.

협력된 협의는 다양한 분야의 팀원이 참여하는 상호작용하는 과정이다.

세 가지 구성요소

- 팀 구성원 간의 동적 상호작용
- 팀원 각각 한 명 한 명에 대한 존경
- 협력된 협의 과정이 공동의 목표에 도달하는 데 도움이 될 것이라는 믿음

지속적인 상호작용과 공동 문제해결이 필요하다.

표 4.1 물리치료 중재의 접근법

개선	• 치료사들은 기능 결함을 구별하여 연령에 맞는 감각운동 능력을 향상시킴으로써 그것들을 해결하고자 한다. • 정상 운동 발달 기술 및 일반적인 움직임의 달성에 초점을 맞춘다.
보상	• 과제나 재료 또는 환경의 적응/변경을 통해 손상, 활동 제한 또는 장해에 미치는 영향을 최소화한다. • 이 접근방식에는 보조기술(assistive technology, AT), 적응하는 장비 또는 기타 장치를 사용할 수 있으며 참여와 독립성을 향상시키기 위해 과제와 예상을 수정하고 조정할 수 있다. • 보조기술과 같은 보상적 접근방식의 사용은 독립성을 촉진하고 운동 발달 기술의 획득을 방해하지 않는 것으로 나타났다. • 보상은 추가적인 손상이나 장애를 예방하고, 원하는 결과의 수행에 대한 장벽을 우회하기 위해 사용된다.
촉진	• 운동 발달 기술을 촉진하기 위해 자연발생적인 일상과 활동을 사용한다. • 지역사회 기반의 활동 프로그램을 자주 사용한다. • 전반적인 발달지연이나 개인적으로 약화를 겪는 아이들에게는 특히 도움이 될 수 있다
예방	• 이미 알려진 어려움을 가진 아이들에게는 2차적 장애나 장애예방에 초점을 맞춘다. • 치료사에게 결과 및 미래에 대한 어려움을 예상하도록 요구한다.

원격보건 Telehealth

전자 통신 수단을 통한 서비스를 제공한다.

모니터링 Monitoring

치료사는 우선 계획을 세우고, 다른 팀원(가족이나 다른 돌봄 제공자를 포함)에게 지시한다. 실행은 그들을 통해 정기적으로 체크인한다.

치료사는 문서화하여 계획이 적절하고 안전하게 수행되도록 보장할 책임이 있다.

치료 전략은 자연발생적인 활동과 일상에 통합될 가능성을 촉진하여야 한다.

코칭 Coaching

성찰, 자아 인식, 문제해결을 촉진하기 위해 돌봄 제공자와 체계적으로 상호작용하는 방법이다.

비방향적이고 목표 지향적인 방식으로 돌봄 제공자의 역량 구축에 사용한다.

다섯 가지 프로세스

- 계획
- 관찰
- 활동
- 반사
- 피드백

용량(표 4.2)

서비스 양은 치료 빈도, 치료 세션(session), 길이, 치료 에피소드(episode)의 길이를 조합한 것으로 설명된다. 환경 및 개인적 요인, 팀 기반으로 한 결과와 중재의 특수성을 고려한다. 표 4.3의 지원되는 기본적인 용량 정보를 참조한다.

표 4.2 용량의 용어

용어	정의
치료 에피소드(episode of care)	• 특정 문제를 해결하는 데 필요한 시간. IEP* 또는 IFSP* 주기, 급성기 수술 후 입원, 재활 체류 등이 될 수 있다. • 아이의 상황에 따른 변화하는 욕구를 반영한다.
빈도(frequency)	• 지정된 치료 에피소드에서 발생하는 총 중재 세션의 수
치료 시간(length of session)	• 개별적 치료 세션의 시간
강도(intensity)	• 세션 및/또는 치료 에피소드 내에서 주어진 치료 강도

*IEP: 개별화된 교육 프로그램, IFSP: 개별화된 가족 서비스 계획.

표 4.3 기본적인 용량의 지침

목적	빈도(days/week)	강도(min/day)
뼈의 질량	5	60
엉덩관절의 안정화	5	60(30~60° 엉덩관절의 벌림)
운동범위	5	45~60
경직의 완화	5	30~45

Paleg, G., Smith, B. S., & Glickman, L. B. (2013). Systematic review and evidence-based clinical recommend for dosing of pediatric supported standing programs. Pediatric Physical Therapy, 25(3), 232-247로부터 허가를 받음.

일반적인 중재 절차

소아물리치료사들은 운동기능을 촉진하고, 운동기능의 질과 효율을 증진시키며, 손상을 예방하기 위해 다양한 절차적 중재를 한다. 많은 절차는 신체장애, 통증 또는 기타 장애를 가진 성인과 유사하다. 이 절에서는 소아물리치료에 사용되는 일반적인 절차적 중재에 대한 기본적인 정의를 제공한다. 이 절에서 다루고 있지 않은 치료적 기술들이 있을 수 있다. 이 책의 특성상 각 기법의 효과에 대한 비판적 평가는 불가능하다. 물리치료의 다른 분야와 더불어 독자는 특정한 기술에 관한 최신 정보를 보유할 수 있다. 이는 알파벳 순서로 나열되어 있으며, 물리치료 실습 3.0가이드에 9개 범주로 절차적 중재가 정의되어 있다(표 4.4).

표 4.4 절차적 중재의 범주

중재 범주	정의
환자나 고객에게 설명	물리치료사의 관리 행위를 촉진하고 최적화하기 위한 의도로 아동과 가족 및 보호자에게 정보를 제공하고 교육하는 과정이다. 현재 상태와 관련이 있는 상황, 계획, 기능 향상의 필요성, 다른 역할과 설정으로의 전환, 신체 기능이나 구조가 활동 제한과 참여 제한의 장애로 발전하는 위험 요소, 또는 건강 프로그램의 필요성을 자세히 설명한다.
기도 간극(airway clearance) 기법	점막수송(mucociliary transport) 장애나 기도 보호 불능의 결과를 관리하거나 예방하기 위해 사용되는 치료 활동이다. 호흡 전략 또는 기도 간극, 위치 지정 및 폐 체위배액법에 대한 맨손/기계적 기법을 포함할 수 있다.
보조기술(AT)	처방, 적용, 적절한 제조 또는 개조: 이동 보조장치, 치과 교정장치, 보철 장치 및 기타 기능개선을 위한 보조기술을 말한다.
생물리학적 작용제	근육의 힘 생성과 수축을 돕기 위해 사용되는 다양한 형태의 에너지, 원치 않는 근육의 활동 감소, 연부조직이나 개방 상처의 치유율 증가, 부상이나 수술 후 근력 유지, 통증을 조절하거나 감소, 부종을 줄이거나 제거, 혈액순환 개선, 염증 감소, 결합조직의 신장성 또는 근골격계 부상, 순환기 장애와 관련된 제한, 관절 운동성, 근육 및 신경근육 기능의 향상, 조직관류를 증가시키고 흉터조직을 리모델링하는 것을 말한다.
자기 관리 및 가정, 교육, 직장, 지역사회, 시민 생활에 대한 기능 교육	효율적이고 일반적으로 예상되는 방식으로 신체활동, 과제 또는 활동의 성과를 개선하기 위한 교육 및 훈련이다. 연령에 맞는 자기관리 및 가사 기술을 포함한다. 환경 및 주택 장벽 변경, 부상예방 또는 감소에 대한 지침, 기능훈련 프로그램, 보조기술 사용교육, 여행교육 등이 포함될 수 있다.
피부 회복 및 보호기술	상처치유에 필요한 세포변화를 촉진하고 상처치유, 말초 부종제거, 흉터조직 관리에 필요한 세포변화를 촉진하여 상처치유를 위한 최적의 환경을 확립하는 기술이다. 탈부착, 드레싱 선택, 지지대 선택, 보호 및 보조기기 권장사항 및 수정, 생체학적 약물 및 국소적 약물 등이 포함될 수 있다.
도수치료 기술	숙련된 손동작으로 관절과 연부조직의 수동 움직임이다. 조직의 신장성 향상, 관절운동범위 증가, 이완 유도, 연부조직과 관절의 움직임, 통증 조절, 연부조직의 부종과 염증 또는 제한을 줄이려는 의도이다. 도수 림프 드레이니지, 도수견인, 마사지, 운동성/도수조작, 수동 관절운동범위 등이 포함될 수 있다.
운동기능 훈련	계획된 신체 움직임, 자세 또는 활동의 체계적 수행과 실행, 균형 훈련(정적 및 동적), 걸음걸이 훈련, 운동훈련, 지각훈련, 자세 안정화 및 훈련을 포함할 수 있다.
치료적 운동	신체 기능과 구조물의 손상을 교정하고 예방하며, 활동과 참여를 증진시켜 위험을 줄이고, 전체적 최적화를 목적으로 하는 계획된 물리적 움직임 또는 활동의 체계적 수행으로 건강과 웰빙을 증진시킨다. 에어로빅이나 내구성의 조절 및 재조정을 포함할 수 있다. 민첩성 훈련, 신체 역학 훈련, 호흡운동, 조절운동, 발달 활동 훈련, 근육 신장, 운동패턴 훈련, 신경 운동 발달 활동 훈련, 지각 훈련, 관절운동범위 운동과 연부조직 신장, 이완운동 그리고 강화, 힘과 지구력 운동을 말한다.

American Physical Therapy Association. (2016). Guide to Physical Therapist Practice 3.0. Alexandria, VA: Author. ISBN: 978-1-931369-85-5, doi:10.2522/ptguide3.0_978-1-931369-85-5로부터 허가를 받음.

수치료

물에서의 운동치료, 도수치료 또는 기능훈련을 말하며, 운동범위와 힘, 균형의 발전, 통증감소, 상처치유의 촉진 등을 한다.

체중 지지 트레드밀 훈련(Body Weight Support Treadmill Training, BWSTT), (표 4.5)

적응증

- 근력 훈련
- 지구력 훈련
- 과제중심적 보행 훈련

절차

- 아동의 체중을 어른이 받쳐 주거나 하니스(harness)로 체중을 받쳐서 트레드밀 위에 놓이게 한다.
- 트레드밀의 움직임에 따라 다리의 상호 이동을 촉진한다.
- 필요한 경우 아동이 물리적인 부가 도움을 받을 수 있다.

억제유도운동치료(Constraint-Induced Movemet Therapy, CIMT)

주로 반신 부전마비 환자에게 중점적으로 한쪽을 제한한다.

과제 중심의 훈련이다.

기능적 사용을 촉진하기 위해 정상적인 부분을 제한하고 관련된 부분을 집중적으로 실행한다.

표 4.5 체중 지지 트레드밀 훈련 절차

용어	정의
빈도	주당 2~5일
치료 시간	세션당 5~30분
트레드밀 속도	0.05~3mph
체중부하 비율	• 입각기 하지의 체중부하율 • 기립 자세를 유지하기 위한 최소한의 체중 지지 적용
손으로 보조	• 걸음에 필요한 최소량의 보조 • 지절내와 지절간 협응을 보조
팔과 손을 이용한 지지	앞에 핸드레일을 사용
치료 에피소드	2~16주

사용되는 다양한 제한 조건은 슬링, 캐스트(cast), 미트(mitts), 장갑 등이다.

전략의 지속기간과 강도는 다양하다.

두개천골 치료(Craniosacral Therapy)

대뇌척수액 흐름에 영향을 주어 신경계 및 주변 구조물의 균형을 회복하기 위해 그 사람의 두개골 봉합과 머리/목/척추, 천골에 대하여 치료사가 부드럽게 조작하는 것이다.

전기자극

신경근 전기자극Neuromuscular Electrical Stimulation, NMES

근육 피하에 자극을 통한 운동신경을 자극한다.

운동신경에 활동전위를 유도하여 운동단위를 활성화한다.

근력을 강화시키고, 운동범위를 개선하며, 운동학습을 용이하게 하고, 경직을 줄이는 데 사용된다.

매개변수는 표 4.6 참조

기능적 전기자극Functional Electrical Stimulation, FES

기능 활동 중 근육의 수축력을 증가시키기 위해 사용된다.

표 4.6 목적에 따른 신경근 자극(NMES)에 사용되는 매개변수

	운동학습	근력 강화	경직 감소	운동범위 증진
빈도	30~50pps	40~50pps	30~50pps	30~50pps
강도	최소한의 범위에서 많은 반복 근육수축을 생성	허용되는 최대 수축	강축 유발	일정한 수준의 근 수축을 유도하거나 관절을 과도하게 압박하지 않고 목표 운동범위를 달성하는 정도
단속 시간	4:12s	10:50s	4:12s	4:12s
램프(ramps) 시간	아이가 참을 수 있는 정도	아이가 1~5초간 견딜 수 있는 정도	간대(clonus)가 나타나지 않을 정도	적절한 속도로 관절 가동범위 설정. 경직성 근육과 관련된 관절은 긴 램프 시간이 필요함
치료 기간	10~30분	10~15분 반복	치료 활동 전	60~90회 반복 시 30분
치료 빈도	하루에 1~2회, 일주일에 1~5번	일주일에 3~5일	필요에 따라	필요에 따라
맥동 시간	수축에 필요한 200~400µs			

주: 아동은 감각자극에 주의를 기울여야 한다.

CHAPTER 4

몇 개의 근육을 자극하여 순차적 또는 동시적 수축을 얻을 수 있다.

온전한 하위운동신경원에는 유용하지만, 힘줄 이식(tendon transfer) 후보자에게는 유용하지 않다.

자전거를 타면서뿐만 아니라 보행하면서도 이용할 수 있다.

전극 배치

표면(surface)

- 대상 근육의 운동점 바로 위
- 휴대용 자극기에 연결

경피(percutaneous)

- 대상 근육 피하에 삽입
- 리드선 밖으로
- 휴대용 자극기에 연결
- 표면 전극 배치보다 정확도가 향상

삽입(implanted)

- 대상 근육 또는 신경에 외과적으로 위치
- 내부 수신기 자극기에 연결
- 청소년이나 성년은 사용하지만, 성장기 아이에게는 사용하지 않음

특수한 조건에 대한 매개변수(표 4.7)

주석: 특정 과제 수행 시 근육 약화가 있는 1~2개의 근육군을 선정하여 자극한다.

가장 일반적인 용도는 보행 주기 동안 앞 발등 굽힘 근육을 활성화시키는 것이다.

표 4.7 특정 질환에 대한 기능적 전기자극 변수

	팔신경얼기 손상	척추 이분증	일반적 근육 자극
빈도	10~50pps	35pps	30~50pps
맥동 시간	20~300μs	347μs	
강도	운동자극이 나타나는 정도	운동자극이 나타나는 정도	과제수행에 따라
단속 시간	5~10:20~60s	8:24s	치료사가 작동
램프 시간	2~3s	None	0~10s
치료 기간	20~30분	30분	필요에 따라
치료 빈도	매일	매일	필요에 따라

감각-수준 전기자극Sensory-Level Electrical Stimulation, SLES

낮 시간은 저주파 전류를 사용한다.

활동 중 근육에 대한 감각적 피드백을 제공한다.

근육이 약한 아동과 움직임을 인지하기 어려운 아동에게 함께 사용한다.

수술 직후, 심박조율기 착용, 피부병변을 가진 아동에게는 금기이다.

치료적 전기자극과 함께 사용할 수 있다.

치료적 전기자극Therapeutic Electrical Stimulation

무용성 근위축에 저주파 전류를 적용한다.

근육의 성장을 촉진하기 위해 사용한다.

평균적으로 성장하며 근위축이 나타나는 최소 2세 이상의 아동에게 적용한다.

수술 직후, 심장박동 조율기 착용, 피부병변을 가진 아동에게는 금기이다.

매개변수

- 시간: 하루에 6~10시간, 일주일에 6일, 수면 중
- 배치: 근육의 팽대부(muscle belly)
- 진폭: 아이가 감각을 느끼지만 수축은 없는 정도
- 주파수: 35pps
- 단속 시간: 12:12초

과제-지향적 전기자극Task-Specific Electrical Stimulation, TASES

근육이 활동하는 동안에 감각운동 입력을 제공한다.

승마치료(Hippotherapy)

아동이 말을 타는 동안 특정한 치료기술/전략을 포함한다.

아동에게 전정, 시각 및 고유수용기의 입력을 포함한 다양한 감각 입력을 제공한다.

균형, 자세 조절, 힘 및 유연성을 향상시키기 위해 사용된다.

뇌성마비, 근육위축증, 척추이분증, 발달지연 등 다양한 진단을 받은 아동에게 적용한다.

마사지

부드러움에서부터 격렬한 것까지 다양한 촉각 기술을 포함한다.

조산아를 포함한 다양한 장애와 조건을 가진 아동에게 사용된다.

금기증

- 감염
- 이상체온
- 인플루엔자
- 심한 상부 호흡기 감염
- 결핵
- 상처
- 급성 질환

다양한 이점이 연구결과(특히 조산아)를 통해 나타나고 있다.

- 위장 기능 향상, 혈액 및 림프 순환 개선, 체중 증가, 호흡 개선
- 과민한 촉각 감소, 부모-유아의 유대감 촉진, 진정효과, 편안함

가동화(Mobilization)

부동성(immobility)은 움직임을 생산하는 데 필요한 모든 시스템에 영향을 미친다는 개념에 기초한다.

결합조직이 비정상적으로 관절운동을 제한할 때 적용한다.

일반 지침

- 한 손으로 고정하고 다른 한 손으로는 가동한다. 능동운동과 결합할 수 있다.
- 치료자는 반드시 방향, 속도 및 진폭을 고려해야 한다.

금기증

- 골다공증
- 관절 염증
- 과운동성

근막이완술(Myofascial Release, MFR)

움직임이 제한된 근막을 이완시키는 특수한 치료기술이다.

목적은 운동범위 내에서 기능적 변화를 허용하고, 근막의 구조를 변경하는 데 있다.

근섬유나 근막의 라인에 부드러운 신장을 적용하여 장기간에 걸쳐 저부하의 원리를 기초로 한다.

금기증

- 전신 또는 국소적 감염

- 개방성 상처
- 치유 중인 골절부위
- 급성 염증
- 암

주의사항

- 골다공증
- 저 긴장증

신경발달 치료(Neurodevelopmental Treatment, NDT)

비정상 반응을 억제하고 전형적 운동 패턴을 촉진하기 위해 신경운동장애를 가진 아동을 직접 핸들링하는 기법

핸들링은 근 긴장도와 운동 패턴의 변화에 따라 변한다.

신체 단련 및 운동(Physical Fitness and Exercise)

신체 단련의 구성요소 Components of Physical Fitness

심폐지구력

근력과 지구력

유연성

신체 조절 Physical Conditioning

신체 시스템과 조직의 기능적 변화

저항 훈련 Resistance Strength Training, RST

등장성, 등척성 운동, 등속성 또는 기능적 기술이 효과가 있다. 아동의 연령과 지시에 따르는 능력을 고려해야 한다.

반복적으로 강한 저항을 극복함으로써 근력을 향상시키는 데 이용된다.

근력 강화 프로그램은 어린 아동과 청소년이 하는 스포츠 활동/프로그램에 통합되어야 한다. 프로그램은 워밍업과 쿨다운을 포함해야 하며, 완전 가동범위로 수행되어야 한다. 최대로 들어 올리기(maximum lift)는 시도하지 않아야 한다.

근력 강화 훈련의 원칙

- 근력 강화 훈련은 짧은 시간(<30분) 동안 일주일에 2~3회 실시되어야 한다.
- 적절한 운동 형태를 정한 후 저항이 점진적으로[1~3파운드(약 0.5~1.4kg) 증가] 추가되어야 한다.
- RST 규칙의 사용은 뇌성마비와 척추이분증을 포함한 다양한 질환을 가진 아동의 기능 향상에 관련될 수 있다.
- 아동의 체중과 운동 장비에 따라 창의적으로 다를 수 있으며, 아동의 근력 강화 프로그램에 도움이 될 것이다.
- 특히 무게나 운동 밴드를 사용할 때 잘못된 운동방법에 의한 부상을 예방하기 위해서는 보호자/환자에게 교육이 필수적이다.

연구에서는 근육 요소와 근 수축 속도 때문에 뇌성마비 아동의 근력이 줄어든 것으로 나타났다. 그러나 전통적인 근력 훈련의 효과에 대해서는 정보가 많지 않다.

- 파워(속도 의존성) 훈련: 뇌성마비 아동의 기능에 가장 효과적이다.

일반적인 신체활동 권장사항(표 4.8)

표 4.8 일반적인 신체활동 권장사항(세계보건기구, WHO)

나이	시간/하루	사항
취학 전(3~5세)	60분	구조화되지 않은 신체 활동 한번에 60분 이상 앉아 있으면 안 됨
학령기(5~18세)	60분	보통에서 활발하게 부모와 가족, 지역사회가 장려하고 이용 가능한 기회를 가질 경우 참여하기 쉬움

암 환아를 위한 운동지침(표 4.9)

표 4.9 암 환아를 위한 운동지침

	적혈구	혈소판	헤모글로빈	백혈구
하위 증상	창백함 피로	힘듦 출혈	창백함 피로	감염
훈련지침	훈련하지 않음: Hg가 8/100mL이거나 적으면 가벼운 훈련: 8~10 저항 훈련: >10	훈련하지 않음: <20,000μL 가벼운 훈련: 20,000~50,000 저항 훈련: >50,000	훈련하지 않음: Hg가 8/100mL이거나 적으면 가벼운 훈련: 8~10 저항 훈련: >10	5,000m³ 이하: 훈련하지 않음 가벼운 훈련: >5,000 저항 훈련: >5,000

특정 장애가 있는 아동을 위한 운동 고려사항(표 4.10)

표 4.10 특정 장애아동을 위한 훈련 고려사항

장애	지침	고려사항
뇌성마비	프리웨이트, 기구 또는 등속성 운동 기구, 충분한 저항을 사용하여 8~12 반복의 1~3세트, 주 2~3회를 실시. 3세트를 쉽게 할 수 있다면 웨이트를 늘린다. 8~12주에 걸쳐 30~50% 개선됨	발작, 골다공증, 관절 정렬
다운증후군	주당 2~3회, 저항 밴드, 프리웨이트 머신 운동 기구와 충분한 저항을 이용하여 8~12회 반복하여 1~3세트 수행	심호흡계 질환, 불안정한 환축관절, 관절의 과운동성
듀센형 근위축증	특히 보행기 및 초기 비보행기 단계에서 무용성 위축을 줄이기 위한 저강도 저항 프로그램 및 근력 강화	고강도 저항이나 편심성 수축
척추이분증	활동적인 근육 그룹을 주당 2~3회 훈련시키고, 프리웨이트 머신, 등속성 운동장비를 사용함으로써 8~12회 반복하여 1~3세트 실시	션트(shunt) 기능 불량, 척수견인 증후군(tethered cord), 아놀드-키아리 기형(Arnold-Chiari malformation)

Adapted from the Role and Scope of Pediatric Physical Therapy in Fitness, Wellness, Health Promotion, and Prevention. Academy of Pediatric Physical Therapy. Available from: www.pediatricapta.org/factsheets.

지구력 훈련 Endurance Training

일정 기간 동안 지속적으로 기능을 수행할 수 있는 능력을 말한다.

유산소 운동과 무산소 활동을 포함한다.

협응력 중재 지침 Coordination Intervention Guidelines

- 연습, 반복
- 과제 지향 활동
- 타이밍 활동
  - 리드믹한 움직임
  - 타이밍 조건
  - 스케일링(scaling)
- 정밀성
  - 과제의 수행속도, 목표, 무게를 변경

자세잡기(Positioning)

복잡한 신경운동 장애로 자세 조절이 되지 않는 아동에게 주로 사용된다.

기능 촉진, 기술 발달 및 참여를 촉진하고, 추가적인 기형을 방지하며, 온전한 피부를 유지하기 위한 포괄적인 프로그램의 일환으로 사용된다.

자주 적절하게 자세를 변경하여 아동이 실행하는 활동의 필요를 충족시켜야 한다(표 4.11).

표 4.11 기본적인 자세잡기 요소들

	바로 누운 자세	엎드린 자세	옆으로 누운 자세	앉은 자세
골반과 엉덩관절(골반은 거의 회전하지 않고 몸통과 일직선이 되어야 함)	엉덩관절 30~90° 굽힘 엉덩관절을 대칭적으로 10~20° 벌림	엉덩관절 폄 엉덩관절을 대칭적으로 10~20° 벌림	엉덩관절 굽힘 엉덩관절 10~20° 벌림	엉덩관절 90° 굽힘 엉덩관절을 대칭적으로 10~20° 벌림
몸통(몸통 곧게)	어깨는 엉덩관절과 일렬로 몸통은 중립회전	어깨는 엉덩관절과 일렬로 몸통은 중립회전	어깨는 엉덩관절과 일렬로 약간 가쪽 굽힘하는 것이 좋음 허리 밑에 베개를 사용할 수도 있음	엉덩관절 위에 어깨관절 회전 없음
머리와 목(머리 중립 위치)	얼굴은 정면 목뼈 약간 굽힘	한쪽으로 얼굴 돌림 목 약간 굽힘	얼굴은 정면 목 약간 굽힘	얼굴은 앞으로 머리는 어깨 위에 수평으로
어깨와 팔	팔은 완전히 지지 팔은 몸통 앞으로 아래팔은 몸통에 올려 놓거나 베개로 받쳐 줌	팔은 몸통 앞으로 하여 충분히 지지 어깨와 팔은 굽힘	양팔은 지지 아래팔은 앞으로 어깨 지점에 놓여 있지 않음 아래팔은 중립회전 위팔은 0~40° 안쪽 돌림	
다리와 발	무릎은 굽힘으로 받쳐 줌 발은 90°로 유지	무릎은 펴고 발은 90°로 받쳐 줌	무릎은 굽힘 발은 90° 양무릎 사이에 베개	무릎은 90° 발목은 90° 발은 충분히 지지 허벅지는 충분히 지지

Ratliffe, K. T. (1998). Clinical Pediatric Physical Therapy: A Guide for the Physical Therapy Team (p. 266). St. Louis: Mosby. Copyright © 1998 Elsevier로부터 허가를 받음.

감각처리 중재 또는 감각 통합 치료 [Sensory Processing Intervention or Sensory Integration (SI) Treatment]

아동이 신체와 환경으로부터 감각 입력을 처리하는 것을 돕기 위한 조절된 감각 입력을 말한다.

세 가지 가정으로 근거한다.

- 우리의 몸은 자신의 신체와 환경으로부터 정보를 받고, 중추신경계 내에서 정보를 처리하고 해석하며, 그 정보를 사용하여 신체가 효율적이고 효과적이며 기능적이고 적응적인 방식으로 활동할 수 있도록 돕는다.

- 아동이 감각 정보 처리에 어려움을 겪는 경우, 운동 계획, 자기조절, 통제된 협응 동작 수행에 영향을 받을 수 있다.
- 의미 있는 맥락 안에서 개인화된 감각 입력을 받는 아이는 향상된 감각처리 기술을 발달시켜 일상생활에서 사용할 수 있는 운동 기술과 적응 행동을 더 효율적으로 이끌어 낼 수 있다.

가끔 아이들은 감각 활동에 적극적으로 참여하기 위해 다양한 장비를 사용하여 감각 강화환경을 제공받는다.

적응증

- 나쁜 자세와 균형
- 잘못된 운동계획
- 허술한 상호 통합
- 저운동 또는 과운동
- 주의력 감소 및 일상적인 작업에 대한 어려움
- 촉각 민감도
- 공격적인 행동
- 거친 놀이
- 부적절한 신체인식
- 자기조절 문제(self-regulation issues)

중재의 공통적인 초점은 운동의 신경학적 기초를 촉진하는 것이다.

- 항중력 굽힘
- 흉부 폄
- 중력 보안(gravitational security)
- 균형과 평형
- 고유수용성 피드백
- 전정 자극에 대한 내성
- 운동 계획

공통적인 전략

- 그네, 흔들기, 바운싱, 깊은 압력, 장애물 코스, 당기기/밀기 활동
- 가끔 현수(suspension) 및 기타 장비를 사용하는 경우가 있다.

테이핑(Taping)

테이프 제품의 전략적 배치를 통해, 지지력, 고유수용기의 입력 및 표피조직을 신장시킨다.

특정 조건에 맞는 절차적 중재법

소아물리치료사가 보는 대부분의 아동은 아동 · 가족중심 결과, 개별화된 가족서비스 계획(IFSP) 결과 또는 개별화된 교육프로그램(IEP) 목표에 기반한 개별화된 중재계획이 필요한 복잡한 질환을 가지고 있다. 그러나 일부 조건별 특수한 프로토콜 치료계획도 있다. 때에 따라서 적절한 전략 리스트도 있다. 그렇지 않으면 증상, 손상(예: 경직) 또는 기능적인 제한에 맞는 전략을 제공한다.

자폐스펙트럼장애(Autism Spectrum Disorder, ASD)

자폐스펙트럼장애를 가진 아동은 의사소통과 행동의 주요 진단 관련 특정 영역 외에도 모든 발달영역의 결손이나 지연을 보인다. 이에 물리치료사들은 운동 기술, 협응, 조절능력을 촉진하고 기능훈련을 제공하기 위해 점점 더 수요가 늘어나고 있는 추세이다. 물리치료에 특화된 절차적 중재 외에도 자폐스펙트럼장애를 가진 아동의 적극적인 참여를 촉진하기 위해 사용되는 단계별 전략과 프로그램은 다음과 같다(표 4.12).

표 4.12 자폐스펙트럼장애아동에게 사용되는 공통 전략

행동적	
행동 분석의 적용 (Applied Behavior Analysis, ABA)	과제는 시도로 분류되고 긍정적인 행동을 만들기 위해 강화와 결합된다. 보통 낮은 성인 대 아동 비율(1:1)로 관리되며, 가정, 교실, 지역사회에서 시행될 수 있다. 중재는 대개 강도가 높으며(주당 25~40시간) 개별화된 기술을 목적으로 구성된다. 부모들은 적극적인 공동 교사가 되도록 훈련받는다. 근거는 3세 이상 아동에게 ABA 기반 중재의 사용을 뒷받침하는 근거가 있다.
차등 보강(Differential Reinforcement)	ABA를 토대로, 4세 이상의 아이들에게 사용된다. 보상을 사용하여 원하는 기능적 행동의 발생을 증가시키기 위해 사용된다.
개별시도훈련(Discrete Trial Training, DTT)	일대일 접근법은 단계별로 지도할 수 있는 교수법이다. 칭찬과 보상은 원하는 행동이나 기술을 강화하는 데 사용된다. 2~9세 아이에게 유익하다.
계획표(Schedules)	시각적 학습 전략을 제공하고, 일상생활을 더 예측 가능하도록 만든다. 방법은 유연하며 하루 종일 또는 특정 이벤트에 대한 계획표로 구성될 수 있다. 3~14세 아동을 위한 확고한 중재이다.
자기관리(Self-management)	목표 행동이 발생하거나 발생하지 않을 때를 기록하여, 아동에게 자신의 행동을 조절하도록 가르친다. 아동은 강화물을 받는다. 체크리스트, 시각적 프롬프트, 토큰 또는 손목 카운터를 사용할 수 있다. 3~18세 아동과 함께 사용한다.
의사소통	
보완 및 대체 의사소통(Augmentative and Alternative Communication, AAC)	제스처, 수화, 얼굴 표정, 그림, 기호, 음성 생성 장치의 사용을 통해 사회 및 의사소통 기술을 향상시키기 위해 사용된다.
그림교환 체제(Picture Exchange System, PECS)	사진을 의사소통 수단으로 사용한다. 영아와 유아에게 소개할 수 있다.

표 4.12 자폐스펙트럼장애아동에게 사용되는 공통 전략(계속)

자폐성 질환을 가진 아동의 부모를 위한 Hanen 프로그램(Hanen Program for Parents of Children with Autism Spectrum Disorders: More Than Words)	5세 미만 아동의 가족이 자녀의 의사소통 및 언어발달의 주요 조력자가 되도록 가르치는 데 중점을 둔다. 가족은 일상적인 상황을 통해 아동의 의사소통 기술을 발전시킬 기회를 극대화한다.
교육적	
취학전 아동 및 그 부모를 위한 학습 경험 및 대체 프로그램(Learning Experiences and Alternative Program for Preschoolers and Their Parents, LEAP)	자폐증 아동의 사회적, 의사소통적 행동을 촉진하기 위해 아동의 또래를 가르치는 통합 교육 프로그램이다. ABA, 또래 중재 교육, 부수적 교육, 자기 관리 교육 및 부모 교육 전략은 모두 LEAP 모드에 통합된다.
자연주의 교육 전략 (Naturalistic Teaching Strategies)	아동 중심의 상호작용을 사용하여 환경에서 기능적 기술을 학습한다. 중재에는 놀이 방법 모델링, 선택권 제공, 대화 장려 또는 자극적인 환경 제공 등이 포함될 수 있다. 의사소통, 대인관계 기술, 학습 준비성 및 놀이 기술을 향상시키는 것으로 나타났다.
중심축 반응 훈련 (Pivotal Response Training, PRT)	사회적 의사소통, 자기 관리 그리고 여러 단서에 대한 반응성에 참여하려는 동기를 포함하여 '중심축' 행동 영역을 대상으로 한다. 3~9세 아동의 자연환경에서 가족의 참여와 개입에 초점을 맞춘다.
사회적인 의사소통 감정규제 상호작용 지원 (Social Communication Emotional Regulation Transactional Supports, SCERTS)	다원적 모델은 '다양한 환경 및 파트너와 함께 기능적 관련 기술을 배우고 자발적으로 적용할 수 있는 능력'을 촉진함으로써 다양한 환경 내에서 발달학적으로 적절한 활동에 대한 참여를 증가시키기 위해 사용된다.
자폐 및 관련 의사소통장애아동의 치료와 교육 (Treatment and Education of Autistic and Related Communication-Handicapped Children, TEACCH)	주요 생활 기술과 자립 생활을 발전시키기 위한 종합 교육 프로그램으로, 자폐아동의 학습 특성 및 독립성을 촉진하기 위한 시각적 지원의 사용에 기초한 '구조적 교육'을 사용한다. 집과 교실에서 할 수 있다.
관계 기반	
발달, 개인차, 관계 기반 모델 (Developmental, Individual Difference, Relationship-Based Model: DIRFloortime)	기술과 고립된 행동에 초점을 맞추기보다는 사회적, 정서적, 지적 능력을 위한 건강한 기반을 구축하는 데 초점을 맞춘다. 부모, 교육자 및 임상의사는 협력하여 아이의 장점과 도전에 특정한 중재 프로그램을 개발한다. 여섯 가지 발달단계에 초점을 맞춘다(자기조절과 세계에 대한 관심, 친밀감, 약속된 업무, 사랑에 빠지는 것, 양방향 의사소통, 복잡한 의사소통, 감정적 생각, 감정적이고 논리적인 사고). 개인차, 대인관계 개발 학습에 중점을 둔다.
자기조절 및 세계에 대한 관심	
초기 덴버 모델 (Early Start Denver model, ESDM)	아동의 사회-정서적, 인지적, 언어 능력을 향상시키는 데 초점을 맞춘다. 행동 및 관계 기반 개입과 훈련된 치료사가 가정에서 제공하는 발달된 놀이 기반 접근법을 결합하고 자연적으로 발생하는 일상 내에서 실행한다.
주의집중 관련 중재 (Joint Attention Interventions)	다른 사람의 비언어적 사회적 의사소통에 반응하거나 공동 관심 상호작용을 시작하도록 아동을 가르친다. 0~5세 아동에게 사용한다.
모형(Modeling)	성인이나 동급생들이 목표 행동을 보여 주며, ASD를 가진 아이들이 그것을 따라 하도록 격려한다. 가끔은 촉진 및 강화와 같은 다른 전략과 결합한다. 모델링은 라이브 또는 비디오 모델링일 수 있으며 3~18세 아이에게 사용할 수 있다.

표 4.12 자폐스펙트럼장애아동에게 사용되는 공통 전략(계속)

자폐아동을 위한 놀이 및 언어 (Play and Language for Autistic Youngsters, PLAY Project)	DIR 모델의 원칙에 따라 부모가 그들 자녀에게 최고의 놀이 파트너가 되도록 돕는 것을 목표로 한다. 18개월 이상인 아이에게 사용한다. 1주일에 최소 25시간 관리하며 일대일 접근법을 사용한다.
관계 발달 중재 (Relationship Development Intervention, RDI)	부모나 돌봄 제공자의 인지 발달적 접근법은 6일 동안 집중적인 훈련으로 지적장애가 없는 9세 이하의 아동에게 가장 효과적으로 사용되는 교육방법이다.
감각 운동	
각성 프로그램(The Alert Program)	아동은 자신의 흥분 상태를 스스로 조절하는 방법을 배우고, 반면 부모와 교사는 이러한 행동을 촉진하는 방법을 배운다. 감각처리장애를 가진 모든 연령의 아동에게 사용되며 종종 절제된 감각과 연계하여 이루어진다.
감각중재(Sensory Integration)	아동이 그들의 모든 감각을 효과적으로 이용하도록 도전적 환경을 만드는 데 초점을 맞춘다. 목적은 아동이 환경으로부터의 감각 입력을 조절하는 것을 돕는 것이다.
감각 다이어트(Sensory Diet)	아동이 낮에 필요로 하는 특정 감각 입력을 제공하기 위한 개별화된 활동계획이다. 목적은 아동이 다른 감각을 참도록 돕고, 주의력을 조절하며, 집중력을 높이고, 감각 탐색 행동을 제한하며, 스트레스를 덜 받는 상태로의 전환을 돕는 것이다.
약학적 중재	
일반적으로 주의력, 강박적인 행동, 짜증, 자극성, 자해 또는 공격성을 제어하거나 개선시키기 위해 아동에게 사용된다. ASD가 있는 아이들을 위한 의약품의 사용과 효과에 대한 다양한 수준의 증거가 있다. 의약품 사용에 대한 결정은 가족이 1차 치료 제공자와 협의하여 이루어지며, 다른 치료와 함께 사용될 수 있다. 중재에는 항경련제, 항우울제, 항정신병 약물, 각성제 등의 약물이 포함된다.	

팔신경얼기 손상(Brachial Plexus Injury)

대부분은 몇 주 내로 해결한다.

- 관절운동범위
- 감각 입력을 포함하는 발달학적 활동
- 자세 변형을 방지하기 위한 보조기
- 심각한 신경손상일 경우 건이식수술
- 보상 전략 및 보조 장치 사용 교육

선천성 엉덩관절 탈구(Congenital Hip Dislocation, CHD)

- 엉덩관절 굽힘, 벌림 그리고 안쪽 돌림의 운동범위를 개선
- 바깥 돌림에서 단지 중립위 방향
- 보조기(표 4.13)

표 4.13 선천성 엉덩관절 탈구 아동에게 사용되는 보조기

파블릭 하니스 (Pavlik Harness)	'A' 프레임 ('A' Frame)	엉덩무릎발목발보조기 (Hip-Knee-Ankle-Foot Orthoses, HKAFO)
• 0~9개월의 아동에게 사용 • 점진적이고 동적인 감소 촉진 • 안정적이고 일관된 관리 제공 필요 • 아동을 엉덩관절 굽힘, 벌림 및 중립 돌림 위치에 둠	• 능동적으로 걷는 9개월~4세 아동에게 사용 • 서혜부 아래의 수평막대로 연결된 안쪽 업라이트로 설계 • 엉덩관절은 벌림 및 안쪽돌림, 무릎은 폄, 발은 중립 위치 • 보행훈련은 4점 목발 보행이 포함되며, 이때 목발은 아동 앞에 한 개, 뒤에 한 개 위치함	• 4세 이상 아동에게 • 보조기는 골반 밴드가 있는 편측 이중 업라이트 긴다리 보조기임 • 엉덩관절은 벌림 및 안쪽돌림 위치에 둠

발달 협응 장애(Developmental Coordination Disorder)

- 반복적인 기술 연습 기회이다.
- 테이블 위에 앉는 과제를 위한 확실하고 올바른 자세이다.
- 상지와 하지를 동시에 사용해야 하는 기술 및 기술 해결이다.

레그-칼베-페르테스 질환(Legg-Calve' Perthes Disease)

- 모든 면에서 엉덩관절 운동범위 측정은 신중하고 반복적으로 수행해야 한다.
- 안쪽 돌림 및 벌림에 특별한 주의를 기울여 모든 방향의 엉덩관절 운동범위를 강조한다.
- 대퇴골 머리와 관절구의 접촉하는 상태를 유지하려면 보조기가 필요할 수 있다.
- 보조기를 착용하고 벗는 방법을 아동과 보호자에게 가르친다.
- 보조기를 착용하고 보행 훈련을 한다.

보조기 선택

- 'A' 프레임('A' frame)
- 토론토 보조기(Toronto brace)
- 페트리에 석고(Petrie cast)
- 애틀랜타 또는 뉴잉턴 보조기(Atlanta or Newington brace)

척주옆굽음증(Scoliosis)

- 척추옆굽음증 개선을 위해 슈로스(schroth) 방법 또는 기타 운동을 사용할 수 있다.
- 정상적인 시상면 정렬을 확립하기 위해 첫 번째 흉추부터 천골까지 막대배치(rod placement)하는 외과적 수술 관리도 포함된다. 수술 후 척추의 움직임은 소실된다.

- 보호자에게 척추에 가해지는 힘을 방지하기 위한 리프팅 기법(lifting technique)을 가르친다.
- 초점: 앉기 균형, 사지의 운동범위 및 강화를 시킨다.
- 수술 후 앉는 시스템은 개조해야 할 수 있다.

선천적 근육성 기운목(Congenital Muscular Torticollis)

이상적으로, 중재는 생후 2~3개월부터 시작한다.

수동운동

- 머리를 구부리고 중립인 상태에서 동측(침범)으로 목을 돌린다.
- 반대측으로 목 가쪽 굽힘을 한다.
- 머리를 중립으로 하고 목을 굽힌다.

자세

- 환경 적응을 통해 동측을 바라보도록 권장한다(즉, 유아용 침대를 돌려 반응이 건측에서 일어나도록).
- 동측 돌림, 반대측 돌림, 정중선 위치를 위한 운반 자세(즉, 머리와 목의 정중선 위치를 장려하기 위해 아동을 바깥쪽으로 향하게 앉기)

능동운동

- 바로 누운 자세, 엎드린 자세, 앉기, 서기 자세에서 척추 정렬에 주의를 기울이면서 중심선 활동을 한다.
- 경사 오르기보다 평평한 표면에서 동측으로 먼저 구르기한다.
- 반대측으로 머리/몸통 굽힘을 유발시키는 머리/몸 정위 활동이다.

보조기(표 4.14)

표 4.14 기운목 아이에게 사용하는 보조기

목 보호대의 종류	적응증	양식
소프트형	• 모든 자세에서 외측 굴곡 • 머리를 동측으로 완전히 회전할 수 없음 • 운동에 대한 반응은 나쁨 • 아동이 중심선을 유지(midline orientation)하는 데 사용됨	• 가쪽 굽힘을 허용하기 위해 반대측에 작은 부분이 잘린 성인용 경추칼라를 제작
튜브형	• 소프트형 보조기가 더 이상 효과적이지 않을 경우 • 운동 프로그램에 대한 반응 나쁨 • 6개월 이후에 시작된 치료 시 • 목의 폄근과 등세모근이 매우 단단(tight)할 때	• 저온 플라스틱 • 머리와 목을 감싸 중심선에 고정 • 어깨내림을 유도하기 위해 동측면에 패딩(padding)

두개골 리몰딩 보조기 Cranial Remolding Orthoses, Helmets

고온, 열가소성 소재로 제작. 개인별 맞춤 제작

적응증

- 자세변경이나 물리치료에 대한 머리모양의 반응이 부족하거나 없음
- 헬멧을 착용하지 않으면 해결되지 않을 것으로 예상되는 두개골 기형(사두증, 단두증, 안면비대칭)

금기증

- 머리뼈붙음증(craniosynostosis)
- 션트(shunt)를 하지 않은 수두증(unshunted hydrocephalus)
- 교정연령(corrected age) 18개월 이상의 아동
- 수정연령 3개월 미만인 아동

대칭적 두개골 성장을 촉진하기 위해 사용됨

일반적 지침

- 생후 4~6개월에 시작하는 것이 이상적이지만, 생후 3~18개월 사이에 사용할 수 있다.
- 5주에서 4개월 동안 착용한다. 프로세스가 반복될 수 있다.
- 얼마나 조기에 착용하는지에 따라 교정률이 다르다.
- 생후 6개월 미만부터 착용을 시작했을 때 교정이 잘되고, 교정기간이 짧다.
- 하루 중 23시간 동안 착용한다. 하루에 1시간은 헬멧을 벗은 상태에서 샴푸와 헬멧 클리닝 시간이다.
- 2주마다 또는 기타 정기 일정에 따라 후속 재조정 시기를 정한다.

역효과(드물지만): 경미한 피부 자극, 악취, 곰팡이 감염

경직 관리(Spasticity Management)

경구투약(표 4.15)

표 4.15 경직 치료에 사용되는 경구투약

투약	적응증	부작용
Benzodiazepines [diazepam (Valium), clonazepam (Klonopin)]	• 수동운동에 따른 저항 • 반사항진 • 동통성 경련	• 진정, 근약화, 위장증상, 기억력 감소, 협응불능, 혼돈, 우울증, 실조
Baclofen (Lioresal)	• 척수기원의 경직 • 반사항진 • 수동운동에 따른 저항 • 동통성 경련과 간대경련	• 진정, 근약화, 저긴장증, 실조, 혼돈, 피로, 구토, 현기증, 발작역치 감소

CHAPTER 4

표 4.15 경직 치료에 사용되는 경구투약(계속)

투약	적응증	부작용
Dantrolene sodium (Dantrium)	• 수동운동에 따른 저항 • 반사항진 • 경련 및 간대경련	• 근육약화, 졸음, 메스꺼움, 설사, 혼수, 간독성
Tizanidine (Zanaflex)	• 경직 근육의 과긴장 및 경련 • 다른 약물의 부작용인 근육약화를 제거하기 위해 • 척추 손상 또는 12세 이상 다발성 경화증	• 건조한 입, 현기증, 두통, 메스꺼움

주사약

타입 A형 보툴리눔 톡신 Botulinum Toxin Type A

시냅스 앞부분의 신경말단에 작용하여 아세틸콜린의 방출을 방지하고 결과적으로 화학적 탈신경이 일어난다.

절차

- 특정 근육에 주사
- 작은 근육일수록 더 효과적
- 주사 근육과 인접 근육에 효과적
- 효과의 시작은 주사 후 12~48시간
- 최대 작용은 5~10일
- 기간은 2~4개월
- 반복적으로 주사 가능
- 모든 연령대에서 주사 가능
- 국소 경직에 좋음

부작용

- 최소량과 정상 용량에 대한 보고 없음
- 아동의 지속적인 보톡스 투여 기간은 알려져 있지 않음

물리치료: 기능적 활동을 통해 해당 근육의 운동범위 및 근력향상을 목적으로, 특별한 주의와 함께 주사 후 운동강도를 증가시킬 수 있다.

말초신경 차단

수초막과 축삭에 영향을 주어 신경활성을 감소시키는 데 사용

약제는 신경뿌리부터 운동종판까지 말초신경계 안에 주입

위치 선택

- 운동종판에 더 가까울수록 효과가 더 크고, 지속 시간이 더 길다.
- 운동점 차단: 근육 안에 주사

약물

- 국소마취는 1~수 시간 동안 지속
- 페놀/알코올은 가역적(reversible)이며, 3~6개월 지속

주사

- 전신마취 필요
- 최적의 위치를 찾기 위해 전기자극 사용

위험 요인

- 신경차단: 감각 상실
- 운동점 차단: 국소 통증

아동의 연령대와 일반적 목표

- 18~24개월: 경직 감소
- 30~48개월: 보행 개선
- 5세 이상: 운동범위 유지

주입된 약물의 전달

바클로펜 펌프 삽입술(intrathecal baclofen, ITB)

GABA와 유사, 근육 이완을 일으키는 신경전달물질

ITB는 척수에 직접 전달되므로 적은 양으로 근육 이완이 발생하여 구강 투여에 따른 부작용 감소

절차

- 주입된 펌프의 효과와 성공 여부를 결정하기 위해 병원 내에서 임시시험을 수행한다.
- 외부에서 프로그램 가능한 펌프는 척추관 내에 삽입된 카테터를 사용하여 복부에 피하이식된다.
- 펌프는 외부 프로그래머의 지시에 따라 규정된 양의 ITB를 배출한다.
- 펌프 탱크를 1~4개월 동안 사용할 충분한 ITB를 보유한다.

대상자

- 약 4세 이상의 어린이가 펌프를 수용할 수 있을 정도로 체구가 큰 경우

- 애쉬워스 척도가 3보다 큰 경우
- 환자/가족/돌봄 제공자가 구체적이고 현실적인 목표에 합의하고 프로세스에 전념할 경우

위험 요인

- 진정작용(과다투입 시 혼수상태 유발)
- 발작
- 이완이 심할 경우, 기능적 운동 기술 소실

신경외과적 접근Neurologic Surgical Approaches

선택적 신경근 절단술Selective Dorsal Rhizotomy, SDR

- 뇌성마비 아동의 경직을 줄이기 위해 사용
- 근전도 반응에 기초하여 척수 뒤뿌리(감각영역)의 약 65%를 횡절단

위험 요인

- 감각 소실
- S1보다 낮은 신경뿌리가 횡단된 경우 방광 기능 상실

대상자: 다음 두 가지 목표 중 하나를 가진 아이

목표 1: 보행의 촉진 또는 유지

- 아동: 3~6세의 경직성 양하지 마비와 평균 인지능력을 가진 아동(더 어린 경우도 사용)
- 대동작 기능 평가 분류 수준 I-III
- 보행 전 아동(preambulator), 보행 보존기를 사용하거나 독립보행 가능 아동
- 고정된 관절 변형 또는 이전에 정형외과적 중재가 있는 아동
- 항중력 근력이 4/5
- 절차 및 재활을 잘 따르는 가족/돌봄 제공자

목표 2: 돌봄의 용이성 개선

- 돌봄을 방해할 만큼 근 긴장성이 과도하게 높은 아동
- 아동은 고정되지 않은 관절 변형을 가지고 있다.

일반적인 물리치료 고려사항

- 집중적인 중재 프로그램: 6~8주 동안 주 5회, 수술 후 8주~6개월간 주 2~3회
- 점진적 체중부하 활동을 통한 근력 강화 운동
- 워커나 트레드밀을 사용하여 적절한 보행훈련

- 보행을 치료목표로 하는 아동의 특수물리치료

수술 전

- 강화: 등 폄근(등, 허리), 엉덩관절 폄근, 엉덩관절 벌림근, 넙다리 네갈래근, 발등굽힘근
- 필요한 경우 엉덩이, 무릎, 발목의 운동범위 증가
- 수술 후 훈련 프로그램 교육
- 부모와 아동에게 수술 및 재활 평가(검토)
- 수술 후 적응 장비의 대여 또는 구입을 위한 준비: 프론 스탠더(prone stander) 또는 카트, 휠체어, 자세 보행기, 적응 의자, 화장실 보조 장치

수술 후

첫 달

- 앉아 있는 상태에서 골반, 몸통 및 머리 정렬: 수직 골반 및 흉부 폄
- 운동범위 증가: 흉부 폄, 엉덩관절 폄/굽힘/벌림, 엎드린 자세에서 무릎 굽힘, 발등 굽힘, 발가락 폄
- 근력 강화: 상지근, 등 폄근, 엉덩관절 폄근/벌림근/모음근, 네갈래근, 넙다리뒤근, 모든 발과 발목 근육
- 체중 지지 조절 연습
- 옆으로 앉거나 긴 무릎 서기(tall kneeling), 기기, 진전된 반무릎 자세, 짧은 앉기(short sitting), 체중이동과 함께 서기, 앉거나 서는 것을 보조하기 위하여 유지하거나 이동
- 다리의 상호 움직임 발달
- 발목보조기(AFO)를 포함한 기본 이동성을 위해 프론 스탠더 사용

처음 6주 동안의 주의사항: 30°를 초과하는 SLR은 안 됨, 넙다리뒤근 스트레칭 안 됨, 긴 앉기(long sitting) 안 됨, 강제로 몸통 돌림이나 옆굽힘은 안 됨

2~4개월

- 항중력 조절과 힘을 강화
- 다리의 분리된 움직임 강화
- 체중 지지를 위한 준비: 발목 정렬, 발가락 폄, 앞뒤로 체중 이동
- 균형 반응의 강화
- 순차적으로 더하거나 적절하고 단계적으로 추가
- 걷기 훈련: 지구력 및 속도 향상

선택적 신경근절단술 이후 물리치료 관련 문제(표 4.16)

표 4.16 선택적 신경근절단술(Post-Selective Dorsal Rhizotomy, SDR) 후 문제점과 해결방안

문제점	가능한 해결책
근긴장저하(hypotonia)	• 자세잡기: 의자, 프론 스탠더, 발목보조기
허리척추후궁절제술	• 엉덩관절 90° 이상 굽힘, 몸통 회전 피하기
근 약화	• 점진적 저항운동이나 기능강화훈련을 통해 특정근육 강화 • 엉덩관절의 벌림근, 폄근, 끝 범위에서의 넙다리네갈래근, 중간 범위에서의 넙다리뒤근, 엉덩관절 벌림근, 앞/뒤 경골근, 전 범위의 장딴지근/가자미근의 강화
감각 변화(발바닥, 항문 주변, 허벅지 윗부분의 과민감각)	• 신발, 양말, AFO 착용 • 발을 단단하게(firm) 다룸 • 부모와 아동 상담
운동범위 증가	• 관절 주변의 모든 근육을 강화
비정상 움직임 손실	• 사용 가능한 범위에서 새로운 패턴 다시 학습
몸통 회전 결핍	• 몸통 회전 강화: 복근들(특히 빗근들), 등뼈, 허리뼈
피로	• 아동의 피로를 고려하여 휴식시간 허용

구축/부정배열을 위한 정형외과적 접근법
Orthopedic Surgical Approaches for Contractures/Joint Malalignment

근육/힘줄 연장술 Muscle/Tendon Lengthenings (표 4.17)

근육의 변형/구축 또는 약화를 교정하기 위하여 실시한다.

개방 또는 경피적 시술(절차)로 연장한다.

넙다리뒤근과 같은 근육군 내의 특정 근육은 다른 근육은 그대로 둔 채로 이완시킨다.

표 4.17 뇌성마비 아동(CP)의 근연장술을 위한 일반적 근육군

근육 그룹	목표
아킬레스	• 장딴지근 구축 감소 • 발가락걸음(toe walk)이 있거나 발목운동범위가 제한된 아동의 발 위치 개선
넙다리뒤근	• 보행에서 무릎 폄 개선 • 무릎 굽힘 구축, 개구리 다리, 바람에 휜(windswept) 변형 감소
엉덩허리근	• 엉덩관절의 굽힘구축 감소와 척주앞굽음증 감소
모음근	• 가위걸음 감소, 위생관리가 용이
긴모음근, 두덩정강근, 엉덩허리근	• 엉덩관절의 가벼운 불완전 탈구 감소

물리치료

- 활동 제한에 대한 의사의 권고를 따른다.
- 일반적으로 능동적 운동범위 운동으로 시작하여 수동적 운동범위 운동으로 마무리한다.
- 근력 강화와 기능적 기술 훈련을 실시한다.

근이식술 Muscle Transfers (표 4.18)

경직 감소와 신체 정렬에 의한 기능개선이 목적이며, 힘 생산 방향을 변화시키기 위해 근육 부착 지점을 다른 위치로 변경한다.

표 4.18 근이식술

유형	내용	물리치료
뒤옮김(recession)	2-관절 근육을 1-관절 근육으로 변경	근육의 길이와 비슷하게
실제 이식(true transfer)	다른 동작을 수행할 새로운 위치로 근육 이동 수술 후 치유될 때까지 고정(casting)	3개월까지는 운동 재학습과 기능적 기술에 대해 중점을 두고 하루에 두 번 집중 치료함

넙다리뒤근 이식 프로토콜 Hamstring Transfer Protocol

수술 후 2~4일(4일 후 퇴원)

- 틸트 테이블(경사 테이블, 뼈자름술을 시행하지 않은 경우)
- 침대에서 경사 의자로

가정재활

- 수술 후 4~6주(석고고정 중)
- 석고고정에서 지속적인 서기
- 석고고정 제거 후 1단계
  - 매일 하루에 2회 실시
  - 4~6개월 동안은 유착 방지를 위해 가능한 앉지 않을 것
  - 의자 대신에 기립보조기(바로 눕거나 엎드린 자세) 사용
  - 일단 아동이 쉽게 기립 자세를 할 수 있다면 앉기를 증가시킬 것
  - 상호교대적 엉덩관절 분리, 근력 강화를 위한 계단 오르기 운동 실시
  - 보행의 요소들을 과장하여 걷기
- 2단계
  - 평평한 표면에서 연습을 통해 이러한 보행성분을 덜 과장적이고 자연스러운 보행으로 통합

- 3단계
  - 높은 수준의 기능적 보행

뼈자름술 Osteotomy

바른 정렬을 위해 뼈를 절단, 제거 또는 재배치한다.

보통은 신경운동성에 문제가 있는 아동의 엉덩관절과 정강뼈 부위에 시행한다.

물리치료

- 체중지지 및 수동 운동범위에 대한 것은 주치의의 프로토콜을 따른다.
- 근력 강화와 보행 훈련에 집중한다.

아동의 통증(Pain in Children)

일반적인 초점

통증의 신경과학에 대한 아동과 가족 교육

통증 감소/관리

기능 회복

일상생활 활동 관리

치료적 운동

현재의 진단, 질환과 관련

도수치료 기법

통증을 일으킬 수 있는 근육경련, 유연성, 관절 기능장애, 부정렬 등을 해결하기 위해 사용한다.

물리적 인자치료(표 4.19)

통증조절을 위한 부가적 중재

이완

요가

명상

마사지

치료적 터치

드라이 니들링(dry needling)

표 4.19 통증관리를 위해 사용되는 물리적 인자치료 기구

	효과	적응	금기
초음파	• 피하의 열과 비열 효과	• 통증, 부종, 반흔조직, 유착	• 골단판 위
음파영동법	• 항염증 • 초음파와 함께 사용	• 부종	• 골단판 위
전기자극	• 근육의 감소 • 혈류 • 상처치유 • 뼈성장	• 근육약화 • 부종 • 궤양 • 골절	• 심장조율기
경피신경전기자극(TENS)	• 통증관리	• 통증	• 심박조율기
생체되먹임	• 근육 이완 • 근육감소 • 청각계, 시각계	• 약화 • 고유수용성 감각결손	• 없음
온도생체되먹임	• 국소부위의 온냉효과	• 순환	• 없음
수치료	• 순환 • 온냉효과 • 촉각 자극	• 차거나 더운 팔다리 • 과민성	• 없음

신생아 집중치료실의 유아(Infants in the Neonatal Intensive Care Unit, NICU)

일반적인 목적

- 발달의 조직화와 생리적 항상성 촉진
- 잘못된 자세 최소화
- 움직임의 기본 구성요소 촉진
- 가족 중심의 관리 촉진

일반적인 고려사항

NICU에 있는 영아는 약하기 때문에 경험이 많은 소아물리치료사의 중재가 필요하다.

중재는 발달학적으로 적절하며, 협업적이고 비침습적이도록 설계해야 한다.

환경을 평가하고, 필요하다면 수정한다.

영아에 부착된 다양한 장비를 확인하고, 모든 라인이 자유롭고 엉키지 않았는지 확인한다.

기초 생리 상태를 평가한다.

아기는 단지 한번에 한두 가지 유형의 감각입력만을 다룰 수 있다. 따라서 천천히 감각입력을 적용한다.

의료 및 간호 직원과의 협업 관계를 유지한다.

NICU에서 물리치료사의 실습을 위한 지침 및 역량을 숙지한다.

치료전략

자세잡기

경계(boundary)를 제공하고 중심선 지향을 촉진하며, 아치(arch)와 움츠림(retraction)을 억제함으로써 자세 흐트러짐(disorganization)을 최소화하기 위해 사용한다.

치료적 운동

영아를 각성 또는 진정시키고, 아기가 성장함에 따라 움직임의 구성요소를 촉진하기 위해 사용한다.

감각 중재와 환경 적응(표 4.20)

표 4.20 신생아 집중치료실(NICU)에서 감각 중재 및 환경 적응

빛	• 인큐베이터를 커버나 담요로 가려 준다. • 아이솔렛(isolette)이나 아기침대 밖에서 영아를 안거나 수유할 때 조명을 어둡게 하도록 권장한다. • 생체 리듬을 위해 조명을 주기적으로 어둡게 한다.
소리	• 부드럽게 말한다(특히 영아를 안고 있을 때). • 아이솔렛을 작업대로 사용하지 말아야 한다. • 부드럽게 창문을 닫는다. • 모니터의 경보음을 낮은 상태로 유지한다. • 소리에 대한 완충장치로 아이솔렛 커버와 담요를 개방형 아기침대 위에 사용한다. • 아이솔렛 안에 산모 심박동이 녹음된 플레이어를 두고, 볼륨을 낮게 유지한다. • 쓰레기통 뚜껑 닫히는 소음을 차단한다.
촉각	• 표면이 딱딱하지 않은 젤 매트리스 또는 양털 위에 영아를 놓는다. • 담요나 기저귀를 말거나 구부려서, 또는 말랑한 것을 사용하여 자세잡기를 위한 경계를 제공한다. • 손 전체 또는 한 손가락으로 촉각입력을 제공한다. • 영아를 천천히 그리고 한 동작으로 움직이게 한다. • 터치 전에 손을 따뜻하게 한다. • 돌봄 과정에 영아를 포함시킨다.
온도	• 만약 영아의 몸에서 배내옷을 벗길 경우나 영아의 몸을 씻으려고 할 때 온도를 높인다. 또는 배내옷을 벗길 경우 우선 상지만 벗기고, 다시 싸고 하지를 벗기고, 머리에는 모자를 씌운다.
안뜰(전정감각)	• 생리적 안정성과 자기조절을 위해 발달에 따른 자세잡기를 한다. • 아기는 천천히 리드미컬하게 움직인다. 느리고, 흔들리고(rock), 상하 움직임은 억제성이다. 빠르고, 좌우 움직임은 촉진성이다.

일상적 돌봄에 자세잡기와 핸들링을 결합

영아 마사지

스프린팅/테이핑

구축과 자세 변형을 최소화하기 위해 사용한다.

수치료

근 긴장도를 줄이고, 흥분성을 감소시키며, ROM을 증가시키기 위해 의학적으로 안정된 영아에게 적용한다.

전신이완을 촉진하기 위해 부드러운 핸들링과 결합한다.

캥거루 케어

피부와 피부가 접촉되어 자연적인 열, 청각, 고유수용기 및 전정기능의 입력을 제공한다.

식사하기

성공적인 식사하기에 영향을 미치는 요인(표 4.21)

표 4.21 성공적인 식사하기에 영향을 미치는 요인

유아행동	• 상태 • 인내력 • 나이 • 운동 기술의 발달
의학적 합병증	• 심장 • 호흡 • 신진대사 • 신경학적 결손 • 극도의 조산아
환경	• 자극 수준 • 간병 기법 • 연장된 식사 시간
시기	• 36주에 경구수유 준비 • 32주 구강반사 존재

최적의 경구수유 Oral Feeding 기법

아이를 정면을 향하게 하고, 머리는 45~60° 든다.

팔다리는 유연한 자세로 유지하고, 턱을 약간 구부린다.

젖꼭지를 서서히 삽입하고, 혀를 받침대로 사용하며, 뺨으로 지지하게 한다.

젖꼭지(nipple) 선택(표 4.22)

빨기 스타일과 구강운동 문제는 유두의 크기, 모양, 단단함 선택과 유속을 위한 구멍의 크기에 영향을 준다.

- 아이 입의 크기와 모양에 잘 맞는 것
- 아이의 빨기 패턴에 적합하도록 적당하게 단단한 것
- 빠르고 통제되지 않는 액체의 흐름을 피하기 위해 인위적으로 구멍을 크게 하지 말 것
- 잘 빨지 못하거나 쉽게 지치는 경향이 있는 영아나 아동에게 부드러운 젖꼭지가 더 좋을 수 있다. 아동이 빨다가 지쳐 쓰러지면 안 된다.

표 4.22 젖꼭지 선택 지침

빠는 형태/구강-운동에 관한 것	젖꼭지 특징
천천히 먹는 아이 빠는 힘이 약한 아이 지구력이 떨어지는 아이	빠른 유속/부드럽고 단단함
급히 먹는 아이 빨기-삼키기-숨쉬기 협응이 떨어지는 아이 강하게 빠는 아이	낮은 흐름도/단단한 것
동일한 속도	중간 정도 유속/중간 정도 단단함
혀	
1. 뒤당김(retraction) 2. 편평하고 저긴장 3. 중앙 홈이 없음 4. 돌출(protrusion)/밀기	1. 둥글게 2. 단단하게 3. 길게 4. 길게
입술 위치/움직임	
1. 입술 다물기 어려움	1. 좁은 base
입	
1. 작은 크기 2. 구역질에 과민	1. 더 짧은 2. 부분적으로 삽입

신생아 집중치료실에서 볼 수 있는 장비(표 4.23)

표 4.23 신생아 집중치료실에서 흔히 볼 수 있는 장비

복사온도기	복사열원으로 덮인 조절식 테이블 상판이 있는 매트리스이다. 튜브와 장비를 사용할 수 있는 열린 공간을 제공하고 유아에게 쉽게 접근할 수 있다.
인큐베이터	열과 가습 환경을 제공하는 투명한 재질의 장비이다. 옆 창구를 통해 영아에게 접근한다.
열 차단기	복사열 손실을 줄이기 위해 영아와 트렁크 위에 놓인 아이솔렛의 특수 플렉시 유리 반구형 지붕이다.
산소 덮개	산소와 가습 전달을 제어하기 위해 아기 머리 위에 맞는 특수 플렉시 유리 덮개이다.
양압 환기 장치	양압 환기 제공, 폐의 활동에 따라 공급되는 부피로 압력을 제한한다.
음압 환기 장치	흉부와 복부 주변에 상대적인 음압을 발생시켜 기관 내 환기를 돕는 인공호흡기이다. 체중이 1,500g 미만인 영아는 사용이 어렵다.
볼륨 인공호흡기	양압 환기 제공, 매 호흡마다 동일한 들숨-날숨량을 제공하는 볼륨을 제한한다.
코와 코인두의 분리기	다양한 길이로 비강과 코에 압력 튜브에 대한 어댑터로 구성되어, 지속적인 양의 기도압(CPAP)을 제공하기 위한 시스템이다.
소생기	일반적으로 산소 유량계 및 압력 기압계에 부착된 공간 주머니(고농도의 산소가 빠른 속도로 공급될 수 있음)가 있는 자기 팽창 주머니이다.
심전도, 심박수, 호흡수, 혈압감지기(심장경련도)	일반적인 장치는 오실로스코프 및 디지털 디스플레이에 활력 징후들을 표시한다. 상한 및 하한을 설정할 수 있으며, 한계를 초과할 경우 경보음이 울린다.
경피 산소(TcpO2) 모니터	동맥의 모세혈관을 피부를 통해 산소의 부분압력을 모니터링하는 비침습적 방법이다.
정맥내 주입 펌프	정맥내 수액을 펌핑하고, 특정 속도로 유문을 공급하는 데 사용된다. 펌프에는 전달된 양, 흐름의 방해, 기타 변수를 모니터링할 수 있는 경보 시스템과 출력장치 등이 있다.
신생아 활력 징후 모니터	플라스틱 혈압측정 cuff에서 평균 혈압 및 평균 심박수 측정, 측정값이 모니터에 디지털로 표시된다.
맥박 산소측정기(oximeter)	영아 피부에 고정된 광센서에서 주변 산소포화량 및 맥박을 측정한다. 값은 모니터에 디지털로 표시되며, 일부 모델은 도표 기록지(strip chart)에 값을 연속적으로 기록한다.

뇌진탕(Concussions)

관리

대부분의 고등학교 운동선수는 뇌진탕이 발생했을 때 경기 복귀 전에 기본 능력을 재검사받는다.

프로토콜에 따라 서서히 복귀

- 각 개인별 맞춤화
- 부상 이후의 일수(days)가 아닌 증상/손상 회복을 기준으로 함
- 빈도, 강도, 기간 그리고 특정 스포츠 활동을 서서히 증가

활동으로 복귀

학교 전략 및 스포츠 전략 복귀. 참고: McCrory, P., Meeuwisse, W., Dvorák, J., et al. (2017). Consensus statement on concussion in sport–the 5th international conference on concussion in sport held in Berlin, October 2016. British Journal of Sports Medicine, 51, 838-847.

- 초기 24~48시간의 상대적인 신체 · 인지적 휴식은 스포츠전략복귀(RTS) 진행을 시작하기 전에 권장된다.
- 진행 단계마다 최소 24시간(또는 그 이상)이 있어야 한다. 만약 어떤 증상이 운동 중에 악화된다면, 다시 이전 단계로 돌아가야 한다.
- 저항 훈련은 후기 단계(빠르면 3단계 또는 4단계)에서만 추가되어야 한다. 증상이 지속되는 경우 (예: 아동은 1개월 이상), 뇌진탕 관리 전문인 의료 전문가에게 의뢰해야 한다.

서비스 제공과 관련된 추가적 고려사항

장비/자재

중재 기간에 사용되는 장비(표 4.24)

중재 기간 동안 치료사를 보조하는 데 사용

아동이 특정 움직임을 제어하는 데 생체역학적 지원을 제공하거나 도움을 줌

치료 중 아동의 적극적인 참여를 유도

다양한 활동을 제공

일반 고려사항

- 안전성을 인식하고, 모든 장비의 적절한 기능을 유지
- 아이의 관심을 끌 수 있도록 다양성 유지
- 돌봄 제공자에게 장비 및 주의사항을 적절하고 안전하게 사용할 수 있도록 교육
- 모든 장비(특히 움직이는 면)는 표면을 제어하고, 아동의 핸들링을 위해 치료사의 연습이 필요함

서비스를 제공하는 자연 환경(가정, 보육, 커뮤니티 활동 등) 또는 최소한 제한적인 환경(교실, 교육 프로그램 등)에서는 매우 특수한 상황이 아닌 한 일반적으로 서비스가 제공되는 환경에서 사용할 수 있는 자료를 사용해야 한다. 모범적 사례로는 일반적으로 가족, 교사 및 기타 돌봄 제공자가 사용할 수 없는 장난감/장비를 가져오지 않는 것이 좋다(표 4.25).

표 4.24 중재에 결합하여 일반적으로 사용되는 기구

장비명	설명
볼/볼스터/롤 (ball/bolsters/rolls)	• 자세 적응과 균형 반응을 촉진하기 위해 움직이는 표면을 제공한다. • 움직임 속도에 따라 이완 또는 자극이 될 수 있다. • 기구의 특성(크기, 색깔, 질감, 모양)이 아동의 흥미, 즐거움, 치료 성공에 영향을 미칠 수 있으므로 치료 계획 시 특성을 고려한다. • 볼스터는 러너런지(runner lunge)를 포함하여 자세잡기, 동적 앉기 활동, 측면 균형 활동, 운동범위 활동을 위해 사용될 수 있다.
벤치(benches)	• 높이 조절, 주행(cruising) 및 전환(transition)을 용이하게 하는 데 사용(바닥에서 앉고, 앉은 자세에서 서기)한다.
동적 벤치 (dynamic benches)	• 동적 치료면을 제공하기 위한 럭킹다리(rocking leg) • 평형반응 유도를 보조한다.
크롤러(crawlers)	• 추진력 촉진을 목적으로, 네발 기기 자세에서 아동의 몸통에 지지를 제공한다.
에듀큐브(educube)	• 입방형 아동용 의자 • 두 개의 좌석 높이에 맞게 조절 가능하다. • 테이블로 사용 가능하다.
스쿠터보드 (scooterboards)	• 네 개의 바퀴, 나무, 플라스틱, 카펫으로 덮인 바닥으로 구성. 편평한 스케이트보드와 유사, 엎드린 자세 운동성(prone mobility) • 상지 폄근의 강화, 어깨 전방 굴곡, 흉추 폄, 머리 들어 올리기, 감각 피드백 및 운동 계획을 증가시키는 데 사용한다. • 다양한 크기와 모양
스탠딩 폴 (standing poles)	• 아동의 직립 자세와 균형을 촉진하기 위해 두 개의 수직 막대를 잡는다. • 이동(ambulation)을 시작할 때 이용할 수 있다.
'T' 스툴('T' stools)	• 앉기 균형을 개선하기 위하여 다리 하나로 이루어진 의자이다.
틸트 보드(tilt boards)	• 아이가 변위에 적응할 수 있도록 동적 면을 제공한다.
다이셈(dycem)	• 미끄럼 방지를 위해 장비 아래에 놓을 수 있는 미끄럼 방지 용품이다. • 아이가 먹는 동안 미끄럼을 방지하기 위해 접시 밑에 두면 좋다. • 미끄럼을 방지하기 위해 좌석 위에 둘 수 있다.

표 4.25 장난감 가방 의존도를 줄이기 위한 10단계 프로그램

1. 기능적인 평가: 이미 구할 수 있고 방문 동안 놀이에 참여할 가능성이 높은 재료와 장난감을 식별한다. 다음 방문에 해당 자료를 반영하기 위한 사전 계획을 세운다.
2. 기존 사회 및 일상생활에 사용: 보호자와 아동이 도착하여 가정/센터에서 발생하는 모든 활동에 참여시킨다.
3. 향후 계획: 떠나기 전에 다음 방문을 위한 활동/일과를 계획한다. 식별 회의는 문제해결 및 파트너십을 지원하고, 필요한 자료를 선별하여 사용한다.
4. 지역사회 기반 훈련: 지역사회에서 보호자와 함께 활동을 계획한다. 공원, 박물관, 도서관, 놀이 그룹, 정원 가꾸기 등

표 4.25 장난감 가방 의존도를 줄이기 위한 10단계 프로그램(계속)

5. 또래 중재: 다른 아동 및 보호자와 노는 날짜를 구성한다.
6. 환경 전략: 가족의 허락을 받아 아동에게 침실, 장난감 방 또는 아동의 물건과 일상이 있는 집의 다른 구역에서 장난감이나 선호하는 물건을 보여 주거나 구해 달라고 부탁한다. 아동의 지시에 따라 다른 영역으로 이동한다.
7. 페이딩 전략: 가방 크기를 줄인다. 방문 시 가방 안에는 특정 결과의 획득 또는 일반화를 지원하는 장난감 1~2개 정도를 선택한다.
8. 체계적 탈감각: 장난감 가방을 문 옆에 둔다. 아동의 활동에 참여한다. 필요할 때만 장난감 가방을 사용한다(다음 단계는 가방을 밖에 두거나, 트렁크 또는 자동차 좌석 아래에 두는 것).
9. 하이브리드 접근 **a.** 건망증: 빈손으로 걷는다. 아동에게 "무슨 일 있어?"라고 묻는다. 기다리다가 아동이 반응을 하면 "잊었네. 또 무엇을 해야 하지? 우리는 무엇이 필요할까?"라고 질문한다. **b.** 선택하기: 장난감 가방에 가정에서 흔히 볼 수 있는 물건을 넣어 둔다. 아동(돌봄 제공자)에게 물어본다. "이거 네 것 같지 않니? 네 것 쓸까, 내 것 쓸까? 어떻게 하는지 보여 줘?" **c.** 방해: 아동이 장난감 가방 접근을 정말 좋아하는 경우 빈 가방을 들고 아동이 선호하는 관심 대상/장난감으로 채워 넣는다.
10. 일반화: 작은 공간에 물건을 넣는 것과 같은 기술을 연습할 수 있는 기회를 포함하여 장난감의 사용을 시연한다(예: Mr Potato Head 안에 조각을 넣는 것). 그 다음, 같은 기술을 위한 추가적인 연습을 제공할 수 있는 장난감이나 다른 물건을 가정 주위에서 찾아본다.

From 10-Step Program to Decrease Toy Bag Dependence. Available from: https://facets.ku.edu/module-4. Copyright © University of Kansas.

발달을 위한 적절한 연습(Developmentally Appropriate Practice, DAP)

발달장애를 가진 아이들은 의사소통, 주의력, 행동과 같은 분야에서 여러 가지 어려움을 겪는 경우가 많다. 발달적으로 적절한 상호작용을 일관되게 제공함은 연령에 맞는 행동을 촉진하는 데 도움이 된다.

발달을 위한 적절한 연습을 위한 일반적 지침

- 인내심을 갖고 지원한다.
- 합리적이고, 연령에 적합하며, 발달적으로 적절한 한계(기대치)를 설정한다.
- 천천히 그리고 간결하게 지시사항과 방향을 제공하고, 필요에 따라서는 과제를 세분화한다.
- 아동이 지시사항을 주의 깊게 듣고 있는지 확인한다.
- 일관성 있고 구조적으로 유지한다.
- 아동에게 활동 및 움직임에 대한 선택권을 제공한다.
- 아동이 정보처리를 연습할 시간을 준다.
- 사회적 상호작용을 촉진하기 위해 다른 아동을 치료에 통합한다.
- 치료적인 전략은 아동이 참여하는 전형적인 활동과 통합한다.

발달기반 프로그램(표 4.26)

발달기반 프로그램을 홍보하는 다양한 프로그램이 개발되었다. 이들은 종종 보육원, 조기 학습 센터, 조기 중재, 유치원에 통합된다. 고품질의 유아 중재 프로그램에 참여하는 아동에게 서비스를 제공하는 물리치료사들은 이러한 사실을 알고 아동의 참여를 적극 지원해야 한다. 이 프로그램 대부분이 물리치료사와 협력하여 개발되었다.

표 4.26 발달기반 프로그램

프로그램	서술
활동기반 운동중재	• 일상생활에 참여도를 높이는 운동 기술을 학습할 것을 강조한다. • 관련성과 기능적 맥락 내에서 구조화된 연습과 기능적 활동의 반복을 적용한다. • 손상(impairment) 중심의 중재로 통합한다.
활동기반 중재	• 활동, 일상, 문맥 내 중재 강조한다. • 중재의 목표는 기술 발달을 촉진하는 것이다. • 특히 유치원과 같은 집단 학습 상황과 관련된다.
상황 연계 훈련	• 아이가 새로운 기술, 능력 또는 지식 습득을 촉진하기 위해 상황 또는 자연 학습 기회를 사용한다. 학습 상황으로 일상적인 가족 및 지역사회 활동을 사용한다.
발달에 맞는 훈련	• 아동의 발달 수준과 일치하고 아동이 준비가 된 내용, 자료, 활동 및 방법론을 제공한다. 적합성의 세 가지 차원을 고려한다. 　• 연령 적합성 　• 개인 적합성 　• 아동의 문화적, 사회적 맥락에 대한 적합성
가족 주도의 일상생활 기반 중재	• 중재는 가족 선호도, 우선순위, 활동 및 일정을 수용한다. • 중재, 종합 평가, 돌봄 제공자와의 협업 등 모든 측면에서 자연환경적 훈련을 고려하는 단계에 포함한다.
흥미기반 아동학습	• 중재의 초점으로서 아이의 관심과 개인에 기반을 둔다. 아이의 활동에 대한 관심이 아이의 참여를 증가시킨다는 가정에 근거하여, 능력과 숙련을 쌓는 데 필요한 사회적 적응 능력과 실천의 발달을 지원하고, 성인의 대응력과 격려를 촉진한다. 가족 및 돌봄 제공자의 상황에서 관심사와 학습 기회를 체계적으로 식별하는 데 사용할 수 있는 도구이다.
참여 기반 서비스	• (1) 아이들이 가족 및 공동체 활동과 일상생활에 대한 참여를 촉진하고, (2) 발달적 역량과 학습을 촉진하는 데 사용된다. • 보호자에게 다음과 같은 방법으로 학습을 촉진하기 위한 방법을 가르침으로써 아이를 위한 조기 중재가 제공된다. 　• 환경, 물건 또는 활동/일상에 적응 　• 보조기술 사용 　• 가족 일상 내에서 개인화된 학습 전략을 포함
부모와 아동의 상호작용	• 학습의 토대로서 부모와 자식 관계에 초점을 맞춘다. • 활동 및 일상 상황에서 돌봄 제공자의 지식과 능력을 확장하기 위해 사용되며 체계화된 그룹 기반 방법론이다.

표 4.26 발달기반 프로그램(계속)

프로그램	서술

자원 기반 중재 훈련	• 가족이 결과에 도달할 수 있도록 가족에 대한 자원 및 지원 제공한다.
	• 공급자
	  • 가족들이 공식 및 비공식 지원/자원을 확인할 수 있도록 지원
	  • 가족/보호자 역량을 구축하여 가족의 이익과 우선순위에 대응하는 커뮤니티를 조성
	• 다음과 같이 표시된다.
	  • 지역사회 자원의 가용성에 대한 가족 및 제공자의 지식 증대
	  • 가족의 문제해결능력 향상
	  • 자원 교환 네트워크 개발 촉진
	  • 자원에 대한 부모의 만족도 증대
	  • 육아 지식과 기술 향상
	  • 자원 조달에 대한 부모의 인식 제어 강화
	  • 아동의 발달 촉진

일상생활 기반 중재	• 자연적으로 발생하는 아동 활동에서 참여, 독립, 사회적 관계의 중요성 강조

행동관리(Behavior Management)

모든 아동과 마찬가지로 장애아동은 흔히 자세 변환에 적응하고, 필요 사항을 알리며, 집중을 유지하고, 지시를 따르는 데 어려움을 겪는다. 긍정적인 행동관리를 프로그래밍에 통합한다면 아동이 중재에 협력하고 적극적으로 참여할 가능성이 높아진다(표 4.27).

표 4.27 긍정적인 행동관리 전략

아동의 감정을 받아들이고 존중	• 조용하고 주의 깊게 듣는다. • 감정을 인정한다. • 감정에 이름을 붙인다: "그것은 불만스럽게 들리네."
처벌 대체	• 공격하지 않고 당신의 감정을 강하게 표현한다. • 당신의 기대치를 말한다. • 아이에게 선택권을 준다. • 아동과 함께 문제를 해결한다.
긍정적인 강화 사용	• 아동의 긍정적인 속성과 행동에 주목하고, 당신이 알아차렸다는 것을 아동에게 알려 준다. • "잘했다"와 같은 일반적인 칭찬은 피한다. • 구체적이고 긍정적인 용어를 사용한다: "나는 네가 차례를 기다렸던 방식이 좋아."
부적절한 행동 못 본 척	• 부적절한 행동을 보면 외면한다. • 행동(행동 이름 지정)이 용납될 수 없음을 명확하고 부드럽게 말한다.

표 4.27 긍정적인 행동관리 전략(계속)

부적절한 행동 방지	• 명확한 지침 제공 • 명확하고 일관된 기대치 설정 • 안아 주기 • 문제를 예상할 것 • 부드러운 리마인딩 • 방향 수정 • 칭찬하기 • 격려 • 메시지는 명확하게 전달 • 작은 성가심은 간과할 것 • 화나게 하는 것은 무시할 것 • 자연스럽고 논리적으로 결과 지적

5

보조공학

ASSISTIVE TECHNOLOGY

1988년 「장애인을 위한 기술 관련 지원법(Tech Act)」 PL100-407은 보조기술(assistive technology, AT) 장치를 상업적 구입 여부와 상관없이 모든 품목, 장비, 제품 시스템으로 정의한다. 장애인의 기능적 능력을 개선하고 유지하기 위한 보조기술은 이동 보조기구, 자세 보조기구, 의지, 보조기, 적응형 장난감 및 게임, 간단한 스위치, 컴퓨터 스위치, 액세스/인터페이스 옵션 및 응용 프로그램, 스마트폰, 태블릿 및 응용 프로그램, 증강/대체 통신, 환경 접근성, 의료 기술, 장애인의 전반적인 편의와 추가/이차적인 손상 또는 장애를 예방하는 품목을 포함한다.

보조기술 장치는 하이테크 또는 로우테크가 될 수 있다. 모든 보조기술은 자신이 원하는 삶에 대한 접근과 참여를 촉진한다. 또한 Tech Act는 보조기술 서비스를 "장애인에 대한 보조기술 장치의 선택, 획득, 적용에 직접 지원하는 모든 서비스"로 정의한다. Tech Act에 인용된 보조기술 서비스의 예는 다음과 같다.

- 보조기술이 개인을 도울 방법에 대한 기능적 평가를 포함하여 개인의 보조기술 요구에 대한 평가
- 보조기술 장치 구매, 임대 또는 기타 제공
- 보조기술 장치의 선택, 설계, 피팅, 커스터마이징, 적응, 적용, 유지, 수리, 교체 또는 기증

- 교육 또는 재활 계획에 따라 보조기술 장치를 사용하여 작업치료 혹은 물리치료와 같은 치료의 조정 및 사용
- 장애인 또는 가족, 보호자, 후원자 또는 공인 대리인을 위한 교육 또는 기술 지원
- 교육 또는 재활 전문가, 보조기술 장치 제조업체, 고용주, 훈련 및 고용 서비스 제공 업체 및 장애인 돌봄 제공자를 위한 교육 또는 기술 지원

이 장에서는 장애아동이 일상 활동에 참여하는 능력과 기능에 영향을 미치고 개선하기 위해 사용하는 보조기술 장치에 중점을 둔다. 일반적으로 사용되는 제품의 예는 인용 또는 그림으로 나와 있다. 이것이 이러한 제품을 보증하는 것은 아니다. 특정 유형의 제품을 구매하기로 결정하는 것은 아동과 가족의 개별 요구에 따라 이루어져야 한다. 보조기술 서비스는 다른 장에서도 적절하게 논의된다. 예를 들어, 제3장에서는 장치 또는 서비스에 대한 아동의 요구를 평가하는 데 사용되는 도구에 대해 설명한다.

보조기술 장치를 선택할 때 고려해야 할 사항

아동 및 가족의 우선순위, 관심사, 자원 및 원하는 결과가 의사결정에 포함되어야 한다.

팀 구성 정보(아동/가족, 물리치료사, 작업치료사, 언어병리학자, 교육자, 의사, 의료기기 전문가, 보조기사, 재활 엔지니어, 간호사, 사회복지사 등)

의사결정 과정은 오래 걸리고 복잡할 수 있으며, 가장 적합한 것을 찾기 위해 여러 장치를 시도할 필요가 있다. 훈련 요구가 광범위할 수 있다. 지속적인 개선효과를 보장하기 위해서는 재평가가 필요하다.

보조기술 장치에 관한 의사결정 시 제기할 질문(글상자 5.1)

이동 기구

워커(Walker)

고려사항

- 하지 체중 지지와 보조를 동반한 기립 기술
- 상지 체중 지지와 쥐기 기술
- 상 · 하지 및/또는 몸통의 변형
- 똑바로 몸을 세웠을 때의 균형
- 보조를 받으며 수행되는 보행의 효율성과 속도
- 지지가 필요한 신체 부위

글상자 5.1 보조기술 장치 선택을 위한 의사결정

1. 아동/가족/돌봄 제공자가 원하는 기능 목표는 무엇인가?
2. 아동의 신체적, 인지적 능력(현재와 예상)은 무엇인가?
3. 아동의 활동 수준은?
4. 아동이 참가하고 싶은 활동이나 참여가 예상되는 활동은?
5. 아동의 지구력과 균형 능력은?
6. 아동의 시각적, 지각적 기술은?
7. 아동의 안전 의식 수준은?
8. 기기를 사용할 환경(가정, 학교, 커뮤니티)은?
9. 돌봄 제공자가 얼마나 쉽게 이용할 수 있을까?
10. 아동의 연령에 맞는 또래 상호작용을 향상시키기 위해 무엇이 필요한가?
11. 장비의 심리학적 영향은 무엇인가?
12. 장비의 안전 매개변수는 무엇인가?
13. 장비의 미적 상태는 어떠한가?
14. 장치에 어느 정도의 성장 및/또는 조정성이 내장되어 있는가?
15. 기기가 첨단 기술(맞춤형, 전동식 등)이 필요한가, 아니면 낮은 기술(선반에서 벗어나거나 일상적인 재료에서 쉽게 적응)로 되는가?
16. 비용 및 펀딩 옵션은 무엇인가?
17. 교육 및 유지관리 요구사항은 무엇인가? 이 특정 사용자 환경에서 마모와 찢김은 어떻게 되는가?

전방 워커 Anterior Walkers

앞쪽 바(그림 5.1)

어느 정도 엉덩이 굽힘 상태일 때 스스로 지탱해야 하거나 보행 중 과다폄하거나 뒤로 균형을 잃기 쉬운 아동이 사용한다.

상지 무게중심과 앞쪽 굽힘을 장려한다.

워커를 전진시키기 위해 아동이 필요로 하는 노력을 감소시킨다.

후방 워커 Posterior Walkers

뒤쪽 바(그림 5.2)

종종 사용자의 직립 자세/몸통 폄을 장려하기 위해 사용한다.

앞쪽 바가 없으므로 사용자가 테이블, 선반 및 사람 가까이로 이동할 수 있다.

아동이 사용하는 가장 일반적인 유형의 워커이다.

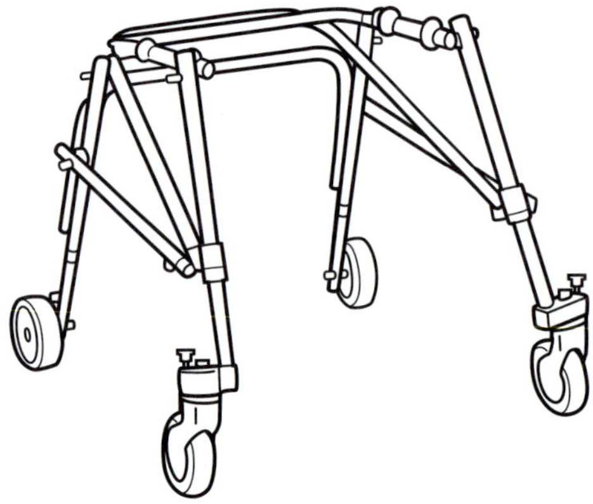

그림 5.1 전방 워커

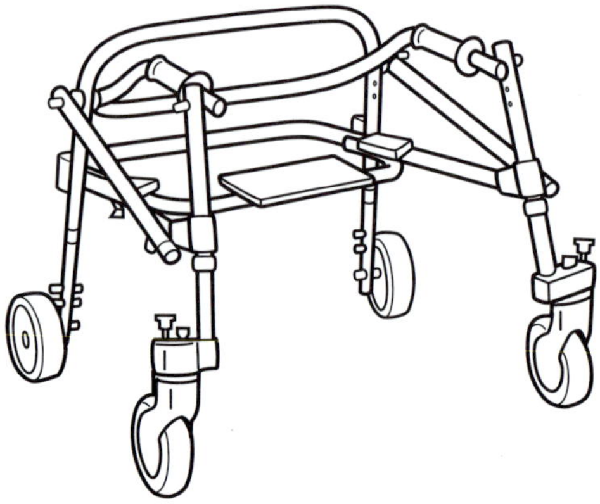

그림 5.2 후방 워커

전방 및 후방 워커에 사용 가능한 부속물/옵션

손잡이와 끈이 달린 아래팔 지지대: 표준 워커를 잡고 쉽게 유지할 수 없는 아동이 아래팔에 체중 지지를 할 수 있고 쉽게 움직일 수 있음

다양한 유형의 조절 가능한 핸들

안정화를 위한 골반 가이드

다리 분리를 위한 넓적다리 포멜(pommel), '주저 앉는 것' 방지(다리 굽힘 방지)

지구력이 약한 아동을 위한 스윙 어웨이 시트(swing-away seat)

물을 담을 수 있는 바구니나 파우치

각 특정 사용자의 기술과 요구에 따라 속도와 사용 편의성에 영향을 주는 휠, 회전바퀴, 표준 팁을 앞뒤 다리에 부착

경사면에서 뒤로 구르는 것을 방지하기 위해 부착된 등급(grade) 보조기구

넓은 기저면을 가지고 걷는 아동을 위한 큰 폭

기울어짐을 방지하기 위한 여분의 길이

대부분 보관/운반을 위해 어느 정도는 접힘

보행 훈련기(Gait Trainers) (그림 5.3)

보행에 큰 어려움이 있지만 다리로 교차 운동을 할 수 있는 아동을 위한 상지, 몸통 및 회음부 지지대를 제공하는 매우 견고하고 바퀴 달린 워커이다.

전체 또는 부분적 체중을 지지할 수 있다.

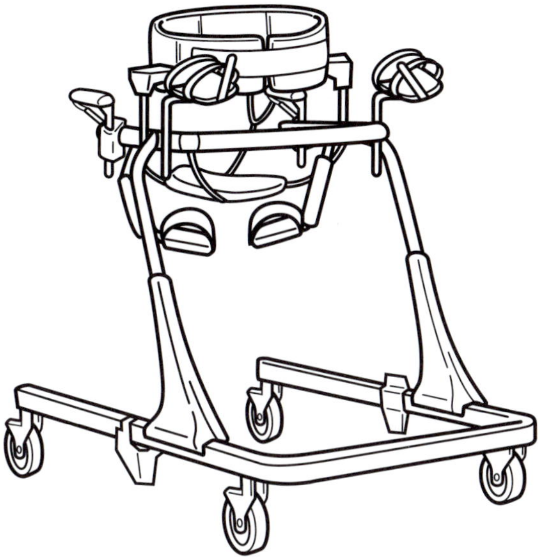

그림 5.3 보행 훈련기

일부는 보조적 휴식을 위한 좌석을 포함한다.

아동의 힘과 기술이 변화함에 따라 지지를 조절하거나 제거할 수 있다.

기능적 또는 치료 목적(심리적, 골밀도 및 심폐 운동 이점)을 위해 자주 사용된다.

바퀴 잠금 장치를 사용하여 보행 훈련기의 옆쪽 움직임을 제한할 수 있어 선형, 전방 움직임만 허용 가능하다.

파라포디아(Parapodia)

엉덩무릎 발목 보조기(HKAFO)와 유사한 기립 보조기는 고정되어 있거나 약간의 스테핑/전진을 허용한다.

아동이 자신의 신체 이미지를 발달시킬 수 있고, 좁은 공간에서 약간의 독립적인 조작을 허용하지만 기능적이거나 에너지 효율이 높지 않다.

현저한 하지 근력 약화 또는 마비가 있는 아동이 주로 사용한다.

회전 워커(Swivel Walkers)

회전 운동을 통해 직립으로 전진 가능하다.

느린 속도와 높은 에너지 요구로 인해 기능적 제한이 있다.

핸드 프리 워커(Hands-Free Walkers)

사용자는 몸통, 골반 및 하지를 사용하여 장치를 전진시킨다. 상지는 자유롭다.

목발과 지팡이(Crutches and Canes)

종종 다리 보조기와 함께 사용되며 보행기 사용과 독립보행 수행 사이의 단계에서 사용된다.

아래팔 목발 Forearm Crutches

아래팔 커프와 손잡이는 상지의 상당한 무게를 지탱할 수 있다.

지팡이 Canes (표 5.1)

표 5.1 지팡이의 형태

1점 지팡이	• 사용자의 편의 요구와 기술에 맞는 손잡이 선택 • 필요에 따라 편측 또는 양측으로 사용 가능 • 목발보다 더 나은 균형 능력이 필요함
4점 지팡이	• 1점 지팡이에 비해 안정성을 높이기 위해 4갈래의 지지대가 있는 지팡이
3점 지팡이	• 1점 지팡이에 비해 안정성을 높이기 위해 3갈래 지지대가 있는 지팡이

목발/지팡이 부속물

특수 주문된 목발 팁(tip)은 미끄러질 가능성을 줄이고 젖은 바닥에서의 핸들링을 향상시킴

사용자가 장치를 잡고 있는 동시에 손을 자유롭게 사용할 수 있는 손목 고리

이동용 목발 가방

아래팔 지지

- 손목과 팔꿈치 사이에 체중부하를 허용
- 팔꿈치 약 90° 굽힘 유지
- 편안함과 제어력 향상을 위해 더 넓은 영역에 무게를 분산
- 팔꿈치 폄이 제한된 사람에게 목발과 지팡이 사용 가능

바퀴 장치

휠체어(Wheelchairs)

고려사항

- 사용자의 생활 패턴/환경적 접근 요구/실내 및 실외 사용
- 나이
- 상지 기술
- 근력과 지구력
- 인지 기술
- 시각 및 지각 능력
- 운동 계획 기술
- 머리 및 몸통 제어/자세 요구
- 조정이 필요할 수 있는 변형
- 기대기(reclining) 요구사항
- 운반 방법
- 휠체어 장치에서 앉은 자세와 지지된 기립 자세 간 자세변환의 이점(다목적성 향상을 위한 옵션)
- 운송 요구 사항: 휠체어를 싣기 위한 트렁크 공간 또는 휠체어 경사로/휠체어를 올리고 내리는 시스템이 장착된 차량의 가용성
- 사용하지 않을 때의 보관 기능
- 독립적 또는 의존적 사용
- 가장 적합한 추진 방법: 수동 또는 동력(조이스틱, 스위치, 호흡 제어, 헤드 제어 또는 기타 시스템 사용)
- 가장 적합한 휠체어 기반 타입
- 가장 적합한 좌석 시스템
- 다른 보조기술 장치와의 인터페이스 용이성
- 의자의 무게

휠체어 기반 시스템

수동 휠체어

사용자의 상지에서 바퀴를 적극적으로 전진시키거나 누군가가 수동으로 바퀴를 밀거나 두 가지를 조합하여 추진한다.

사용 가능한 한팔 운전 모델이다.

전륜구동 모델도 사용 가능: 추진을 위해 어깨 견인력이 덜 필요하다.

적재 및 운반을 위해 접거나 분해한다.

많은 제조업체에서 수동베이스에 운송 준비 옵션을 제공한다.

유모차를 이용한 수동 휠체어 유형은 종종 아동의 돌봄 제공자가 선호한다.

전동식 시스템보다 더 작고 무게가 가볍다.

추가 전원 시스템 *Add-On Power System*

수동 의자를 수동 제어와 전원 제어 사이에서 전환할 수 있는 전원 시스템으로 변환하는 전동식 구성품(옵션)을 사용할 수 있다. 완전 동력 시스템보다 다양한 지형을 다니기는 힘들다. 보관 또는 운반을 위해 분리할 수 있다(그림 5.4).

이것은 바퀴를 교체하고 배터리와 조이스틱/연결 시스템을 추가함으로써 완성된다.

전동 휠체어보다 가벼우며 수동 모드에서 밀기 쉽고, 운반을 위해 쉽게 분해 가능하며, 필요할 때(또는 수리를 위해 전원 시스템이 장착된 경우) 수동으로 사용할 수 있다.

모든 액세스 수단을 통해 사용자가 추진할 수 있다.

전동 이동 시스템

사용자가 정지, 주행, 조향 및 속도를 명령할 수 있는 기능적 제어 메커니즘이 필요하다.

- 일반적인 기능 제어 옵션에는 조이스틱, 토글 스위치, 간단한 푸시 버튼 및 최대 네 가지 방향을 선택할 수 있으며, 아동 개인의 특정 요구 사항, 호흡 제어 활성화 및 구강 키패드(oral keypad)를 충족하도록 프로그래밍할 수 있는 웨이퍼 보드(wafer board)가 포함된다.

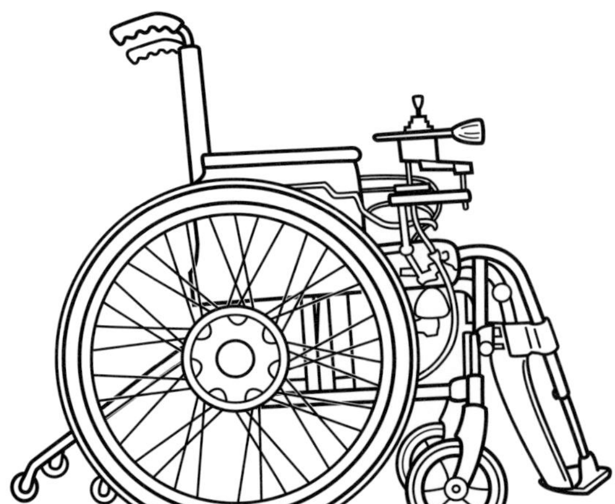

그림 5.4 추가 전원 시스템

- 기능적 제어 메커니즘의 활성화는 사용자의 입, 머리, 어깨, 팔꿈치, 손, 넓적다리, 무릎, 발 또는 일관되고 적절한 운동 제어를 제공하는 기타 신체 부위 또는 단일 근육을 통해 이루어질 수 있다.
- 교육 훈련 및 안전 목적(조향, 정지, 속도, 후진)을 위해 교환원 제어(attendant control) 기능을 사용할 수 있다.

수동 휠체어를 추진하는 데 어려움이 있는 아동을 위한 에너지 효율이 높은 이동 수단이다.

아동이 친구들과 어울리도록 허용한다.

아동의 통제력과 독립성을 증진시킨다.

실내 및 실외 사용/모든 유형의 지형에 사용 가능하다.

모든 유형의 좌석 시스템 또는 제어 메커니즘을 수용할 수 있다.

동력이 없는 의자보다 무겁고 휴대성이 제한적이다.

보관 및 이동 면에서 컴팩트하지 않다.

추가 관리가 필요하다(배터리 재충전).

아동이 통제력 및 책임감 있고 기능적인 사용법을 배우기 위해 인과 관계 및 기술과 훈련을 받도록 요구된다.

좌석 간 높이는 일반적으로 수동 휠체어보다 높으며, 이는 이동에 영향을 줄 수 있다.

표준 시스템에는 큰 뒷바퀴가 있다.

모듈형 시스템에는 4개의 작은 바퀴가 있다. 땅에 낮게 앉음, 전륜, 후륜 및 사륜구동 옵션이 회전 반경 및 안정성에 영향을 준다.

특정 모델은 위치 변경, 치료적 서기 기회, 또래의 눈높이에 있을 수 있다. 선 상태에서 주변 환경에 접근할 수 있도록 수동적으로 앉거나 서서 뒤로 움직일 수 있는 옵션을 제공한다.

일부 이동형 스탠더(mobile stander)는 서 있는 상태에서 운전 가능하다(그림 5.5).

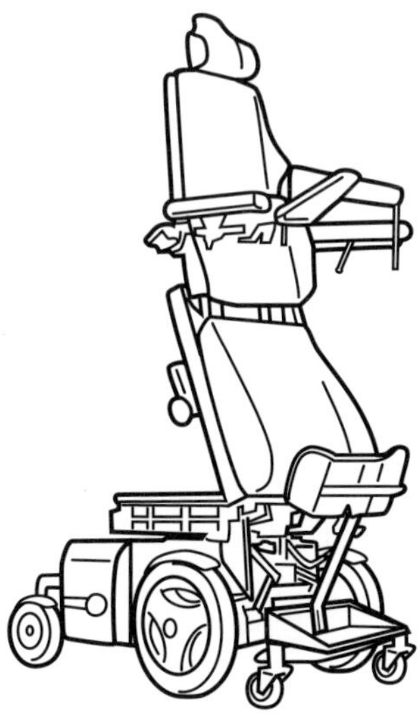

그림 5.5 이동형 스탠더

CHAPTER 5

좌석 시스템의 종류

표준: 좌석 각도와 등받이 각도가 90°로 고정된 직립 시트

리클라이닝: 180°로 리클라이닝 가능(완전히 평평한 위치), 좌석에서 바닥까지의 높이는 다양함

공간 내 틸트: 개별화된 편안함과 기능을 위해 휠체어(등받이 각도 90° 고정)의 좌석 각도를 다양하게 할 수 있다. 머리조절이 어려운 아동이 사용, 호흡 및 식사를 지원, 자세 재정렬 가능

선형(평면) 좌석 시스템

자세 정렬을 위해 일반적인 평평한 지지대 사용

고정된 변형이 없는 아동의 경우

성장을 고려한 상당한 조정성

최소한의 비용

컨투얼(모듈식) 시트

앉은 자세를 지지하기 위해 신체의 특정 부위(허리, 엉덩이, 넓적다리)를 수용하도록 좌석의 윤곽(contouring)을 잡는다.

상당한 지지가 필요한 아동이나 척추 또는 기타 구조적 변형이 발생하거나 확립된 아동이 자주 사용한다.

선형 시스템보다 압력 완화 효과가 우수하다.

성장에 따른 지속적인 조정이 필요하다.

맞춤형 좌석 시스템

컨투어링과 개별화에 효과적이다.

일반적으로 자세 유지에 복합적인 문제가 있는 아동이나 변형의 정렬/기능/조정을 위해 많은 지지가 필요한 아동에게 사용된다.

비정상적인 자세 조절에 도움을 줄 수 있다.

압력을 경감하고 욕창 예방에 도움이 되도록 설계 가능하다.

제한된 조정성 및 성장 조절에 도움을 준다.

고가의 장비이다.

모든 좌석 시스템용 부속품

머리 받침/주변 지지대: 지지, 위치 지정 또는 운송 안전

몸통 지지대: 하니스 시스템, H 스트랩, 측면 지지대(고정, 스윙 어웨이)

어깨 뒤 당김(retractor) 스트랩 또는 어깨 내밂(protractor) 패드

올바른 자세 유지를 위한 골반 정렬 유지와 안전을 위한 무릎 벨트(lap belt)

모음/벌림 자세 유지를 위해 넓적다리의 가쪽/안쪽 지지대

밀림 방지 의자(antithrust seat)는 엉덩 폄으로 인한 부적절한 자세를 방지하기 위해 컨투어링이 있음

다리/발의 정렬과 편안함을 위한 발판, 스트랩 및 신발 홀더

상지 자세 유지 및 체중지지를 위한 팔 지지대

목재, 투명 아크릴 또는 폴리 카보네이트로 제작된 트레이

비대칭 골반 높이를 교정하는 웨지

자세 유지, 편안함, 피부 보전을 위한 허리 패드 혹은 좌석 쿠션

적절한 착석을 위한 지침

표 5.2 참조

표 5.2 올바른 착석을 위한 지침

	최적의 위치	일반적인 문제	가능한 해결책
머리/목	정중선을 향하고 있음. 양쪽으로 자유롭게 회전 가능. 중립의 목	편측으로 머리를 기울임. (앞쪽) 머리 굽힘, (뒤쪽) 머리 폄, 머리 내밂 자세	골반과 몸통 위치를 확인. 어깨 복합체의 위치 및 지지점 점검. 다른 머리 지지대를 사용. 시각적 문제를 고려
어깨	대칭/수평. 회전 없음, 올림/내림. 어깨뼈 내밂/뒤당김 없음	편측이 올림 또는 앞/뒤 회전. 어깨뼈 내밂/뒤당김	H-스트랩 하니스 사용. 어깨뼈에 내밂 패드. 전반적인 몸통 위치 확인
상지	무릎, 팔걸이, 팔꿈치 높이의 트레이에서 편안하게 휴식	트레이 또는 팔걸이 높이가 부적절함(일반적으로 너무 낮음)	트레이 조정. 트레이 기울임 가능
몸통/척추	중심선. 어느 한쪽으로 기울어지지 않음	몸통을 어느 한쪽으로 기댐. 척추뒤굽음, 척추옆굽음 자세	몸통 스트랩을 조정. 정적 변형의 조정을 위한 시트 삽입물 필요. 허리 쿠션 사용. 몸통 하니스 시스템 확인
허리/골반/엉덩이	약간의 전방 경사. 좌우 대칭. 의자에 등을 완전히 붙이고 앉음. 양쪽의 궁둥뼈 결절에 동일한 체중부하. 엉덩관절 90°(혹은 90° 이상) 굽힘	과도한 전방 경사. 후방 경사. 한쪽 엉덩이가 더 높음. 골반의 한쪽이 앞쪽이나 뒤쪽으로 회전됨. 골반이 한쪽으로 기울어짐. 엉덩이 관절의 과도한 굽힘	전방 경사를 교정하기 위해 약간의 엉덩관절 굽힘 자세 유지. 등받이에 붙어 앉았는지 확인. 엉덩 부위를 통과하는 좌석 벨트와 적절한 좌석 길이. 심한 근 단축이 골반을 뒤로 당길 수 있으므로 넙다리 뒤근의 길이를 확인. 대칭적인 높이를 위해 필요하다면 엉덩이 아래에 리프트(lift)를 추가. 시트가 너무 뒤쪽으로 기울어져 있을 수 있음

CHAPTER 5

표 5.2 올바른 착석을 위한 지침(계속)

	최적의 위치	일반적인 문제	가능한 해결책
넓적다리	편안함을 위해 중립 또는 약간의 벌림. 중립 회전. 슬와 영역 바로 앞까지 좌석과 완전히 접촉	넓적다리 모음 및 안쪽 돌림. 넓적다리가 시트에 의해 완전히 지지되지 않음	벌림 포멜(pommel)을 사용. 적절한 좌석 너비를 확보. 좌석 길이 조정. 다리 길이 차이가 있는 경우 발판 높이를 조정
무릎	굽힘 90°	좌석의 앞쪽은 무릎 뒤쪽에 닿음. 무릎 위가 트레이 바닥에 닿음	좌석 길이를 짧게 조정. 상지 조건에 따라 트레이 높이 조정
발목/발	발판 위에서 90° 또는 약간의 발등 굽힘 상태로 편안하게 휴식	발을 안/밖으로 돌림. 발의 엎침	발판에 고정 스트랩을 사용. 아동이 보조기를 착용하도록 지도

휠체어 좌석 측정 지침

표 5.3 참조

표 5.3 좌석 측정 지침

측정	기술	특별 고려 사항
좌석 너비	• 브레이스(brace)를 착용한 상태의 엉덩이 또는 허벅지 폭에서 2~4인치 추가	• 넓적다리 측면 보호대가 있는 경우 3인치 추가 • 벌림 포멜 또는 안쪽 넓적다리 지지대가 있는 경우 3인치 추가
좌석 깊이	• 엉덩이 뒷부분부터 각 무릎 안쪽 굽힘까지 (다리길이 차이가 있는 경우) 1~1.5인치 차감	• 깊이 조절이 가능한 하드웨어를 사용하는 경우, 총 깊이에 조정량 추가(예: 아동의 길이가 12인치인 경우 깊이는 11인치. 성장이 2인치인 경우, 최종 13인치 깊이의 하드웨어 주문)
등받이 높이	• 양쪽 엉덩이 밑면부터 (1) 겨드랑이, (2) 어깨 상단, (3) 양쪽 머리 상단까지 측정	• 스스로 휠체어를 추진하고 앞가슴 지지대를 필요로 하지 않는 아동의 등받이 높이는 겨드랑이까지임 • 아동이 앞가슴 지지대와 머리 지지대를 필요로 하는 경우 등받이 높이는 어깨 최고점임 • 시트 쿠션을 사용하는 경우, 높이 측정에 쿠션 두께의 1/2을 추가
가슴 너비	• 겨드랑이에서 1인치 아래 가슴을 가로질러 측정	• 가슴 너비는 가쪽 몸통 지지대 사이에 필요한 최소 거리
가슴 깊이	• 겨드랑이에서 1인치 아래 가슴 깊이 측정	• 가슴 깊이는 가쪽 몸통 지지대 패드에 필요한 최소 길이(평면 패드의 경우) • 곡선 또는 윤곽이 있는 측면 지지대 패드를 사용하는 경우, 가슴 깊이 측정에 최소 1인치를 추가
발판 높이	• 아동이 신발과 브레이스를 착용한 상태에서 넓적다리 바닥에서 발뒤꿈치 바닥(발목 90° 발등 굽힘)까지 측정	• 시트 쿠션을 사용하는 경우 쿠션 두께의 1/2을 차감 • 발판은 바닥에서 2인치 이상 떨어져야 함 • 발판 각도가 90°인 경우, 발판이 전면 캐스터의 높이와 같아야 함

Kurtz, L., Dowirk, P., Levy, S., & Batshaw, M. (Eds.). Handbook of Developmental Disabilities. Gaithersburg: Aspen으로부터 허가를 받음.

전동 좌석 스쿠터(Motorized Seated Scooter)

이동을 위해 옆으로 회전할 수 있는 좌석을 갖춘 전동식 이동기구: 스쿠터 중앙에 장착된 핸들 바이다(그림 5.6).

좌석은 특별한 이동 기술이 요구되는 표준 좌석보다 높다.

자세 지지가 제한적이기 때문에 사용자는 앉기 균형이 적절해야 하며, 사용하기에 적합한 신체 크기여야 한다.

노뼈의 큰 회전 반경(turning)이 필요하다.

아동은 핸들 바를 움직이고 전진/후진 모드를 작동하기 위해 적절한 상지 조절 및 악력이 필요하다.

주행 제어 장치는 핸들 바의 왼쪽 또는 오른쪽에만 있을 수 있다.

사용 교육이 필요하다(속도 제어, 후진, 회전, 승하차, 안전).

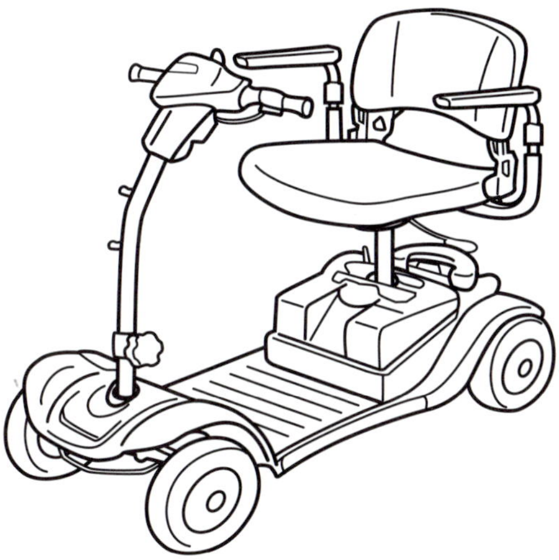

그림 5.6 전동 좌석 스쿠터

전동 기립 개인용 이동 장치(Motorized Standing Personal Mobility Devices)

세그웨이(Segway®) 또는 T3 모션 차량은 직립 이동성을 원하는 보다 성숙한 아동/청소년을 위한 옵션이 될 수 있다(그림 5.7).

핸들 바를 잡고 탐색하는 동안 사용자는 상당한 시간 동안 서기가 가능해야 한다.

사용 교육이 필요하다(속도 제어, 후진, 회전, 승하차, 안전).

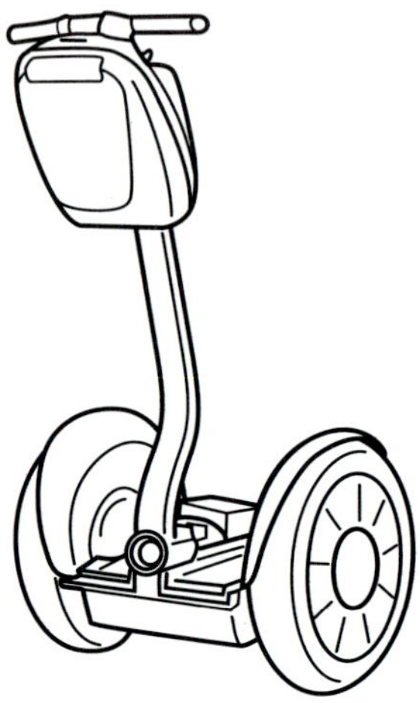

그림 5.7 Segway®

비전동 스쿠터(Nonmotorized Scooters)

프론 스쿠터 Prone Scooters

아동은 손으로 땅을 밀어서 추진한다.

수술 후 이동 목적 또는 하지 체중부하를 하지 않는 경우에 주로 사용한다.

시트 스쿠터 Seated Scooters

측면에 큰 바퀴가 달린 바닥이 낮은 고 카트(go-cart) 형태이다.

상지에 의해 추진된다.

주로 아동의 첫 번째 이동성 장치이다.

효율적으로 기어 다니지 못하거나 휠체어 가능 전 훈련장치(pre-wheelchair training device)로 사용한다.

비전동 이동 스탠더(Nonmotorized Mobile Standers) (그림 5.8)

기립 이동성 목적이다. 대형 푸시 휠이 장착된 경우 돌봄 제공자 또는 사용자가 추진 가능하다.

이동성 기립 자세를 유지하고 주변 환경(싱크대, 테이블) 및 또래의 키에 접근할 수 있도록 돕는다.

일부는 서기와 앉기의 자세 변환이 가능하도록 설계된다.

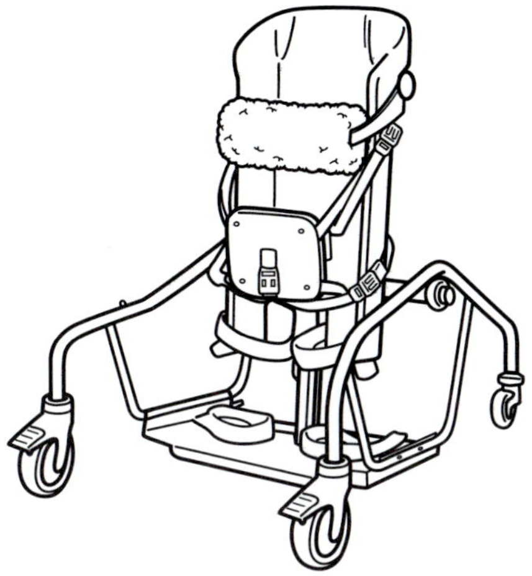

그림 5.8 비전동 이동 스탠더, 기립장치

이동에 사용되는 추가 장치(Additional Devices Used for Mobility)

개조되고 상용화된 전동 장난감 자동차(ride-on car)는 이동성, 독립성, 제어 및 동료와의 상호작용을 촉진하는 옵션이다(그림 5.9).

시판되는 재료로 개별 요구 사항을 충족하도록 개조 가능하다.

최소한의 인과관계기술이 필요하다.

3세 미만의 아동이 사용 가능하다.

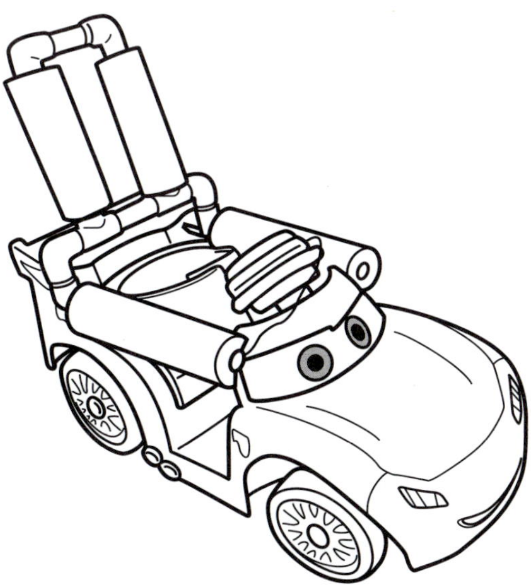

그림 5.9 전동 장난감 자동차

유모차(Strollers)

고려사항

- 무게와 휴대성
- 수용할 아동의 몸 크기
- 간편한 운반 및 보관
- 미관
- 자세 조절 제공
- 안전벨트 고정 시스템
- 지형 접근성

상업용 유모차 Commercial Strollers

아동이 자랄 때까지 사용할 수 있다.

좋은 자세를 유지하기 위해 개조된 좌석 삽입물(seating insert)과 함께 사용 가능하다.

특수 유모차 Specialized Stroller

일반적인 유모차와 비슷하다(그림 5.10).

키가 크고 무거운 아동(최대 56kg)이 허용된다.

특수 유모차용 부속물

- 가쪽의 머리 및 몸통 지지대
- 몸통 하니스 또는 강한 지지 시스템

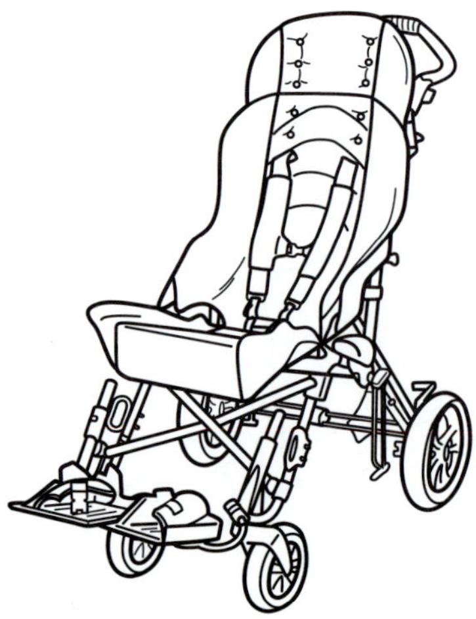

그림 5.10 특수 유모차

- 엉덩관절 벌림 포멜
- 발판
- 발/발목 스트랩
- 트레이

보조기 Orthoses

보조기는 신체의 다양한 부분의 정렬을 교정하거나 지지하기 위한 장치이다.

고려사항

- 아동의 이동성 모드
- 아동의 의사소통 및 인지기술(보조기 착용의 적합함과 편안함에 관한 의사소통 목적)
- 아동의 생활패턴/활동(무게 및 외관을 포함한 보조기의 실용성)
- 어린 아동은 보조기를 착용하고 벗는 데 도움이 필요
- 보조기는 성장에 맞춰 지속적인 조정 및 교체가 필요

보조기는 기능을 개선하고, 적절한 성장 및 발달을 촉진하며, 근육의 긴장도에 영향을 미치고, 근육 및 기타 연부조직이 과도하게 늘어나는 것을 방지하기 위해 관절의 정형외과적 정렬 및 지지를 개선하거나 교정하도록 설계된 맞춤형 또는 기성품 기계 장치이다.

아동의 생체 역학 및 보조기 제작에 대한 경험, 전문 지식 및 특정 교육을 받은 개인이 설계 및 제작해야 한다.

모든 보조기가 제공하는 조절(control)과 제한(restriction)의 섬세한 균형이 요구된다.

보조기 착용의 영향을 받는 근육의 활성도는 최소화되어 위축될 수 있다.

슈 인서트에서 종아리 높이의 지지대를 포함하는 기성품 보조기들이 있다.

하지 보조기(Lower Extremity Orthoses)

다양한 형태의 지지 및 정렬을 제공하는 여러 유형의 하지 보조기(표 5.4, 그림 5.11)

발달성 엉덩관절 이형성증(developmental hip displasia)에 자주 사용되는 보조기

- 파블릭 하니스(프리워킹): 벌림/굽힘으로 엉덩관절을 유지하기 위해 앞/뒤 스트랩이 있는 어깨 하니스
- 휘튼 보조기(Wheaton Brace): 엉덩관절 굽힘 90°, 벌림 40~80°(조절 가능), 출생 후~19개월 이상
- Dennis Browne 바(걷기 전 사용): 엉덩이와 무릎을 구부리고 엉덩이를 벌림함
- 보행 가능한 아동을 포함한 다양한 유형

표 5.4 하지 보조기

장치의 종류	목적	기술
슈 인서트(Shoe insert)	• 경증의 엎침(pronation)이 있는 아동을 위한 아치(arch) 지지 및 고유수용성 감각 입력	• 발바닥을 따라 연장되는 플라스틱 및/또는 폼(foam) 신발-안 패드, 발뒤꿈치, 아치 및 발볼/발가락에 대한 윤곽
복사 밑 보조기 (Inframalleolar orthosis, IMO)	• 내부 기둥(posting)이 있는 힐 스태빌라이저(내측 아치 지지대와 같은). 모든 평면에서 발목 운동을 허용. 유연한 엎침발(pronated foot)에 사용	• 고온 또는 저온 플라스틱. 복사뼈 아래 레벨에서 발 뒤에서 앞으로(발볼 또는 발가락) 연장
복사 위 보조기 (Supramalleolar orthosis, SMO)	• 내부 기둥이 있는 힐 스태빌라이저(내측 아치 지지대와 같은). 목말밑 관절(STJ)의 중립 위치를 지지하고 발등과 발바닥 굽힘을 허용하지만 측면 운동을 제한함	• 플라스틱. 복사 레벨 위로 발 뒤에서 발 앞으로(발볼 또는 발가락) 연장
발목 발 보조기 (Ankle-foot orthosis, AFO) • 비관절형(solid-ankle) • 관절형(hinged) • 전방 쉘/바닥 반응	• 중립 STJ를 지지. 단단한 발목 디자인은 무릎의 과도한 폄을 예방하기 위해 발목을 중립(90°) 또는 약간 더 구부려 고정. 하지 보조기의 대부분을 지원함. 정강뼈의 전진을 허용하지 않음 • 힌지형 디자인은 약간의 발등 굽힘(때로는 발바닥 굽힘)을 허용하지만 발목에서의 자연스러운 삼면 운동과는 다른 방식. 실제 발목 움직임의 제한에 의해 네발기기 또는 무릎서기에서 내측 무릎 인대 이완에 영향을 미칠 수 있음 • 웅크림이 심한 경우 보행 중 무릎을 완전히 펴는 데 사용되는 전방 쉘이 있는 AFO	• 플라스틱. 종아리뼈머리 수준에서 발 아래 또는 발가락까지 연장되며, 앞쪽 쉘(shell)은 플라스틱으로 만들어졌으며 AFO 위에 맞음
동적 발목-발 보조기 (Dynamic ankle-foot orthosis, DAFO)	• 근 긴장도를 줄이면서 약간의 움직임을 허용함	• 전체 접촉 AFO
무릎 발목 보조기 (Knee-ankle-foot orthosis, KAFO)	• 척수수막류와 같은 현저한 하지 약화를 가진 아동의 기립 또는 보행에 사용. 무릎관절은 어느 정도의 굽힘(0~5°)으로 고정되거나 능동 굽힘을 허용함	• 무릎 위에서 발바닥까지 연장
엉덩이 무릎 발목 보조기 (Hip-knee-ankle-foot orthosis, HKAFO)	• 현저한 엉덩관절 및 하지의 근육약화가 있는 아동의 기립과 보행에 사용됨	• 엉덩관절/골반 수준에서 발바닥까지 확장됨. 골반 밴드 포함. 무릎 굽힘 또는 폄으로 잠금(locking) 가능
교차 보행 보조기 (Reciprocating gait orthosis, RGO)	• 높은 수준(L1~3)의 척수수막류 또는 척수 손상이 있는 아동의 교차 보행을 허용함 • 한쪽 엉덩이의 굽힘을 돕고, 다른 쪽 엉덩이의 폄을 지원. 무릎 폄 상태로 고정되거나 굽힘 가능. 스테핑은 측면 체중 이동에 의해 시작됨	• 몸통과 합동하기 위해 몰드 바디 재킷이 있는 HKAFO. 무릎 굽힘 또는 폄으로 잠금 가능
등 중심 보조기 (Isocentric brace)	• RGO와 동일하지만 일부 아동이 조작하기가 더 쉬울 수 있음	• RGO와 유사하지만 넓적다리 지지가 약함

표 5.4 하지 보조기(계속)

장치의 종류	목적	기술
서고, 걷고, 앉는 엉덩관절 보조기 (Standing, walking, and sitting hip orthosis, SWASH)	• 앉고 서고 걷는 동안 과도한 엉덩관절 모음과 안쪽 돌림을 방지하여 가위 보행을 감소시킴. 관절의 협동성을 향상시키기 위해 적절한 하지/골반 정렬을 유지하는 데 도움	• 골반 밴드, 넓적다리 커프 및 스틸 커넥터로 구성
트위스터(Twisters)	• 보행 중 엉덩관절의 과도한 안쪽 또는 가쪽 돌림에 반대 작용	• 끝에 발 고리가 달린 2개의 부착된 패브릭 스트랩이 있는 골반 밴드로 구성

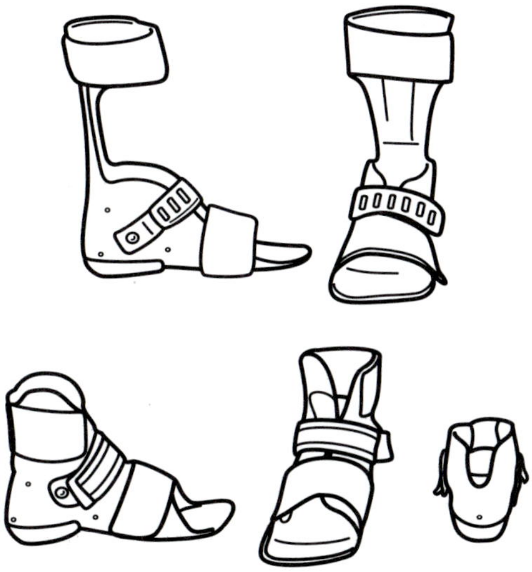

그림 5.11 하지 보조기

신발 수정

- 여분의 폭과 깊이: 신발과 함께 착용할 수 있는 보조기를 수용하기 위해 수많은 회사가 쉽게 신고 벗을 수 있도록 고안된 신발을 설계
- 리프트: 다리 길이 불일치를 조정

상지 보조기(Upper Extremity Splints)

손, 손목, 손가락 및 팔꿈치에 대한 지지를 제공하여 기능을 개선하고 기능적 운동 범위를 늘리거나 유지하는 데 도움을 준다.

정적 보조기|Static Splints (표 5.5)

하나 이상의 관절을 적절한 정렬 상태로 유지한다.

부동 요인으로 인해 기능에 영향을 줄 수 있다.

부드럽고 유연하며 단단한 재료로 제작한다.

표 5.5 정적 보조기

경직-감소 보조기(Spasticity-reduction splints)	• 손목, 손가락 및 엄지 폄 및 손가락 벌림 유지 • 손목과 손의 굽힘 긴장도 감소에 도움
반동적 보조기(Semidynamic splints)	• 특정 분절을 고정시키는 동안 다른 분절이 자유롭게 움직이도록 허용
콕업 스플린트(Cock-up splints)	• 손목과 손바닥 지지. 손가락은 자유롭게 움직임
썸 루프(Thumb loops)	• 네오프렌과 같은 부드러운 소재로 제작 • 엄지손가락의 중수골을 벌림과 폄 상태로 유지 • 손목과 손의 기능적 사용 중 자측 치우침을 줄이는 데 도움
체중지지 손 보조기(Weight-bearing hand splint)	• 치료 활동 및 자세변환을 돕기 위해 정렬된 체중지지 자세도 상지를 유지하는 데 사용
손가락 벌림 보조기(Finger abduction splints)	• 손가락의 벌림 및 폄을 유지하도록 함

동적 상지 보조기(표 5.6)

신체 정렬 및 운동 범위를 개선하는 데 도움이 되는 동적인 부분을 포함한다.

표 5.6 동적 상지 보조기

정형외과적 손목 부목 (Orthokinetic wrist splints)	• 손목과 손 굽힘에 압력을 가하는 손에 배치된 원뿔로 구성 • 팔뚝 쉘은 팔뚝 굽힘근육에 압력을 가함
마키논 부목(Mackinnon splints)	• 손의 손바닥에 나무 다웰을 배치하여 손바닥 내재 굽힘근을 스트레칭 • 손등에 끈과 플라스틱 조각으로 고정 • 뇌성마비 아동을 위해 제작
'J' 부목(대향 위치에 엄지가 있는 동적 손목 및 아치 지지대)	• 문자 'J'와 비슷한 방식으로 엄지손가락을 감는 손바닥 막대를 사용 • 동적 힘을 사용하여 손목을 정렬 상태로 유지하고 손 굴곡에 압력을 가하여 굽힘근 긴장도를 감소시킴
동적 스플린트(Dynasplints)	• 일정한 장력을 제공하고 동작 범위를 증가시키기 위해 조정될 수 있는 보강 시스템 • 다양한 관절에서 사용 가능 • 비싸고 관리가 복잡함

머리뼈 리몰딩 보조기(Cranial Remolding Orthoses)

머리뼈 모양 이상/표면 확장술에 사용한다.

부드러운 폼 라이너가 있는 플라스틱 쉘(pseudohelmet)이다.

영아의 머리에 맞춤 성형이 가능하다.

아동의 성장에 따라 보조기의 교정하는 힘/방향을 제시하여 점차 머리모양이 변화된다.

빈번한 재조정이 필요하다.

일반적으로 3~18개월 사이의 아동에게 사용한다.

목 보조기(Cervical Braces)

신체 중심선에서 머리와 목을, 수평 위치에서 눈을 지지하거나 안정화하거나 자세를 교정하는 데 사용된다.

어깨, 턱 및 후두부를 포함할 수 있다.

시중에서 판매되거나(일반적으로 연질 폼으로 제작) 맞춤형(경질 또는 연질 소재로 제작)이다.

기운목(torticollis)에서 사용될 수 있다. 점진적으로 머리/목의 대칭적인 자세를 촉진하기 위해 견고한 재질로 제작한다.

압박 의류(Compression Garments)

탄성체(Lycra/스판덱스)와 같은 탄성 물질로 만들어진 피팅 바디 수트, 셔츠, 바지/반바지 및 장갑으로, 기성복 또는 맞춤 착용이 가능하다. 자세 지지 및 감각 입력을 제공하도록 설계되었다.

테이핑(Taping)

신체 부위의 바른 정렬과 고유수용성 감각 입력을 촉진하는 데 사용된다.

척추 보조기(Spinal Orthoses)

목적에 따라 경성(맞춤형) 또는 연성/탄성(맞춤형 또는 기성품 크기)을 선택한다.

척추측만증(Scoliosis Orthoses) (표 5.7)

현저한 약화 또는 커브가 있는 경우 몸통 및 가슴우리의 지지 및/또는 바른 정렬이 요구된다.

자세의 편안함, 호흡, 말하기, 머리 조절 및 상지 기술 향상이 목적이다.

쉽게 수정 가능한 자세 요구와 함께 사용되는 코르셋이 사용된다.

표 5.7 척추측만증 보조기

가슴-허리부 엉치 보조기 (Thoraco-Lumbar-Sacral Orthosis, TLSO)	허리 엉치 보조기 (Lumbar-Sacral Orthosis, LSO)	소프트 커스텀 바디 재킷/코르셋 (Soft Custom Body Jackets/Corsets)
• 보다 중요한 지지/수정이 필요할 때 사용 • 맞춤형 플라스틱 디자인 • 중등도 측만증에 대한 곡선 진행 제한 (25~45° 변형) • 일반적으로 골격 성숙까지 사춘기 동안 하루 24시간 착용	• 일반적으로 단일 'C' 곡선 정렬에 사용 • 밤에만 착용 가능	• 정렬 지원

의지 Prostheses

의지는 질병, 외상 또는 선천적 원인의 결과로 팔다리 또는 신체 일부를 대체하기 위한 장치로, 외관 또는 기능을 위해 사용될 수 있다.

고려사항

- 아동의 이동성 모드
- 아동의 의사소통 및 인지 능력(의지의 적합함과 안락함을 전달하기 위해)
- 아동의 생활습관/활동(무게 및 외관을 포함한 장치의 실용성)
- 아동은 의지를 입고 벗는 데 도움이 필요하다.
- 장치는 성장에 적응하기 위해 지속적인 조정 및 교체가 필요하다.

고객(아동, 돌봄 제공자)의 목표를 지원해야 한다. 목표는 미용 또는 기능일 수 있다. 아동이 자라거나 활동적이 될 때 팔다리 길이/둘레 변화를 주기적으로 조정해야 한다. 어린아이들의 경우, 매년 더 자주 조정해야 한다.

상지 의지

유형: 어깨, 위팔뼈 대체, 노뼈 대체, 손(부분 또는 전체), 손가락

수동적(미용) 의지

실리콘, 성형 폼, PVC 또는 라텍스로 제작

첫 번째 유형의 의지는 일반적으로 아동이 앉아서 두 손/팔을 사용하여 놀기 시작할 때 도입되지만(생후 6개월), 아동이 신체 도식(body scheme)에 통합될 수 있도록 더 일찍 도입하는 것이 가장 좋다(3개월). 일반적인 체중 지지에도 사용된다.

움직이는 부분이 없다.

능동적(기능적) 의지(표 5.8)

다양한 재료로 제작한다: 금속 및 플라스틱

더 많은 조절을 허용하고 특정 활동이나 스포츠에 사용하도록 설계될 수 있다.

일반적으로 후기에 사용된다.

움직이는 부분이 있다.

표 5.8 능동적 의지

신체-전동 의지 (body-powered prosthesis)	• 후크 앤 케이블 시스템 • 어깨뼈와 같은 신체의 다른 부분을 움직여 케이블을 통해 말단 장치의 움직임이 발생함 • 어깨로 구동되는 기존의 자발적 개방 후크 말단 장치(개폐만 가능) • 일반적으로 미취학 아동(3~5세)의 경우
근 전기 의지 (myoelectric prosthesis)	• 아이가 활성화해야 하는 근육 기능을 사용함. 소켓 안에 센서가 있어 아동의 자발적 움직임에 의해 생성된 근육 활동을 감지함. 센서는 이러한 전기적 활동을 감지한 다음 신호를 증폭하여 말단 장치를 열거나 닫음. 더 무겁고, 비용이 많이 들며, 더 많은 유지 보수 및 수리가 필요함 • 일반적으로 나이가 많은 아동 대상(10세 이상)
하이브리드(hybrid)	• 근 전기 의지(myoelectric)와 신체-전동 의지(body-powered)의 혼합
특수 의지	• 스포츠 또는 특정 활동

하지 의지(표 5.9)

유형: 엉덩관절 이단술/편측골반절제술, 넙다리 경유(transfemoral), 정강뼈 경유, 발, 발가락

일반적으로 아동이 당겨 일어서기(pull to stand)를 시작할 때(8~12개월) 시작되지만 아동이 신체 도식(body schema)에 통합되기 위해 조기에 도입될 수 있다.

일반적 원칙

- 착용 시간을 점차적으로 늘려야 한다.
- 불편한 경우 더 잘 맞도록 제거했다가 다시 적용해야 한다.
- 사용자는 의지의 적합성과 기능에 영향을 줄 수 있는 체중변화를 피해야 한다.

표 5.9 하지 의지

엉덩관절 이단 및 편측골반절제술 의지	• 맞추기가 어려울 수 있음 • 구성 요소, 특히 소켓은 최대한의 안전과 안정성, 편안함을 제공하도록 신중하게 구성해야 함 • 아동이 체중을 견디기 위해 궁둥뼈(ischium)를 사용할 수 있기 때문에 소켓은 최대한의 안정성을 제공하기 위해 궁둥뼈를 바로 잡아야 함
무릎 의지	• 안정성을 위해 무관절형 무릎을 초기에 사용 • 3세까지 관절형 무릎 의지로 이동 • 실제 다리와 유사하도록 미용형 피부 커버를 추가할 수 있음
넙다리 경유(무릎 위) 의지	• 소켓, 무릎, 생크(shank) 및 발목/발 영역이 있음. 미용 또는 기능성일 수 있으며 각 영역이 관절형이거나 잠겨 있을 수 있음 • 일정한 마찰: 유각기 중 하나의 속도로 무릎을 제어 • 다중심성: 일반적인 보행과 유사한 회전 중심 이동 • 유압: 압각기 제어 기전과 함께 유각기/속도 조절은 전형적 보행과 유사. 더 무겁고 비용이 많이 들고 유지 보수가 더 필요함 • 유각기/속도 제어를 위해 공압 및 컴퓨터/마이크로 프로세서로 제어되는 버전. 유압보다 더 가벼움
정강뼈 경유(무릎 아래) 의지	• 소켓, 생크, 정강이 및 발 부분이 있거나 생크 및 발목/발이 한 부분일 수 있음
특수 의지	• 특정 운동 및 여가 활동
의지 발	• 무관절형 미용 발: 사실적인 외관을 위해 발가락을 포함할 수 있음 • SACH(solid ankle cushion heel): 유연한 발뒤꿈치 재료로 인해 약간의 발목 움직임을 허용함. 소아과에서 주로 사용됨. 경량 • SAFE(solid ankle flexible endoskeletal/flexible heel): 유연한 밑창과 발꿈치가 고르지 않은 표면에서 발의 유연성을 높여 줌 • 단일 축 발: 경첩 발목 관절 • 다축 발: 고르지 않은 표면용. 더 무겁고 더 비싸고 더 많은 유지 보수 필요(윤활) • 에너지 저장 발/동적 반응 발: 유각기 시작을 위한 밀어내기를 보조하도록 롤 오버 동안 스프링 같은 내부구조물을 동반한 유연한 밑창/발꿈치에서 에너지를 흡수함. 운동/달리기와 관련된 높은 연령의 아동에게 가장 적합함. 일부는 최대 충격을 흡수하기 위한 고급 기능을 가지고 있음
부분 발 복원	• Symes 의지: 발목 자체의 절단에 사용됨. 소켓과 생크가 일체인 무릎 아래 의지. 수정된 발이 사용됨 • Chopart 의지: Chopart 관절을 통한 절단에 사용됨

- 의지의 기능과 보호를 위해 신발 굽 높이를 가능한 일정하게 유지해야 한다(신발 선택 및 마모 문제).
- 임시(pylon) 의지는 절단 수술 사이의 재활 기간과 스텀프(stump)가 안정화되었을 때/최종 의지물 피팅 시 사용한다. 소켓과 발 사이에 간단한 임시 의지를 사용하고 허리 끈으로 스트랩 의지를 고정시킨다(그림 5.12).

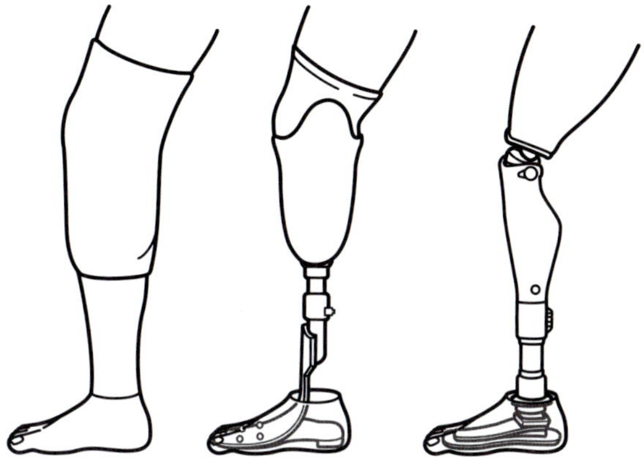

그림 5.12 임시 의지(pylon)

자세유지 기구 Positioning Device

지지, 안정성 및 개선된 신체 정렬에 의한 기능을 향상시킨다.

직접 자세(upright positioning)에 대한 접근을 제공한다.

활동의 참여에 영향을 줄 수 있다.

바닥 또는 앉거나 서는 모든 기능적 위치에 사용 가능하다.

사용 중 안전과 감독을 보장한다. 자유로운 움직임과 균형을 유지하고 동일한 위치에서 너무 오래 사용하는 것을 방지하기 위해 하루 종일 사용하는 것을 제한한다.

플로어 기반 자세 보조기구(Floor-Based Positioning Aids)

다조각 플로어 포지셔너 Multipiece Floor Positioners

엎드린 자세, 바로 누운 자세, 옆으로 누운 자세 및 앉은 자세를 지지하기 위한 다양한 옵션을 제공한다(그림 5.13).

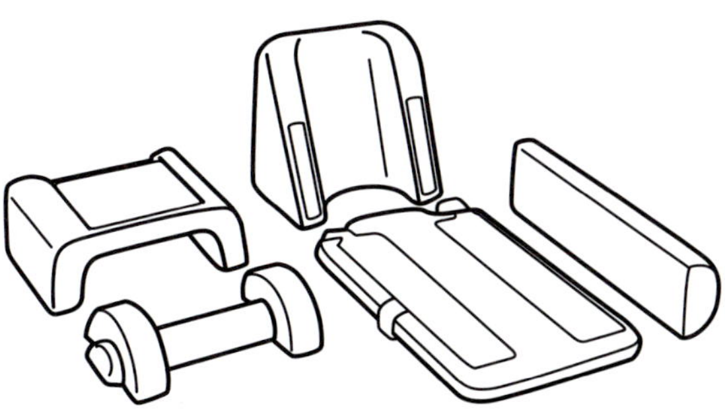

그림 5.13 텀블폼의 태드폴(tadpole)

모든 체격의 아동을 수용할 수 있는 다양한 크기이다.

장난감 놀이나 식사를 위한 트레이(tray)와 팔꿈치 지지로 엎드려 놀기 위한 지주(prop)를 포함하는 조절 및 교체 가능한 다양한 부품이 있다.

안전벨트와 트레이가 있는 폼 바닥 의자(foam floor chair): 이러한 자세유지 도구에서는 시간 제한을 두어야 한다.

큐브 의자: 미끄럼 방지 매트를 추가하여 시트에서 미끄러짐을 방지할 수 있다.

플로어 쿠션 Floor Cushions

엎드린 자세, 옆으로 누운 자세, 똑바로 누운 자세와 같이 원하는 위치에 배치 가능한 웨지(wedge), 롤(roll), C형 쿠션

영아 시트 Infant Seats

연질 폼(soft foam)으로 제작된다(그림 5.14).

바닥에서 독립적으로 사용하거나, 플로어 시터 베이스와 휠 플랫폼, 유모차, 휠체어, 치료용 그네 위에서 사용할 수 있다.

휠베이스 옵션이 있을 수 있다.

양손 사용이 가능하다.

또래와의 상호작용을 촉진할 수 있는 연령에 적합한 발달학적 자세를 허용한다.

거의 모든 각도로 기울어질 수 있다.

최적의 엉덩관절 또는 척추 자세를 지지하지 않기 때문에 주로 유아에게 사용된다.

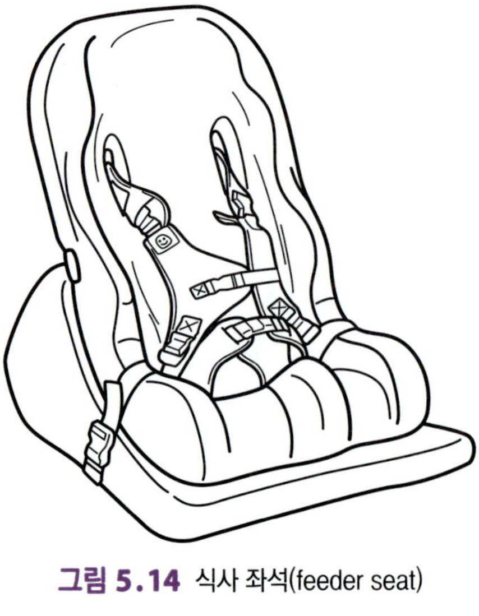

그림 5.14 식사 좌석(feeder seat)

사이드 라이어 Sidelyers

머리와 몸통이 중립으로 있으면서, 정중선에서 팔을 사용할 수 있도록 한다.

상지를 뻗고 체중 지지하는 것을 촉진한다.

다리는 벌림 패드(abduction pad)로 분리할 수 있다.

고정식 좌석 보조도구(Stationary Seating Aids)

아동은 식사, 교육 활동, 여가 시간, 교통수단 등을 위해 하루 종일 여러 종류의 의자에 앉을 수 있다.

골반은 의자 등받이까지 붙여야 하며, 모든 좌석에서 안정적으로 유지되어야 한다.

안전벨트 시스템은 적절히 조정하여 꼭 맞아야 한다.

적절한 앉기 자세는 머리, 시각 및 상지 조절의 핵심 구성요소이다.

일부 특별 주문제작 의자는 유모차와 함께 사용 가능하다.

상용 좌석 Commercially Available Seating

높은 의자(high chair): 기울기, 발판 옵션, 머리 받침, 높낮이 조절을 고려

나무 접시다리형 의자(그림 5.15): 좌석, 발 및 등받이의 높이를 다르게 할 수 있음. 안전벨트, 아동과 함께 사용하기 위한 허리 높이의 전방 안전 바(옵션), 기존 테이블에서 쉽게 사용, 세밀한 조정 가능, 식사용 트레이는 옵션

빈 백(bean bags): 비특이적 지지 제공, 질식 주의

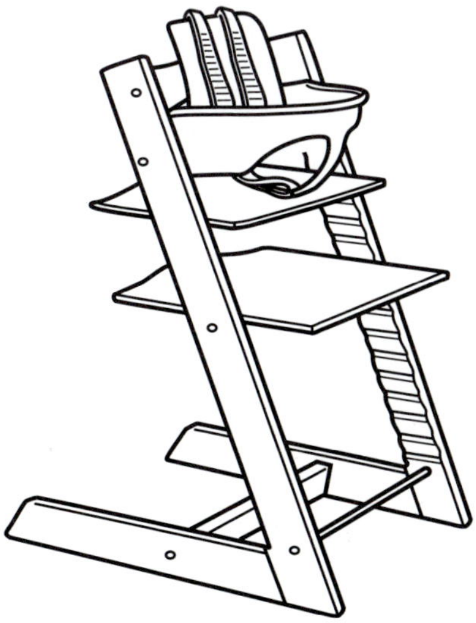

그림 5.15 나무 접시다리형 의자(wooden, stepladder-type chair)

일반 교실 의자: 간단한 벨트 또는 몸통 스트랩이 추가됨. 미끄럼 방지 도구를 좌석에 추가할 수 있음

컴퓨터 인체 공학적 의자: 아동은 의자에 무릎을 꿇고 정강이에 체중을 지지함. 골반 전방 경사와 머리/목 세움을 특징으로 하는 의지를 사용하는 동안의 자세. 척추 폄과 머리/목 정렬을 개선할 수 있음. 척추 앞굽이가 증가할 수 있음. 상대적으로 상체 조절이 양호하거나 척추 앞굽이가 심하지 않은 경우에만 사용해야 함

큐브 의자: 도움 없이 앉기 자세가 양호한 아동을 위한 좌석 옵션. 높거나 낮은 좌석 세팅에서 사용. 옵션으로 트레이 가능. 흔히 유치원의 표준 가구

특수 좌석 시스템 Special Seating Systems

활동 의자(activity chair, 그림 5.16): 높낮이 조절, 머리, 몸통, 엉덩이, 다리, 발의 자세 조절을 위한 액세서리 제공

코너 의자(corner chairs): 편안함, 가쪽 몸통 지지를 위해 설계됨. 어깨 복합체를 앞으로 유지하고, 머리는 정중선, 엉덩관절 90°를 유지하도록 도움. 트레이는 옵션

볼스터 의자(bolster chairs): 아동이 다리를 벌려 앉도록 수평으로 배치되고 비닐로 패딩 처리된 나무로 구성됨. 엉덩관절 벌림을 유지하고 허리 폄의 촉진을 도움

유모차 기반 옵션 의자(stroller-base option chairs): 발판, 머리 받침 및 조절식 트레이가 있는 덮개형 폼, 유모차 기반은 옵션

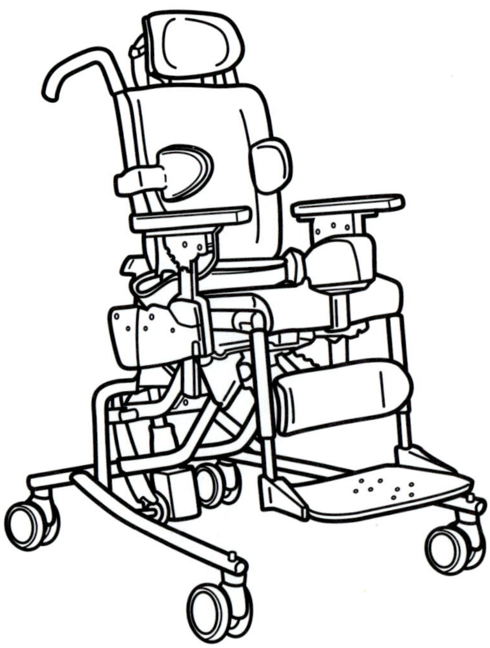

그림 5.16 활동 의자

나무 의자(wooden chairs): 패딩, 발판, 트레이 옵션이 있는 단단한 나무 의자 기반. 70~90°/90°/90°의 기본적 앉기 자세 지원. 맞춤형 좌석 삽입물(seating insert)의 베이스로 사용 가능

벤치(benches): 높이 조절 가능. 부착 가능한 골반 및 무릎 자세잡기 보조기구

쇼핑 카트 또는 기타 공공 좌석에서의 사용 지원: 쇼핑 카트, 식당, 영화관 좌석에 독립적으로 앉을 수 없는 아동을 위한 기립 정중선 앉기 지원

맞춤형 좌석 장치: 고가임. 상당한 지원이 필요한 아동에게 사용

스탠더(Standers)

- 기립 자세를 가능하게 한다.
- 다리 체중 지지, 또래 상호작용, 자유로운 팔 사용, 개선된 머리 조절, 정중선 방향(midline orientation) 및 여러 가지 생리 기능(신장, 장, 소화)을 촉진한다.
- 뼈 성장과 엉덩관절을 발달시킨다.
- 엉덩 및 무릎 관절의 굽힘 구축 예방에 도움이 된다.
- 호흡, 소리의 생성과 소멸에 긍정적인 영향을 미친다.
- 스탠더의 사용 자세는 사용자의 기능에 매우 중요하다.
  - 대칭, 정중선 방향 및 안정적인 몸통, 엉덩이, 무릎, 발 지지
- 트레이 사용 가능
- 고정형 휠형(독립형 또는 종속형) 또는 장소 이동을 고려한 휠 기반 고정형이 있음. 안전을 위한 브레이크 포함

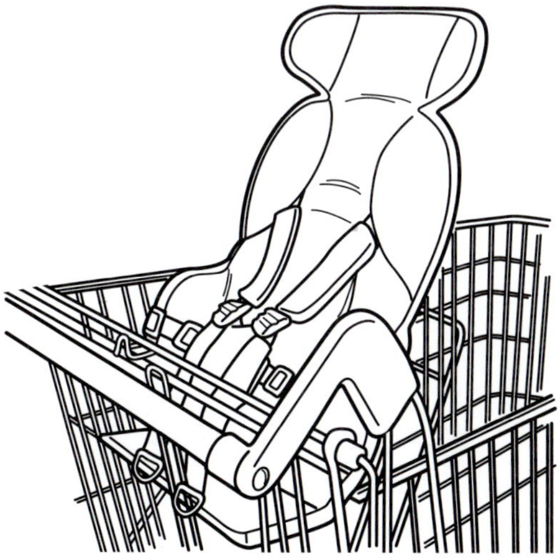

그림 5.17 앉기 보조도구(support for sitting)

스탠딩 박스Standing Boxes

몸통까지의 높이이며, 4면이 나무로 된 트레이가 있는 박스이다.

사용자는 엉덩관절 안쪽 돌림, 굽힘 및 모음, 무릎 굽힘과 같은 부적절한 하지 자세를 취할 가능성이 있다.

파라포디아(Parapodia)와 유사하다(보행 장치 섹션의 설명 참조).

기립 조절 스탠더Upright Adjustable Standers

일반적으로 조절 가능한 스트랩 또는 발 아래의 체중지지 상태에서 몸통, 엉덩이, 무릎의 단단한 지지면을 포함한다.

지지된 기립 자세를 비교적 양호하게 유지할 수는 있지만, 도움 없이는 완전히 설 수 없는 아동에게 사용된다.

척수수막류가 있는 아동이 종종 사용한다.

일부는 엉덩이 스피카 옵션을 제공한다. 어떤 스탠더는 크랭크 기전을 사용하여 앉고 서기를 할 수 있다. 더 큰 아동/청소년/청년에게 적합하며, 일부는 스스로 선 자세로 일어설 수 있다.

수파인 스탠더Supine Standers (그림 5.18)

기능적인 시간 동안 머리 들기를 유지하지 못하거나, 하지에 전체 체중 부하를 견딜 수 없는 아동에게 사용한다.

가능한 높은 경사각

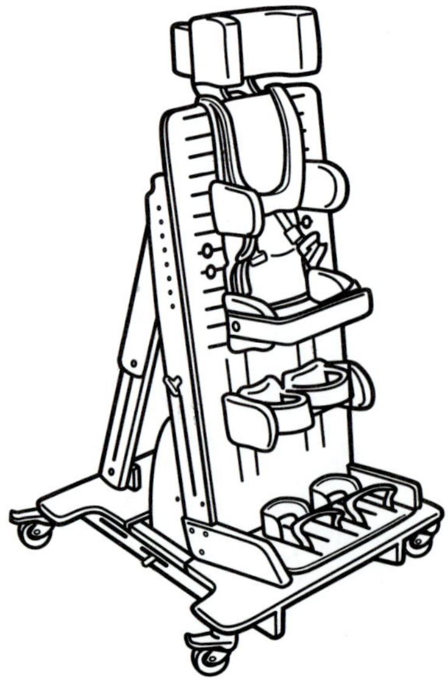

그림 5.18 수파인 스탠더

프론 스탠더 Prone Standers (그림 5.19)

똑바로 선 자세를 유지할 수 없는 아동 또는 중력에 대항한 머리 들기 연습이 치료적 이득이 있는 아동에게 사용한다.

가능한 높은 경사각

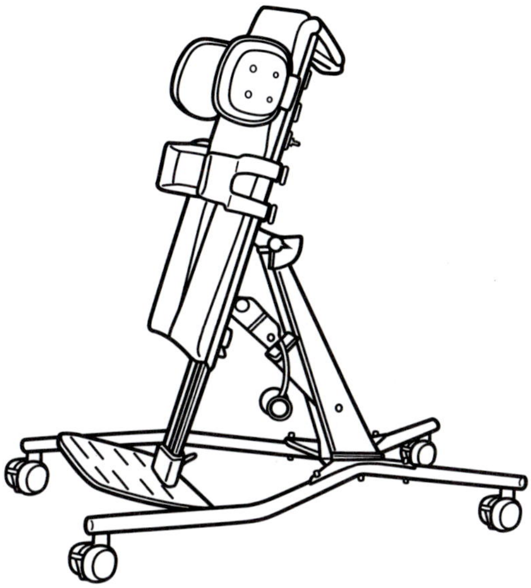

그림 5.19 프론 스탠더

모든 자세 스탠더 All-Position Standers

엎드려 누운 자세, 바로 누운 자세, 기립 자세가 가능하다.

무릎 스탠더 Knee Standers

긴 무릎 서기(tall kneeling) 자세로 아동을 지지한다(엉덩관절폄).

무릎을 펴거나 발로 적절한 체중 지지가 불가능한 아동을 위한 직립 자세를 허용한다.

상당한 머리 및 몸통 제어가 필요하다.

무릎뼈는 직접적인 체중부하로부터 보호되어야 한다.

장기간 사용 시 불편할 수 있다.

개인 위생 보존기구 Personal Care Aids

목욕 의자(Bath Chairs) (그림 5.20)

프레임(frame)은 완전 침수 가능한 PVC 튜브나 스테인리스 스틸로 제작하며, 좌식은 나일론 그물망으로 제작

안전 및 포지셔닝을 위한 안전벨트 포함

측면 머리 지지대, 몸통 하니스 및 넙다리 포지셔닝 보존기구

욕조, 수영장 또는 해변에서 사용 가능

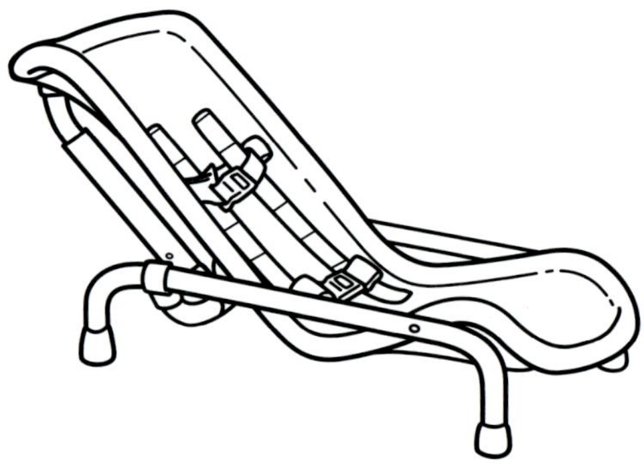

그림 5.20 목욕 의자

샤워 의자(Shower Chairs)

지지 없이 안전하게 앉을 수는 있지만, 오랜 시간 동안 독립적으로 설 수 없는 나이 많은 아동(older children)이 사용

핸즈프리(hands-free) 샤워 및 건조 허용

욕조 가장자리에서 안팎으로 이동을 위한 선택적 부분

화장실 의자(Toileting Chairs)

안정성을 위한 높은 등받이 지지대, 안전벨트, 몸통 및 넙다리 자세 지지대, 팔걸이 및 앞쪽 선반 형태의 상체 지지대를 포함한 다양한 옵션 제공

화장실 주변에 충분한 바닥 공간이 필요

손잡이(Grab Bars)

욕실 벽에 부착 가능

샤워, 목욕 및 화장실 사용 중 위치 이동 및 유지에 대한 안전 및 지원 제공

씻기, 타월 닦기, 옷 입기를 위한 지지 제공

특수 침대(Specialized Beds)

돌봄 제공자 접근을 용이하게 하기 위해 하강/상승 옵션과 함께 사용 가능

안전을 위한 선택적인 사이드 레일

호흡 기능을 돕기 위해 머리 끝을 올리는 옵션

식사 보조도구(Feeding Aids)

개조된 식기: 모양과 그릇 깊이, 크기, 손잡이

테두리가 높은 그릇은 흘림을 방지하고 식기를 쉽게 들 수 있다.

미끄럼 방지 재료 '앵커(anchor)'는 쉽게 잡을 수 있고, 엎지름을 방지한다.

무거운 바닥, 빨대, 손잡이, 그릇 테두리, 흘림 방지와 같은 특수 기능이 있는 컵

자가 식사 장치(self-feeding devices)는 사용자의 상지 운동 기술에 따라 상지 사용 여부에 관계없이 식사가 가능하다(그림 5.21).

안정화 보조도구(Stabilization Aids)

기능적 작업 시 자기안정화(self-stabilization) 목적으로 잡을 수 있는 막대 사용(흡착컵이 있는 테이블 표면에 부착)

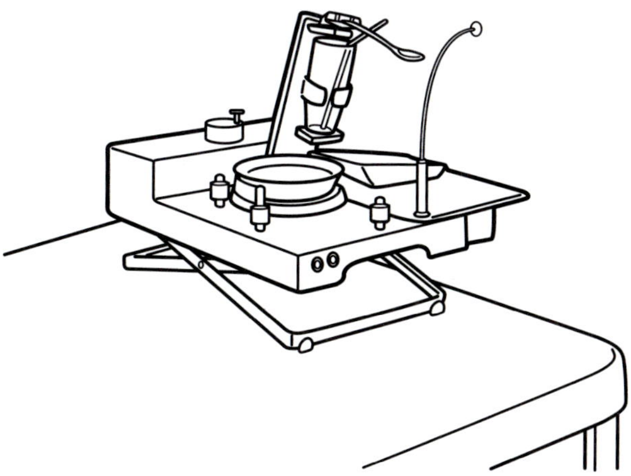

그림 5.21 윈스포드[self-feeding device (Winsford™)]

교통 보조도구 Transportation Aids

카시트: 일반

카시트는 아동에게 가장 적합한 크기여야 하고, 가장 작은 아기도 태울 수 있는 가장 작은 좌석을 보유해야 한다. 롤(즉 타월, 기저귀)을 사용하여 영아기 이후 아동의 머리를 정중선에 배치할 수 있다.

스트랩/하니스/시트 벨트는 아동 주위에 고정되어 있다(밀착되는 착용감을 위해 겉옷 아래).

카시트 공식 권장 사항을 따라야 한다. 13세까지는 항상 등받이에 앉아야 한다.

아동이 앉을 때까지 후면을 향하게 한다. 대부분의 아동은 최소 2년까지 후면을 유지해야 한다.

4피트 9인치(약 145cm) 키와 8세까지 부스터, 어깨/랩 벨트가 있는 일반 시트를 사용한다.

HTSA(National Highway Transportation Board) 지침에 따라 손상이 없는 것처럼 보이더라도 중등도 또는 중대 자동차 충돌이 발생한 경우 좌석을 교체해야 한다.

카시트에는 '만료' 날짜가 있다. 이를 알고 지침을 따라야 한다.

옵션으로 제공되는 헤드 서포트, 몸통 하니스, 허리 지지 및 넙다리 벌림 보조 장치[최대 150파운드(약 68kg) 무게의 아동 및 청소년]를 수용할 수 있는 특별 주문 좌석이 있다.

유아를 병원에서 가정으로의 운송

고려사항

- 미숙아/저체중
- 기관절개술, 캐스트 또는 기타 의료 장비의 수용
- 추가적 취급주의 사항(예: 불완전 골형성증) 또는 산소 포화도/호흡/심장 문제를 예방하기 위해 아동을 평평하게 운송해야 할 수도 있다.

의료진은 퇴원하기 전에 카시트나 카베드에서 유아를 관찰한 후 이상적으로 아동을 세울지 눕힐지를 조언한다.

운송 중 모든 동반 의료 장비는 이동을 방지하기 위해 고정해야 한다.

특수한 카시트 및 버스 고정 장치

영아용 카베드 Infant Car Beds

- 9파운드(약 4.1kg) 미만, 1년 미만 또는 20인치(약 51cm) 미만의 아동
- 아동은 등, 위 또는 옆에 위치할 수 있다.
- 차의 중심으로 머리를 향한다.
- 머리를 약 5° 올릴 수 있다.

전방 카시트 Forward-Facing Car Seats

- 다양한 사이즈
- 대부분 체중이 약 30~100파운드(약 13.6~45.4kg)인 아동을 위한 것임(제조사에 따라 다름)
- 2세 이상
- 최대 높이는 일반적으로 60인치(약 152cm)이지만, 항상 제조업체 지침을 참조
- 일부는 최대 150파운드(약 68kg)의 큰 아동을 위한 것이며, 14세 이하의 아동 또는 최대 66인치(약 168cm)의 아동에게 유용하다.
- 5점식 하니스 시스템이 있거나, 무릎/어깨 벨트 복합체 사용
- 고가이지만 자녀가 사이즈 기준을 초과할 때까지 사용 가능
- 적절한 머리 조절이 가능한 아동을 위해 45° 기울기 가능
- 다양한 머리 지지대 사용 가능
- 일부 발 받침대/지지대 있음
- 맞춤 제작이 가능한 포멜(pommels) 및 기타 폼 조각
- 일부는 성장에 따른 시트 깊이를 수용할 수 있는 시트 익스텐더가 있음
- 일부는 비행기용으로 승인되었음
- 일부 부착 가능한 트레이가 있음(여행이 아닌 시간에만 사용)

스피카 캐스트 카시트 Spica Cast Car Seats

스피카, 빗자루 또는 긴다리 캐스트를 착용한 상태에서 아동을 포지셔닝할 수 있다(그림 5.22).

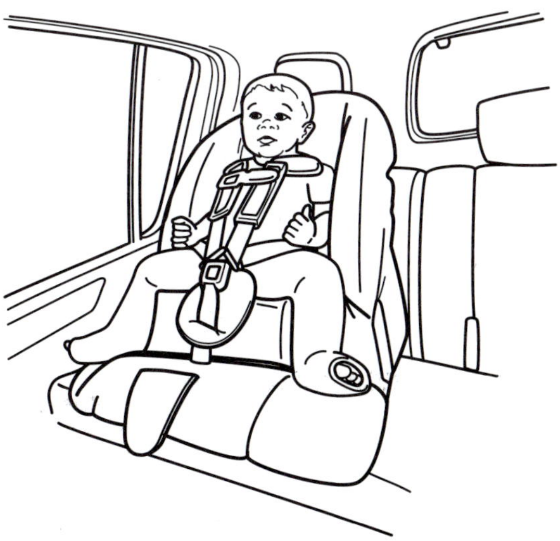

그림 5.22 스피카 캐스트 카시트

예(중량 지침 포함): 표 5.10

표 5.10 스피카 캐스트 카시트

발렌 부르크(The Wallenburg™)	스너그 시트 히포(Snug Seat Hippo™)
• 약 2.3~36.3kg 아동 • 18.1kg의 후방 방향 • 11.3~36.3kg의 전방 방향. 길이 약 152cm • 폭 약 43.2cm	• 약 124.5cm 미만인 아동 • 약 2.3~15kg 아동을 위한 기울기와 후방 방향 • 최대 15kg의 아동을 위한 전방 방향. 아동이 1세 이상인 경우 • 15.4~29.5kg의 아동을 위한 전방 방향. 직립자세에서

리클라이닝 카시트 Reclining Car Seats

- 전방 향함
- 리클라이닝은 의학적으로 필요하거나 머리 조절이 부족한 경우에만 사용
- 손쉬운 이동 및 스트랩 고정을 위한 회전(swivel)
- 발판 옵션
- 30~80파운드(약 13.6~36.3kg). 최대 60인치(약 152cm)

조끼/하니스 Vest/Harnesses

- 대부분은 스쿨버스 사용을 위해 설계된다.
- 활동적인 아동의 안전을 위해 사용된다.
- 추가 지원이 필요한 높은 연령의 아동을 위해 일반 안전벨트와 함께 사용 가능하다.
- 20~164파운드(약 9~74kg)의 아동: 엉덩이 둘레에 의해 결정되는 크기이다.
- 2~12세 아동에게 사용된다.
- 모든 좌석에 고정하기 위해 밧줄이 함께 제공된다.
- 아동을 카시트에 눕혀서 운송해야 할 경우 조끼를 사용할 수 있다.
- 아동용 카시트 사용 사양을 초과하는 비만 아동을 보호하는 데 유용할 수 있다.

휠체어 운송(Wheelchair Transport)

- 항상 전방을 향해야 한다.
- 휠체어 본체에 부착된 4점 고정장치이다.
- 무릎/어깨 벨트는 사람을 안전하게 고정하기 위해 휠체어를 묶을 때 사용해야 한다.

- 운반할 때 무릎 트레이(lap tray)를 제거한다.
- 휠체어는 뒤로 젖히면 안 된다.

비행기 여행(Air Travel)

- 사용 중인 좌석 장치가 항공기에서 사용하도록 연방에서 승인되었는지, 이를 나타내는 라벨이 표시되어 있는지 확인해야 한다.
- 비상구(emergency exit) 열에서 사용해서는 안 된다.

기타 보조도구 Miscellaneous Aids

압력 재분배 쿠션(Pressure Redistributing Cushions)

앉았을 때 궁둥뼈결절(ischial tuberosity)에 부하되는 압력을 완화한다.

미끄러짐 방지 소재(Nonslip Materials)

식사 중 식기 아래, 장난감 또는 통신 장치 아래 혹은 미끄러짐을 방지하기 위해 의자 또는 자전거 좌석 위에 배치한다.

키네시오 테이프(Kinesio Tape)

신체 정렬, 지지 및 고유수용성 피드백 제공 목적으로 개인에게 직접 사용한다.

에어 스플린트[Air (Pneumatic) Splints]

사지 관절용 팽창식 스프린트이다.

능동적으로 폄이 불가능할 때 사용한다.

이동용 리프팅(Lifts for Transferring)

- 아동만 들어 올리거나 휠체어 채로 아동을 들어 올릴 수 있다.
- 욕조 이동에 사용될 수 있다.
- 체중 제한에 주의해야 한다.
- 리프트 조작에 필요한 충분한 바닥 면적이 필요하다.

적응형 레크리에이션 장비 Adaptive Recreational Equipment

장난감과 게임(Toy and Game)

다양한 입력 옵션 및 앱/게임이 있는 태블릿, 랩톱 및 유사한 스크린 장치, 휠체어에 부착할 수 있는 태블릿 홀더

시중에서 판매되는 배터리로 작동되는 장난감(예: 차량, 애니메이션 봉제 동물 및 팬)은 다양한 유형의 특수 스위치로 활성화할 수 있도록 조정할 수 있음(스위치: 대체 및 증강 통신 장치, 컴퓨터, 환경 제어를 위한 액세스/인터페이스 방법, 장난감 섹션)

다양한 감각기능과 다양한 스위치가 있는 적응형 박스

시중에서 구할 수 있는 게임 부속품을 쉽게 잡을 수 있도록 개조할 수 있음(페인트 브러시, 크레용 및 색연필, 퍼즐 손잡이 등)

롤링 다이(rolling die) 또는 스피너(spinner) 사용을 위한 보조기기 사용 가능

특히 촉각, 진동, 청각, 시각을 자극하는 장난감

자세 지지대와 끈이 있는 조절식 시트, 두 개의 손잡이 대신 단단한 난간(handrail)이 있는 개조된 흔들 목마를 사용할 수 있음

개조된 비디오 게임 컨트롤러

두발자전거와 세발자전거(Bicycles and Tricycles) (그림 5.23)

시중에서 판매되는 두발자전거 및 세발자전거에는 등받이, 안전벨트, 발 페달 스트랩 또는 신발 커프,

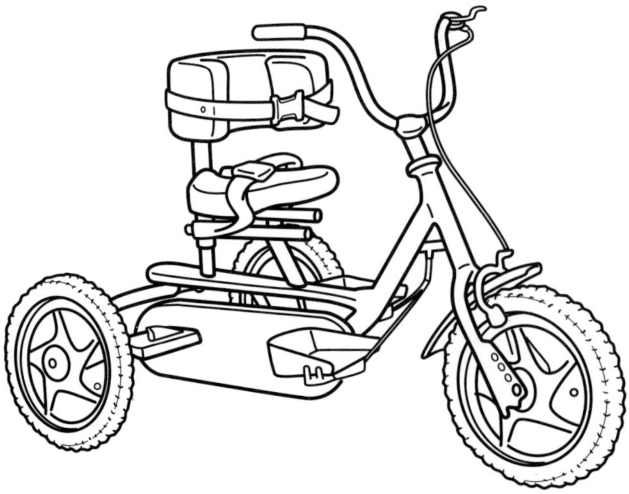

그림 5.23 세발자전거

넓적다리 벌림 포멜, 일부 아동이 쉽게 잡을 수 있는 직립 핸들 바(upright handle bar)와 같은 액세서리와 함께 사용할 수 있다. 일부 상용 트라이크는 몸통 지지를 위한 액세서리 옵션을 제공한다.

특별 주문 제작된 자전거에는 몸통, 골반/엉덩이, 발에 대한 다양한 지지대가 제공되고, 추가 지원을 위한 훈련용 바퀴가 포함될 수 있으며, 일반적으로 동일한 크기의 상용 자전거보다 견고하다.

일부는 수동 추진 옵션(hand–propelled option)을 제공한다.

스포츠 장비(Sports Equipment)

볼링: 목발, 보행기, 휠체어 사용자의 볼 릴리즈를 위해 특별히 설계된 램프(ramp)

볼 플레이: 볼이 접근할 때 맹인에게 신호를 보내는 신호음 볼

스키: 앉은 자세에서 스키를 탈 수 있는 특수 장비

농구: 가볍고 작으며 기동성이 뛰어난 스포츠 휠체어

아이스 스케이팅: PVC 튜브로 만든 밀착형(pash–along) 워커 타입 지지대

모래에 쉽게 운반할 수 있도록 특대형 휠이 장착된 비치 휠체어

유니버설 디자인 Universal Design

모든 사람의 접근성을 향상시키기 위한 물리적 환경(건축 및 제품 포함) 수정을 말한다. 일반적인 예는 다음과 같다.

가정 및 건축 구조 설계(Home and Building Structures Design)

출입을 지원하는 도어 개방 메커니즘

계단 오르기(stair climber, stair glide): 목발(crutch)이나 워커(walker)를 사용하거나 계단 걷기로 쉽게 피로해지는 아동이 앉은 자세로 계단을 오르내릴 수 있도록 허용한다. 장치를 활성화하고 안내하는 보조자가 필요하다.

계단 휠체어 리프트: 휠체어를 탄 아동이 이동 없이 자신의 휠체어로 계단을 오르내리도록 허용한다. 리프트는 계단에 설치한다.

휠체어 리프트

손잡이, 잡기 쉬운 도어 핸들, 싱크 레버

문을 쉽게 닫을 수 있도록 문에 로프를 부착

휠 인 샤워(wheel-in-showers)

접근 가능한 높이에 배치된 조명 스위치 및 콘센트

놀이터 디자인(Playground Design)

고려사항

- 다수의 접근성이 좋은 주차장
- 낙상 시 아동을 보호할 수 있는 휠체어, 목발, 걷기 쉬운 바닥
- 휠체어 너비 및 휠체어 높이 정글짐 및 멍키바
- 정글짐을 이용할 수 있는 경사로
- 지지용 등받이, 측면 및 안전벨트가 있는 특수 그네 좌석. 큰 아동도 수용

학습을 위한 유니버설 디자인(Universal Design for Learning, UDL)

IDEA에서 유니버설 디자인(Universal Design, UD)은 "가장 광범위한 기능을 가진 사람들이 사용할 수 있는 제품 및 서비스를 설계하고 제공하기 위한 개념 또는 철학"으로 정의된다. 공급자는 UDL을 사용하여 다음을 수행한다.

- 학습 환경을 조성하고 프로그램 내 모든 아동의 관심사, 능력 및 요구사항을 목표로 하는 자료를 선택한다.
- 발견 및 학습을 지원하기 위해 다수의 감각, 다수의 경험을 사용
- 하루 일과에 개별화된 전략을 포함
- 아이들이 자신을 표현하고 활동에 참여할 수 있는 기회를 제공
- 자연스럽고 포용적인 환경에서 장애아동 지원

환경 제어 Environmental Controls

사용자 친화적인 장치 활성화를 위한 다양한 유형의 신호를 사용한다. 일반적인 예는 다음과 같다.

- 스캐닝 및 sip-n-puff 침대 제어
- 가전제품 제어(조명, 헤어 드라이어, 선풍기, 라디오, 주방 기기, 에어컨 또는 난방): 몇 피트(feet) 떨어진 곳에서 작동할 수 있다. 터치, 음성 활성화, 키패드 또는 시각/청각 스캔을 통해 제어
- 문 열림 제어 및 기타 홈 자동화 기술
- 배터리로 작동되는 가위

- 음성 인식 리모컨
- 열쇠가 없는 출입 시스템
- 청각 보조 장치: 청각 장애인을 위한 통신 장치, 증폭 시스템
- 컴퓨터 인터페이스

대체 및 보완 통신 장치 Alternative and Augmentative Communication Devices, AAC

고려사항

- 다양한 장치에 액세스하기 위한 아동의 운동 능력으로, 특정 신체 부위 또는 근육이 장비를 활성화하는 데 사용된다. 장치가 어떻게 활성화되는가(예: 신체 접촉, 음성 활성화, 시각 활성화 등)
- 아동의 인지 능력: 원인과 결과, 주의집중
- 시각 및 청각 능력
- 언어와 문해력: 사용자에게 가장 적합한 언어 선택(PicSyms, 알파벳, 단어 등)이 핵심

특정 통신 장치(Specific Communication Devices)

전자 출력 장치(예: Wolf, SpeakEasy 및 다양한 'talker' 및 'communicator' 장치, 그림 5.24)

커뮤니케이션 보드 및 조끼

그림판(하이테크 또는 로우테크)

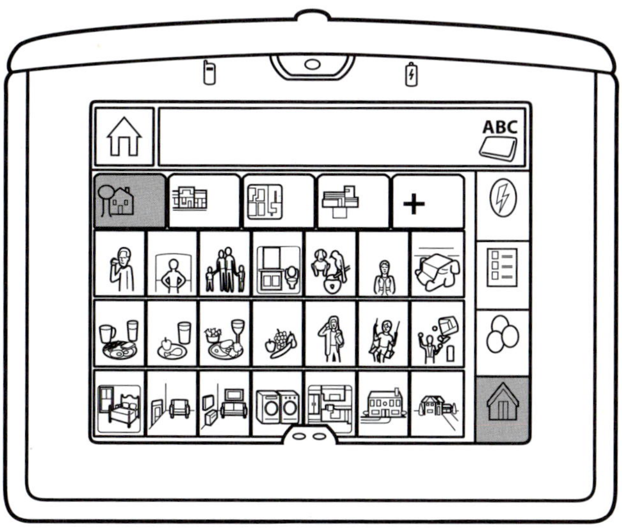

그림 5.24 통신 장치

시각적 스캐닝 시스템(그림 5.25)

시계형 커뮤니케이터

전문 컴퓨터 시스템

음성 인식 입력 프로그램

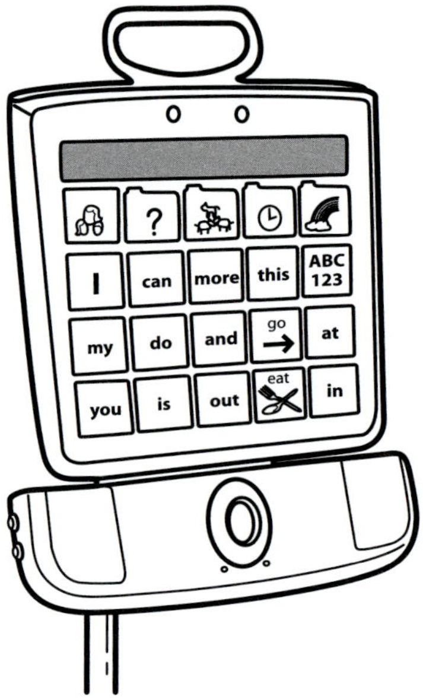

그림 5.25 시각적 스캐닝 시스템(visual scanning system)

스위치: 대체 및 증강 통신 장치, 컴퓨터, 환경 제어 및 장난감에 대한 액세스/인터페이스 방법

- 스위치는 전기 신호를 활성화 또는 비활성화하는 장치이다. 모든 전기 또는 배터리로 작동되는 장치와 인터페이스할 수 있으며 표준 활성화 방법으로 장비에 적절하게 접근할 수 없는 사용자의 특정 능력 강도에 맞게 조정된다. 이동 장치, 컴퓨터, 통신 장치, 장난감 또는 일상 생활을 위한 기타 기능성 항목에 액세스하는 데 사용된다.
- 스위치는 다양한 스타일로 제공된다. 일부는 전기 코드에 연결되고, 다른 일부는 사용자 신체 부위에 부착되거나, 손으로 쉽게 사용하도록 고리형 부착물과 함께 제공되며, 다른 하나는 휠체어나 스탠드 또는 다른 기기에 부착하기 위한 장착된 하드웨어를 포함한다.

스위치에 관한 의사결정 중 제기할 질문(글상자 5.2)

글상자 5.2 스위치 선택을 위한 의사결정 질문

1. 아동이 원하는 기능/활동은 무엇인가?
2. 개인이 이용할 수 있는 운동
   a. 과도한 피로 없이 사람이 어떤 신체 부위(예: 머리, 입, 팔 전체, 팔의 일부, 손가락, 특정 근육)를 안정적이고 반복적으로 활성화할 수 있는가?
3. 운동 조절의 질은 어떠한가?
4. 사람이 광학 제어, 호흡 제어, 음성 활성화 제어와 같은 스위치를 활성화하기 위한 대체 수단을 사용해야 하는가?
5. 스위치에 사람이 어느 정도의 압력을 가할 수 있는가(단단함 또는 가벼움)?
6. 밀기, 움켜잡기, 당기기, 닦기 등 어떤 종류의 움직임이 독립적인가?
7. 어느 신체 부위에서 가장 일관된 제어가 이루어지는가?
8. 성공적인 활성화를 위해 스위치의 크기는 어느 정도여야 하는가?
9. 스위치가 하나의 기능을 제공해야 하는가, 아니면 여러 기능을 제공해야 하는가?
10. 스위치 조합이 표시되어 있는가?
11. 스위치는 어디에 사용되는가?
12. 개인에게 부착되는가, 장치에 부착되는가?
13. 무선이어야 하는가?
14. 사용자가 스위치를 사용할 때 가장 좋은 자세는 무엇인가?(피로, 안정성 요인 고려)

스위치 사용 교육

간단한 원인/결과 게임, 서적, 기타 소프트웨어(스위치 활성화, 선택 학습, 순서 습득 등)로 시작하여 기술 습득의 발달순서를 따라갈 수 있다.

시간이 지남에 따라 아동에게 최적의 방법을 찾기 위해 다양한 접근 방법을 반복적으로 시도하는 경험을 제공해야 한다.

다양한 활동을 위한 스위치 선택

접촉 스위치 Contact Switches (그림 5.26)

그림 5.26 접촉 스위치

초고감도 스위치: 리본, 잎, 압력 감지, 두드림/기울기 반응, 매우 얇은 스위치 및 마이크로 라이트 스위치와 같이 활성화하려면 최소한의 압력/매우 가벼운 터치가 필요하다(그림 5.27).

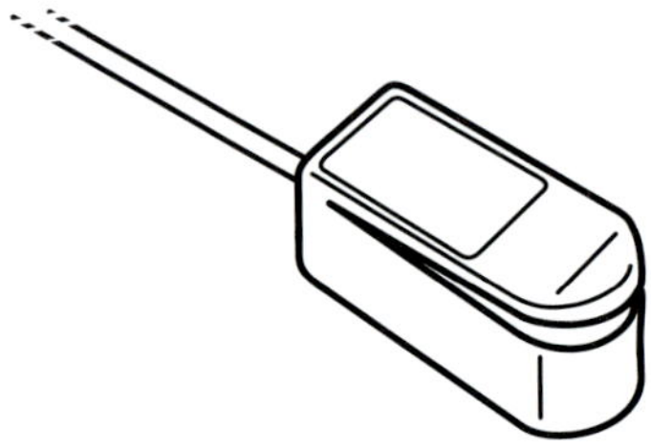

그림 5.27 매우 가벼운 터치

미세한 근육 수축/연축에 반응하는 스위치

소운동 능력이 부족한 사람들을 위해 큰 버튼과 같은 푸시 스위치: 각지거나 또는 편평한

폼(foam) 또는 퍼지(fuzzy) 덮개가 있는 소프트 스위치

흔들림 및 동요 스위치

다양한 토퍼(topper)를 선택할 수 있는 조이스틱/파악 스위치

트랙볼

로커(rocker) 및 공압 스위치와 같은 두 개의 응답을 제공하는 듀얼 스위치

웨이퍼(wafer) 및 조이스틱 패드/푸시 콤보와 같은 다양한 응답을 제공하는 여러 스위치

입술과 혀 스위치

호흡 조절/시프 앤 퍼프 스위치(sip and puff switch)

발, 턱, 눈썹 또는 기타 신뢰할 수 있는 신체 부위 움직임으로 활성화된 스위치

비접촉 스위치

근거리 또는 원거리에서 활성화할 수 있는 적외선/광학 제어 스위치

1/4인치 거리 내에서 움직임에 반응하는 근접 센서 스위치

음성 활성화

개선된 접근성을 위한 대체 키보드 기능

초대형 키보드 버튼/간격

사용자 정의 키보드 레이아웃

다섯 손가락/한손 키보드 컨트롤

가장 일반적으로 사용되는 키가 한쪽에 있는 키보드

의도하지 않은 키 누름을 방지하기 위한 키 가드

색상 대비 키보드

휴대성을 위한 초소형 키보드

키보드/마우스 조합, 온 스크린 또는 오프 스크린

컴퓨터 액세스를 위한 키보드 사용 대안

음성 인식

시각적 스캔

뇌 활성화(의도가 명확하고 기본적인 의사소통 능력이 있는 경우)

머리 움직임으로 제어되는 마우스

6

행정적 문제

ADMINISTRATIVE ISSUES

효과적인 서비스 제공과 문서화는 물리치료사의 주된 관심사이다. 소아청소년물리치료는 병원, 공립 및 사립 교육기관, 재활센터, 사설센터, 가정 등 다양한 환경에서 제공된다. 이러한 환경 내에서 상태의 심각성, 서비스를 제공하는 기관의 목적, 가족의 요구, 서비스 제공의 접근성에 기초한 다양한 수준의 관리가 종종 존재한다. 장애인의 서비스 방식은 점진적으로 변화되었다. 1960년, 장애아동들은 주로 보호시설에 익숙해져 있었고, 전문가는 단지 관리인의 역할을 맡았다. 현재 삶의 모든 측면에 장애아동을 포함시키는 것에 중점을 두고 있으며, 필요에 따라 거주시설을 갖추고 있다. 장애가 없는 아동은 학교나 어린이 보호시설에 가거나, 놀거나, 그렇지 않으면 사회에 참여하고 기여하는 자연 환경에서 서비스를 제공하는 것이 모범 사례로 간주된다. 이 장의 목적은 서비스 제공에 영향을 미치는 철학, 입법 및 규제 문제를 검토하고, 다양한 서비스 제공 환경과 모델을 설명하며, 이 현대적 관리 시스템 내에서 장애가 있는 아동에게 물리치료를 제공할 때 자주 사용되는 문서 시스템에 대한 정보를 제공하는 것이다(그림 6.1).

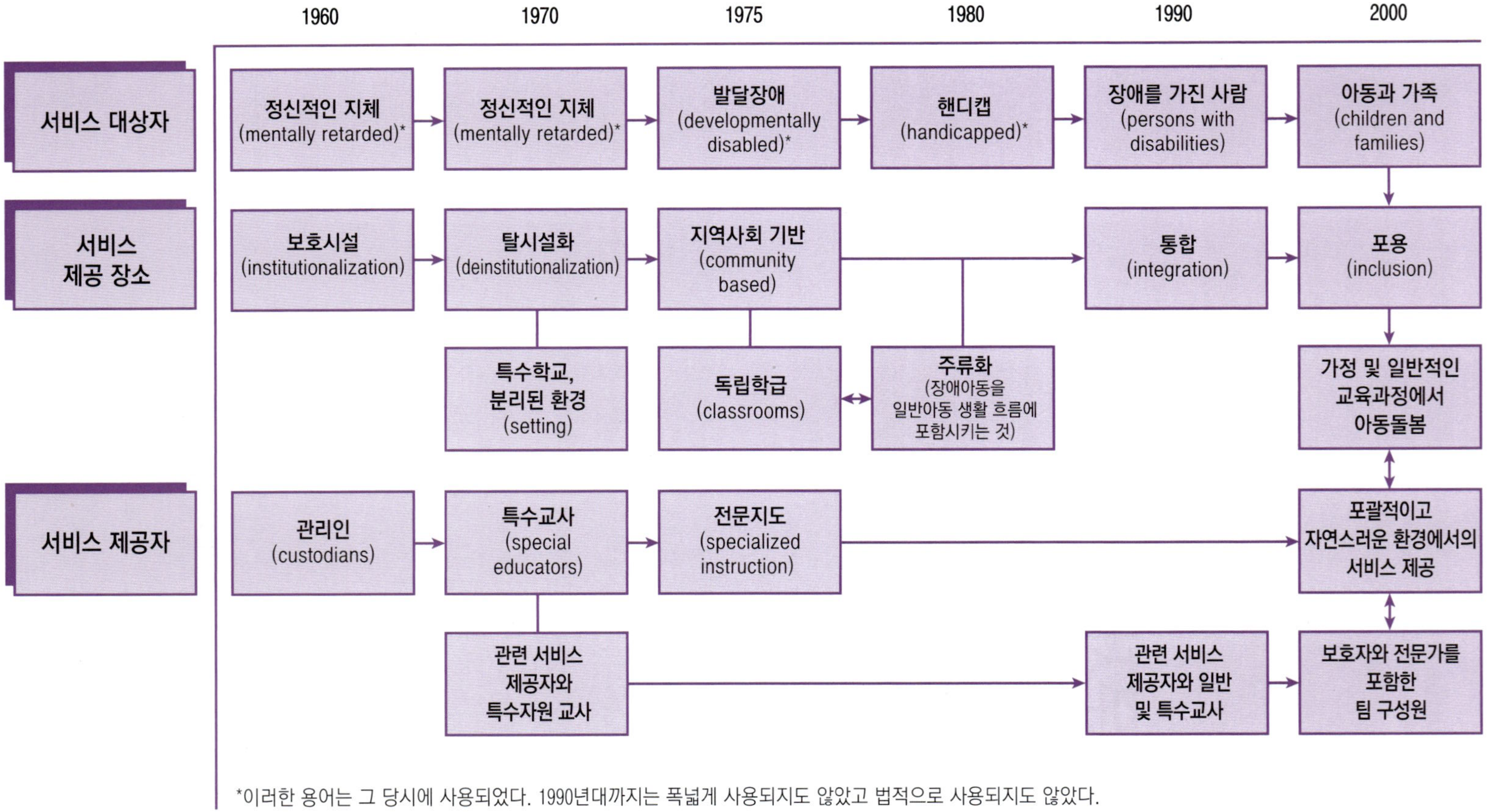

*이러한 용어는 그 당시에 사용되었다. 1990년대까지는 폭넓게 사용되지도 않았고 법적으로 사용되지도 않았다.

그림 6.1 발달장애아동을 위한 서비스 제공에서의 패러다임 변화

철학

소아물리치료는 서비스 제공과 중재안을 안내하는 7개의 주요 전제에 기초하고 있다.

가족

가족은 아동의 인생에서 항상 변함이 없다. 중재의 모든 의사결정 단계에서 가족이 참여해야 하며, 물리치료사는 가족과의 협력관계를 발전시켜야 한다(글상자 6.1).

글상자 6.1 가족중심서비스

가족중심서비스의 정의

가족중심서비스는 서로 존중하는 기족-전문가의 파트너십을 통해 아동과 가족의 건강과 웰빙을 보장한다. 모든 사람은 이 관계의 강점, 문화, 전통, 전문지식을 존중한다. 가족중심서비스는 치료의 표준으로 높은 수준의 서비스를 제공할 수 있게 한다.

아동을 위한 가족중심서비스의 원칙

가족중심서비스의 근본은 가족과 전문가 사이의 파트너십이다. 이 파트너십의 핵심은 다음과 같다.

1. 가족과 전문가는 아동과 가족의 이익을 극대화하기 위하여 함께 일한다. 아동이 성장하면, 아동도 파트너십 역할을 맡는다.
2. 모든 사람은 관계에서 제공되는 기술과 전문지식을 존중한다.
3. 신뢰는 근본이다.
4. 의사소통과 정보의 공유는 개방적이고 객관적이다.
5. 참가자들이 함께 결정을 내린다.
6. 협상할 의지가 있다.

이러한 파트너십에 기반한 가족중심서비스

1. 아동의 생활에 있어서 가족은 상수로 인정한다.
2. 가족의 강점을 바탕으로 한다.
3. 아동이 자신의 관리와 의사결정에 대해 참여하고 배우는 것을 지원한다.
4. 문화의 다양성과 가족 전통을 존중한다.
5. 지역사회 기반 서비스의 중요성을 인식한다.
6. 서비스 제공에 대한 개별화된 발달 접근법을 장려한다.
7. 가족 간 지원과 동료의 지원을 장려한다.
8. 성인기로의 전환을 준비하는 청소년을 지원한다.
9. 가족친화적이고 가족중심적인 정책, 훈련, 시스템을 개발한다.
10. 성공을 축하한다.

Family-centered care definition and principles created by the Maternal and Child Health Bureau in collaboration with families. (2005). Rockville, MD. http://www.familyvoices.org/admin/work_family_centered/files/ FCCare.pdf.

출생 후 3년

생후 3년은 아동의 발달에 매우 중요하다. 이 시기 아동과 환경 사이의 상호작용은 발달, 학습, 지역사회 참여의 토대를 마련한다.

아동은 활동적인 학습자이다

중재와 서비스 제공을 계획할 때 아동의 욕구와 관심이 고려되어야 한다. 서비스 제공을 위한 의사결정은 물론 성공적인 중재를 위해 아동과 가족의 참여가 필요하다.

중재의 발전

중재는 아동과 가족이 능동적으로 참여할 준비가 되었을 때 가급적 빨리 시작하는 것이 가장 성공적이다. 중재는 아동과 가족의 변화하는 욕구, 우선순위, 관심사, 자원을 충족시키기 위해 시간이 지남에 따라 변화하고, 적응하며, 발전할 것이다.

외부요인

외부요인은 비록 일시적이라 할지라도 아동의 발달에 영향을 미칠 수 있다. 아동의 가족, 문화, 환경, 사회경제적 상황, 지역사회 자원 그리고 재정지원과 같은 사회서비스 체계를 포함하는 이러한 요인들은 중재를 계획할 때 반드시 고려되어야 한다.

독성 스트레스

- 아동이 적절한 성인의 지원 없이 강력하고, 빈번하며, 장기적인 불운(예를 들어, 신체적이거나 정서적인 학대, 만성적인 무시, 보호자의 약물남용이나 정신질환, 폭력에 노출, 가족 경제의 어려움)을 경험할 때 발생한다.
- 스트레스가 지속적으로 발생할 경우, 뇌구조와 다른 신체기관의 발달에 지장을 줄 수 있으며, 스트레스 관련 질환과 인지 손상의 위험을 증가시킬 수 있다.
- 아동기에 부정적인 경험이 많을수록, 발달지연과 건강 문제 발생 가능성이 커진다.
- 지지적이고 반응성이 높은 성인과의 감정적인 유대는 독성 스트레스의 영향을 해소할 수 있다.

출처: 하버드대학교 아동발달센터.

인생 과정의 관점

삶의 모든 단계를 통해 개인의 건강과 웰빙에 영향을 미치는 모든 요인을 고려한다.

지속적인 건강 불균형의 근본 원인으로서 사회, 경제, 환경적 요인을 고려한다.

건강과 웰빙을 전반적으로 유지하기 위해 모든 요소를 다룰 필요성을 강조한다.

고려사항

- 일생에 걸친 건강 결과에 대한 환경적, 생물학적, 경제적, 행동적, 사회적, 심리적 영향
- 이러한 영향이 건강 결과에 미치는 잠재적 누적 효과
- 건강증진 및 예방활동은 삶의 모든 단계에서 목표로 하고, 일생에 걸쳐 조정되어야 한다.
- 인생의 여러 단계 안에서 관련성이 있다.

문화적 및 언어적 역량

문화적 역량의 정의

조직체계나 단체 또는 그 구성원인 전문가들이 타 문화 상황에서도 효과적으로 일할 수 있도록 하는 전문가 간에 결합되는 일련의 행위, 태도, 정책으로 정의할 수 있다. 문화는 생각, 의사소통, 행동, 관습, 믿음, 가치관 및 인종적, 민족적 또는 사회적 집단의 제도를 포함하는 인간 행위의 통합된 패턴을 의미한다. 역량은 특정 문화 집단에 의해 정의된 바와 같이 문화적으로 통합된 인간 행위 패턴의 배경 안에서 기능할 수 있는 능력이 있는 것을 의미한다(글상자 6.2).

언어적 역량의 정의

제한된 영어(우리나라 상황에서는 한국어) 실력을 가진 사람, 읽고 쓸 줄 모르거나 글을 읽지 못하는 사람, 장애를 가진 사람, 청각장애인 등 다양한 그룹이 쉽게 이해할 수 있는 방식으로 정보를 전달하고 효과적으로 의사소통을 할 수 있는 조직과 구성원의 능력으로 정의할 수 있다. 언어적 역량을 갖추기 위해서는 조직과 서비스 제공자가 대중의 보건 및 정신건강 정보 이해능력에 맞게 효과적으로 반응할 수 있어야 한다. 그리고 조직은 이러한 역량을 지원하기 위한 정책, 구조, 숙련, 절차 및 전문적인 자원을 가지고 있어야 한다(글상자 6.3).

글상자 6.2 문화적 역량 지도원칙

조직

- 시스템과 조직은 정책 결정, 인프라, 실무에 문화적 지식의 통합을 승인해야 하고 경우에 따라서는 의무화해야 한다.
- 문화적 역량은 서비스 제공 시 차별 없는 훈련과 동등한 접근의 원칙을 수용한다.

실무 및 서비스 설계

- 문화적 역량은 개인과 가족의 욕구와 도움을 구하는 행동을 파악하고 이해함으로써 달성된다.
- 문화적 역량이 있는 조직은 개인, 아동, 가족, 조직 및 지역사회의 고유한 욕구에 맞는 서비스를 설계하고 구현한다.
- 문화적으로 무지하거나 문화적 특성을 고려하지 않는 중재가 아닌 고객이 선호하는 선택에 의해 서비스 전달체계에서의 실무가 진행된다.
- 문화적 역량이 있는 조직은 정신건강이 일차 의료서비스에서 필수불가분하다는 측면을 고려한 서비스 전달 모형을 가지고 있다.

지역사회 참여

- 문화적 역량은 자기 결정의 개념을 지역사회로 확장한 것이다.
- 문화적 역량은 자연적이고 비공식적인 지원과 함께 문화적으로 다양한 지역사회 내의 네트워크(예: 이웃, 시민단체, 지지단체, 지역상인 연합회, 사회적 조직, 종교적 조직, 정신적 지도자 등)와 협력하는 것을 포함한다.
- 지역사회가 자신의 욕구를 결정한다.
- 지역사회 구성원은 의사결정의 모든 파트너이다.
- 지역사회는 협업 시 경제적 이점이 있어야 한다.
- 지역사회 참여는 협력자와 파트너 사이에 모든 지식과 기술의 상호 이전이 나타나야 한다.

가족과 고객

- 가족은 다른 문화로 인해 다르게 정의된다.
- 각각의 다른 문화로 인해 다르게 정의된 가족은 대개 선호되는 중재의 일차적 시스템이 된다.
- 가족/고객은 자신의 아동 혹은 그들 자신에게 제공되는 서비스나 지원에 있어서 최적의 의사결정자이다.

출처: National Center on Cultural Competence, Georgetown University Center on Child and Human Development. Included with permission of the Georgetown University National Center for Cultural Competence, Georgetown University Center for Child & Human Development, Georgetown University Medical Center.

글상자 6.3 언어적 접근을 위한 지도 원칙

- 서비스와 지원은 해당 집단이 선호하는 언어와 선호하는 전달 방식으로 제공
- 서면 자료는 해당 집단의 욕구와 선호도에 따라 번역, 조정, 대체 형식으로 제공
- 통역 및 번역 서비스는 언어 접근을 통제하는 모든 관련 연방, 주, 지방 법규를 준수
- 품질과 만족을 보장하기 위하여 소비자는 언어 접근 및 기타 의사소통 서비스에 대한 평가에 참여

출처: Goode & Jones (modified 2009). National Center for Cultural Competence, Georgetown University Center for Child & Human Development. Included with permission of the Georgetown University National Center for Cultural Competence, Georgetown University Center for Child & Human Development, Georgetown University Medical Center.

법률

장애와 관련된 주요 법률의 개요

표 6.1 참조

표 6.1 장애인과 가족에게 영향을 주는 연방법

제정 연도	법률 번호	법령 이름	영향
1963	PL 88-164	Mental Retardation Facilities and Community Mental Health Centers Construction Act	지적장애 및 정신질환자를 위한 지역사회 기반 시설, 공인 연구센터, 대학 부속시설 구축을 위한 재정지원
1963	PL 88-156	The Maternal and Child Health and Mental Retardation Planning Amendments	저소득가정 고위험군 여성의 산전 관리 개선을 위한 모성보건 프로그램 구축
1965	PL 89-110	Voting Rights Act	선거 관리 공무원은 장애인이 선택한 사람이 투표할 수 있도록 돕고, 읽거나 쓰거나 학교에 다니는 능력과 같은 투표를 위한 기타 능력의 요구를 금지
1968	PL 90-480	Architectural Barriers Act	연방 기금으로 설계, 건설 또는 변경되거나 연방 기관이 임대하는 건물 및 시설에서 물리적 접근성을 위한 연방 표준을 준수하도록 요구
1970	PL 91-517	The Developmental Disabilities Services and Facilities Construction Amendments	모든 주가 발달장애에 관한 주지사 자문위원회 의회를 설립하도록 요구하는 PL 88-164를 확대. '발달장애'가 '정신지체'를 대체함. 서비스를 받을 수 있는 장애 유형 증가(예: 뇌성마비)
1972	PL 92-424	Economic Opportunity Act Amendments	장애아동의 10%인 저소득 가정을 위한 유아교육 프로그램(Head start)
1973	PL 93-112	Rehabilitation Act, Section 504	중증장애인을 위한 재활서비스에 중점을 둔 첫 번째 법령. 504조는 연방기금 수령과 관련한 장애인 개인에 대한 차별을 금지함으로써 모든 장애인에 대한 시민권 보호를 확립. 특히 504조는 합리적인 숙박시설의 제공과 관련이 있음
1975	PL 94-142	Education for All Handicapped Children Act	6~21세 장애아동은 자신의 고유한 욕구를 충족시키기 위해 고안된 자유롭고 적절한 공교육(FAPE)에 접근할 수 있어야 함. 3~5세까지 아이들을 위한 서비스는 주에서 선택할 수 있음
1978	PL 95-602	Rehabilitation Comprehensive Services and Developmental Disability Act	기능적 용어로 '발달장애'를 정의하고 이러한 기능적 손상의 심각성과 만성화를 강조했음. 주 발달장애 자문위원회가 해결해야 할 우선순위 영역 제시
1980	PL 96-247	Civil Rights of Institutionalized Persons Act	구치소 등 기관 주민의 건강과 안전을 심각하게 위협하는 광범위한 문제점을 밝혀내고 시정하는 것이 목적

표 6.1 장애인과 가족에게 영향을 주는 연방법(계속)

제정 연도	법률 번호	법령 이름	영향
1984	PL 98-435	Voting Accessibility for the Elderly and Handicapped Act	연방 선거를 위해 장애인이 투표소에 물리적으로 접근할 수 있어야 함. 이용할 수 없을 경우 선거 당일 투표할 수 있는 대체 수단을 제공해야 함. 주 정부는 장애인과 노년층을 위해 등록 및 투표 보조 도구를 제공해야 하며, 여기에는 텔레타이프라이터, 청각장애인을 위한 통신 장치 또는 이와 유사한 장치가 포함됨
1984	PL 98-527	Developmental Disabilities Act Amendments	개인이 필요한 서비스를 받을 수 있도록 하고 조정, 감시 체계를 구축하기 위하여 발달장애인법의 목적을 개정하였음. 독립, 통합, 지원고용, 고용관련 활동에 대한 정의가 추가됨
1986	PL 99-435	Air Carrier Access Act	신체적, 정신적 손상으로 등록된 장애인에 대해 국내외 항공사의 차별 금지. 일반인에게 정기적인 예약 서비스를 제공하는 항공사에 적용됨. 요건은 탑승 지원, 신규 항공기 특정 접근성 기능, 공항 시설의 신규 또는 변경 사항 등
1986	PL 99-457	Early Intervention Program for Infants and Toddlers with Disabilities Amendment to Education of All Handicapped Children Act	주 정부는 자격을 갖춘 영유아(0~3세)와 가족에게 개별화된 조기 중재 서비스와 지원의 제공을 선택할 수 있음. 파트 B 619조에 따라 취학전 서비스 의무화
1987	PL 100-146	Developmental Disabilities Assistance and Bill of Rights Amendments	우선 서비스 구역 개정과 '가족 지원 서비스' 추가. 장애아동 조기 중재 영역에서 대학 부속 프로그램에 의해 교육을 위해 지정한 자금
1988	PL 100-430	Fair Housing Amendments Act(Title VIII of the Civil Rights Act of 1968)	인종, 피부색, 종교, 성별, 장애, 가족 상태 및 출신 국가에 따른 주택 차별 금지. 개인 주택, 연방 재정 지원을 받는 주택, 주 및 지방 정부 주택이 포함됨. 자금 조달, 구역 지정 관행, 새로운 건축 설계 및 광고 포함. 장애인에게 동등한 주택 기회를 제공하기 위해 정책 및 운영에 대한 합리적인 예외가 요구됨
1988	PL 100-407	Technology-Related Assistance for Individuals with Disabilities Act of 1988	장애인을 위한 기술 관련 지원 프로그램 개발을 지원하기 위한 기금 제공. 금융 문제 연구. 국가 정보 및 추천 네트워크 구축
1990	PL 101-336	Americans with Disabilities Act (ADA)	자금(공공 또는 민간) 조달 방법과 무관하게 고용, 교통, 공공서비스, 공공 숙박, 통신 분야에서 모든 장애인을 보호. 15명 이상 직원이 있는 사업자는 접근성 보장을 위해 합리적인 숙소시설과 개선을 규정
1993	PL 103-31	National Voter Registration Act "Motor Voter Act"	운전면허증이나 사회복지 서비스를 신청하거나 갱신할 때 주 정부가 유권자 등록을 허용해야 함. 프로그램은 유권자 등록 양식을 제공하고, 양식 작성을 지원하며, 필요한 경우 장애인을 위해 해당 주 공무원이 양식을 완성해 제출해야 함

표 6.1 장애인과 가족에게 영향을 주는 연방법(계속)

제정 연도	법률 번호	법령 이름	영향
1994	PL 103-218	Technology-Related Assistance for Individuals Act Amendments	모든 연령의 장애인을 위한 소비자 대응 종합 기술지원 프로그램을 개발, 구현하는 데 있어 각 주에서 시스템 변경과 옹호 활동을 지원하기 위한 자금 제공
1994	PL 103-230	Developmental Disabilities Assistance and Bill of Rights Amendments	장애인은 경제적, 정치적, 사회적, 문화적, 교육적 메인스트림에 완전히 포함되고 통합될 권리가 있음. '보조기술 장치', '보조기술 서비스', '커뮤니티 개발 활동', '커뮤니티 생활 활동', '커뮤니티 지원', '문화적으로 유능한 조기 개입 서비스', '포용' 등이 정의됨
1996	PL 104-104	Telecommunications Act of 1996	통신 장비 제조업체 및 통신 서비스 제공 업체가 장애인이 장비 및 서비스에 액세스하고 사용할 수 있도록 요구하는 통신법을 1934년에 개정
1996	PL 104-193	Personal Responsibility and Work Opportunity Reconciliation Act	Temporary Assistance to Needy Families (TANF)를 Aid to Families with Dependent Children (AFDC)으로 대체. 추가 안전 소득에 대한 아동 장애 및 재정 자격을 재정의함. 가족이 고용을 시작하고 유지하도록 지원하는 조항. 육아 보장성은 고려하지 않음
1998	PL 105-220	The Workforce Investment Act	숙련된 근로자를 위한 기업의 훈련, 교육 및 고용 요구를 충족시키는 데 중점을 둠. 장애인과 비장애인을 위한 원스톱 진로 및 직업 훈련 센터 설치
2002	PL 107-252	Help America Vote Act	연방 선거의 모든 관할 구역에는 각 투표소 마다 접근 불가능한 시스템과 동일한 수준의 프라이버시를 제공하는 투표 시스템을 하나 이상 가지고 있어야 함
2004	PL 108-446	Individuals with Disabilities Education Improvement Act of 2004	장애학생 교육에 대한 책임을 증가시킴. 특정 학습장애가 있는 학생을 식별하는 방법을 확장. 특수교육 및 조기 개입 요원에 대한 적절한 자격을 보장함
2008	PL 110-325	ADA Amendments Act	'장애'의 정의를 넓혔음. 장애의 예로서 ADHD와 난독증을 포함하였고, 주요 신체 기능(신경, 소화 및 호흡)을 주요 생활 활동으로 포함

특수교육 법률

표 6.2 참조

표 6.2 장애학생의 교육에 영향을 주는 연방법

제정 연도	법률 번호	법령 이름	영향
1975	PL 94-142	Education of All Handicapped Children Act	6~21세 장애아동을 위한 특수교육 기틀 제공(파트 B). 보장: 자유롭고 적절한 공교육(FAPE), 특수교육 및 관련 서비스, 개별화 교육프로그램(IEP) 서면화, 적법한 절차 권한, 거부권 없음, 최소 제한 환경(LRE)에서의 배치
1986	PL 99-457	Education of All Handicapped Children Act	파트 B의 보장을 3~5세까지 확장. 영유아(출생~3세)와 그 가족을 위한 조기 중재 재량 프로그램(파트 H, 현재 파트 C) 수립. 자연스러운 환경 내에서 서비스와 지원을 강조. 모든 영유아 및 그 가족을 위한 개별화 가족서비스계획(IFSP) 의무화
1991	PL102-119	Individuals with Disabilities Education Act (IDEA)	PL 94-142의 명칭 변경. 이 법의 언어를 사람들의 모국어로 바꾸었음
1997	PL105-17	IDEA Amendments	장애학생, 주 전체 성취도 평가에 문제가 있는 학생을 포함한 전체 학생을 위한 성과 목표 및 지표 수립을 주 정부에 요구함. IEP에는 비장애학생들과 함께 정규 교육에 참여하지 못하는 아동의 장애정도를 기술해야 함. 가족들은 반드시 조정이 가능해야 함. 장애학생의 확인과 배치에서 인종 차별에 대한 주 정부의 감시 요구. 조기 중재 서비스 환경은 자연스러운 환경을 강조함. 전환교육 계획을 강조
2004	PL 108-446	Individuals with Disabilities Education Improvement Act	1998년 재정된 보조공학법, 조기 중재 서비스(EIS), 중재반응(RTI)의 원칙 추가

미국장애인교육법 Individuals with Disabilities Education Act, IDEA

장애 영아, 유아, 학생에 대한 조기 중재(early intervention, EI)와 특수교육에 대한 요구사항을 기술하고 있다(표 6.3, 표 6.4).

세 가지 연령 관련 범주는 법률 및 후속 규정에 명시되어 있다.

표 6.3 조기 중재와 특수교육의 차이

양상	파트 C: 조기 중재	파트 B: 특수교육과 관련 서비스
프로그램 모형	• 가족 중심	• 아동 중심
측정 목적	• 자격 결정 • 현재 상태	• 자격 결정 • 프로그램과 배치를 결정 • 개별화교육프로그램(IEP)* 개발

표 6.3 조기 중재와 특수교육의 차이(계속)

양상	파트 C: 조기 중재	파트 B: 특수교육과 관련 서비스
평가	• 프로그램 정보	• 평가 과정 및 IEP 개발 구성 요소 • 장애학생의 주 성취척도 포함
가족 평가	• 아동과 관련된 가족의 관심사, 우선순위, 자원(CPR) 확인	• 없음
서비스	• 다양함(의료, 치료, 교육, 사회심리)	• 특수교육 혜택에 필요한 훈련 및 전문 훈련 지원 서비스(관련 서비스)
검토	• 매 6개월마다	• 매년
서비스 위치	• 지역사회 기반 • 자연스러운 환경	• 학교 기반 • 최소 제한 환경
기관 책임	• 가변적	• 교육
가족 참여	• 완전하고 동등한 팀원	• 참가자
계획 문서화	• 개별화가족지원계획(IFSP)*	• 개별화교육프로그램(IEP)

*IEP: individualized education program, IFSP: individualized family service plan.

표 6.4 미국장애인교육법(IDEA) 파트 B와 파트 C 비교

파트 C	파트 B
서비스	
IFSP에 대해 문서화된 조기 중재 서비스는 다음이 포함되지만 이에 국한되지는 않음 • 보조기술 • 청각학 • 조기식별, 선별, 평가 • 가족 교육 및 상담 • 보건서비스 • 의료서비스(진단목적) • 간호 • 영양섭취 • 작업치료 • 물리치료 • 심리치료 • 서비스 코디네이션 • 사회복지 • 특수교육(special instruction) • 음성-언어 병리학 • 이동법 • 시각 서비스	IEP에 대해 문서화된 특수교육 및 전문교육지원 서비스에는 다음이 포함되지만 이에 국한되지는 않음 • 보조기술 • 청각학 • 상담서비스 • 의료서비스(진단목적) • 작업치료 • 지남력과 이동성 • 부모 상담 및 교육 • 물리치료 • 심리치료 • 레크리에이션 • 학교 보건 • 음성 병리학 • 이동법

표 6.4 미국장애인교육법(IDEA) 파트 B와 파트 C 비교(계속)

파트 C	파트 B
계획	

IFSP
• 아동의 현재 발달 수준
• 가족의 CPR*에 대한 가족 중심 평가
• 아동과 가족이 달성해야 할 주요 결과 그리고 진행상황이나 수정 필요성 결정에 사용되는 기준, 절차, 일정
• 다음을 포함하여 결과를 충족시키는 데 필요한 특정 조기 중재 서비스
  • 서비스 제공 빈도, 강도, 위치, 방법, 만약 있다면 지불약정, 이 법에 의해 요구되지는 않지만 아동이 필요로 하는 기타 서비스, 다른 자원으로부터 이러한 서비스를 확실하게 하는 단계
  • 서비스 시작 예정일, 예상되는 서비스 기간
• 서비스 코디네이터 이름
• 조기 중재 서비스가 제공되어야 하는 자연스러운 환경에 대한 진술
	IEP
	• 학생의 현재 교육 성과 수준
	• 단기 교육 세부목표를 포함한 연간 목표
	• 특정 특수교육, 전문 교육지원 서비스, 아동에게 제공되는 보충 보조자료와 지원, 아동이 정규 교육 프로그램에 참여할 수 있는 정도
	• 서비스 시작 예정일과 예상되는 서비스 기간
	• 단기 교육 세부목표 달성 여부를 결정하기 위한 적절한 객관적 기준과 평가 절차 및 일정

전환교육 서비스	
• 지역 또는 주 재량 그리고 가족의 동의에 따라 3~5세 아동은 IEP 요건을 충족하는 한 IFSP 또는 IEP를 가질 수 있음 • 만 3세 때 파트 C를 종료하는 아동의 전환을 지원하기 위하여 취해야 할 조치	• 16세가 된 모든 학생은 취업 또는 중등과정 이후로의 전환을 위한 명시적으로 작성된 계획을 갖게 될 것임
포함	
자연스러운 환경 "비장애아동이 참여하는 가정 및 지역사회 환경을 포함한 자연스러운 환경에서 [서비스]가 최대한 적절하게 제공됨"	최소 제한 환경 "장애아동은 최대한 적절한 수준으로… 비장애아동과 함께 교육받음. 특수학급, 분리수업 또는 정규교육 환경에서 장애아동의 배제는 단지 장애의 특성과 정도로 인하여 보충보조자료와 서비스를 사용한 정규 교육에서도 만족스럽게 성취될 수 없을 때 발생함"
주요기관	
주지사 지정 기관	주 교육기관
자문 패널	

기관 간 조정 협의회
• 주지사 임명
• 15명 이상 25명 이하(승인되지 않은 경우)
• 구성원은 다음을 포함함
  • 부모 20%
  • 서비스 제공자 20%
  • 1명의 의원
  • 1명의 고등교육 담당자
  • 1명의 주 교육기관 대표
	주 특수교육 자문 패널
	• 주지사가 임명함
	• 구성원은 다음을 포함
	  • 소비자
	  • 부모
	  • 교사
	  • 특수교육 관리자
	  • 주 및 지방 공무원

표 6.4 미국장애인교육법(IDEA) 파트 B와 파트 C 비교(계속)

파트 C	파트 B
• 3~5세 프로그램 대표 • 1명의 주 보험 담당자 • 위원장은 위원 중에서 주지사가 임명할 수 있거나, 주지사 위원을 지명할 수 있음. 주요 기관 대표가 위원장을 맡을 수는 없음 • 연방 기관 간 조정위원회 설립	
부모 비용 청구	
주법이 허용하는 경우 주 정부는 비용 할인 비율을 설정해야 함. 가족은 지불할 수 없다는 이유로 서비스를 거절할 수 없음. 특정 서비스는 무료로 제공해야만 함 • 아동 찾기 • 측정 및 평가 • 서비스 코디네이션 • IFSP 개발 및 검토 • 절차적 보호조치 주 정부가 처음부터 FAPE*를 제공하는 경우 모든 조기 중재(EI)* 서비스는 무료로 제공됨	부모에게 비용 청구 없음(FAPE) 부모의 허락을 받아 메디케이드 및 기타 제3자 보험금 지급자는 물리치료와 같은 의료관련 서비스에 대해 청구할 수 있음

*CPR: concerns, priorities, and resources, EI: early intervention, FAPE: free and appropriate education.

특수교육 서비스: 파트 B

- 6~21세 아동에게 제공되는 서비스이다.
- IDEA에 따라 모든 주에서 장애아동을 위한 무상의 적절한 공공교육(Free Appropriate Public Education, FAPE)을 제공한다.
- 각 아동의 교육은 팀이 개발하고 개별화교육프로그램(Individualized Education Program, IEP)에 의해 문서화된 계획에 따른다.
- 물리치료는 IEP를 지원하고 보조하는 전문화된 교육 지원 또는 관련 서비스이다.
- 학생들은 비장애학생이 적절하게 교육받을 수 있는 환경인 최소 제한 환경(Least Restrictive Environment, LRE)에서 적절한 서비스를 받으며, 비장애 또래 아이들이 받을 수 있는 어떤 프로그램이나 일반적인 교육 프로그램에 접근한다.
- IEP에서 제시한 다른 규정이 없는 한 FAPE를 보장하기 위한 보조 지원 및 서비스를 학생들에게 제공해야 한다.

취학 전 서비스: 파트 B, 619조

3~5세까지의 아동에게 제공되는 서비스이다.

학령기 서비스를 준비하기 위해 5.5세 이상의 아동을 위한 특정 전환 계획을 수립해야 한다(파트 B 서비스 또는 504조 서비스 포함).

파트 B: 두 그룹의 아동은 파트 B에 따라 서비스를 받을 수 있다.

- 학령기: 6~21세
  - 중복장애 및 청각-시각장애, 지적장애, 청각장애(농 포함), 말하기-언어장애, 시각장애(전맹 포함), 심한 정서장애(이 장에서는 '감정장애'라고 함), 지체장애, 자폐성장애, 외상성 뇌손상, 기타 건강상의 장애 또는 특정학습장애
  - 각 주(state)의 재량에 따라 신체, 인지, 의사소통, 사회/정서적 또는 적응적 발달에 있어 발달 지연을 보이는 9세까지의 아동
  - 특수교육 및 관련 서비스가 필요한 사람
- 취학 전: 3~5세
  - 중복장애 및 청각-시각장애, 지적장애, 청각장애(농 포함), 말하기-언어장애, 시각장애(전맹 포함), 심한 정서장애(이 장에서는 '감정장애'라고 함), 지체장애, 자폐성장애, 외상성 뇌손상, 기타 건강상의 장애 또는 특정학습장애
  - 각 주(state)의 재량에 따라 신체, 인지, 의사소통, 사회/정서적 또는 적응적 발달에 있어 발달 지연을 보이는 9세까지의 아동
  - 특수교육 및 관련 서비스가 필요한 사람

조기 중재: 파트 C

출생부터 3세까지의 아동에게 제공되는 서비스이다.

팀은 가족의 관심사, 우선순위, 자원(CPR)을 기반으로 성과결과를 수립한다.

개별화 가족지원계획(IFSP)에 서비스 계획을 문서화한다.

만 3세 때 파트 C의 종료를 준비할 수 있도록 만 2.5세 미만의 아동에 대한 구체적인 전환 계획을 수립해야 한다.

물리치료사는 1차 서비스 제공자이다. 따라서 아동은 다른 서비스와 관계없이 물리치료를 받을 수 있다.

파트 C: 다음에 제시된 영유아

- 인지적, 신체적, 의사소통, 사회정서적 또는 적응적 발달지연(국가 기준에 따른)을 보이거나
- 발달지연을 초래할 가능성이 높은 의학적 진단이 있거나
- 국가에서 판단한 발달장애 위험군이거나
- 조기 개입이 필요한 영유아

장애인 기술관련 지원법 Technology-Related Assistance for Individuals with Disabilities Act, Teck Act

장애아동을 위해 국가 전체 기술지원시스템을 만들 수 있는 권한이다.

Carl D. Perkins 직업 및 응용기술 교육법

최소 제한 환경(LRE) 직업교육 및 개별화교육프로그램(IEP)에서 장애아동 직업교육을 제공해야 한다.

- 학생의 개인적 욕구, 성취결과, 경력 목표를 충족
- 적절한 정보를 기반으로 측정 및 평가 수집
- 전환계획 시 특별히 논의할 내용

시민권

미국장애인법 Americans with Disabilities Act, ADA

장애인이 민간 및 공공 부문의 고용, 교육 및 서비스에서 동등한 접근 및 합리적인 편의를 제공받을 수 있도록 보장한다.

장애인을 선별 배제하거나 선별 배제하는 경향이 있는 자격 기준을 금지한다.

장애인의 일반적인 통합 활동에 대한 참여를 제한하기 위한 별도의 프로그램이나 특별한 프로그램 또는 다른 프로그램의 적용을 제한한다.

1992년 재활법 개정

개별화서면재활계획(IWRP)에 당사자가 관여하도록 보장한다.

개별지원, 전환교육, 지원고용을 포함한 직업재활서비스와 명확화

504조는 특수교육서비스 자격 충족은 안 되지만 최소 제한 환경(LRE)에서의 교육과정 혜택을 받기 위해 조정이 필요한 학습에 어려움이 있는 아동에게 적용된다.

의료

재해 보상 보험법 Catastrophic Coverage Act

주 정부가 아동의 개별화교육프로그램(IEP) 또는 개별화가족지원계획(IFSP)에 기술된 서비스에 대한 자금을 메디케이드(미국공공의료보험)로부터 받을 수 있도록 허용한다.

통합예산조정법 Omnibus Budget Reconciliation Act, OBRA

조기 및 주기적 선별검사, 진단, 치료(early and periodic screening, diagnosis, and treatment, EPS-DT) 확장

의료상 필요한 치료에 메디케이드 기금을 사용할 수 있도록 허용한다.

어린이 건강보험 프로그램Children's Health Insurance Program, CHIP

메디케이션 자격을 얻지 못하는 고소득 가정의 아동에게 저렴한 건강 보험 혜택을 제공한다.

일부 주에서는 임산부도 포함된다.

각 주는 CHIP을 제공하며 메디케이드 프로그램과 긴밀히 협력한다.

건강보험개혁법Affordable Care Act, ACA

주 재량에 따라 메디케이드 자격을 확대한다.

필수 혜택 패키지를 제공한다.

기존 조건에 대한 혜택 거부를 금지한다.

서비스 제공

서비스 제공의 추진력

시스템 중심: 시스템의 강점과 욕구가 서비스 제공을 주도

아동 중심: 아동의 강점과 욕구가 서비스 제공을 주도

가족 중심: 가족의 강점과 욕구가 서비스 제공을 주도

서비스 제공 환경

장애가 있거나 환경적 또는 생물학적 문제로 장애 발생의 위험이 있는 아동은 수년 동안 다양한 곳에서 물리치료를 받는다.

중재는 각 아동과 가족의 고유한 욕구를 충족시키기 위해 개별화되어 있기는 하지만, 중재의 목적과 계획은 서비스 제공 환경과 관련이 있다.

병원

공동 위원회

- 의료 기관 및 프로그램 인증 및 승인
- 치료사는 문서화, 안전, 교육, 수행 표준 등에 대한 특정 인증 기준에 따름

신생아집중치료실

영아에게 발달 지원을 제공하는 서비스이다.

자세유지 프로그램, 환경 적응 그리고 일상적인 돌봄활동에 신경운동 활동을 결합시키는 것이 주된 전략이다.

영아관리와 생리적 스트레스를 최소화하기 위해 간호 및 의료진과의 협력에 중점을 둔다.

소아 응급센터(집중치료 포함)

통증과 불편함을 줄이고, 급성기 질환이나 손상이 기능에 미치는 영향을 최소화하며, 퇴원을 준비시킨다.

소규모 다영역적 팀 접근 모형이 사용될 수 있지만, 전통적인 단일영역 의료 모형이 일반적이다.

영역특이적 치료계획이 일반적이다.

재활센터

다영역적 팀 접근을 사용하는 포괄적이고 집중적인 재활서비스이다.

운동, 활동, 보조기술을 통해 기능적인 기술 향상에 중점을 둔다.

외래

급성기 질환이나 손상으로부터 아동을 회복시키기 위한 단기 서비스가 일반적이다.

장기간의 장애가 있는 아동의 경우, 병원외래는 지역사회 기반 서비스가 확보되기까지의 과도기적인 서비스를 제공하는 경우가 많다.

조기 중재

미국장애인교육법 파트 C에 설명되어 있다.

출생부터 만 3세까지 아동을 위한 서비스이다.

신생아집중치료실(NICU), 소아집중치료실(PICU), 과도기치료실(TCU)에서 가정으로 전환하는 데 필요한 서비스를 포괄한다.

서비스는 가족 중심이며 자연스러운 환경에서 제공된다.

아동을 보육 환경이 아니라 자연스럽게 나타나는 활동과 생활습관 안에 포함되도록 촉진하는 관리체계를 기술한다.

서비스 공급자 간의 협업 및 기관 간 협력이 필요하다.

- 서비스 중복 방지
- 서비스 제공자 간의 일관성 증진

물리치료는 주된 서비스 제공자이다.

- 단일 서비스 개별화가족지원계획(IFSP)일 수 있음
- 결과 기반 치료계획
- 하향식 평가 전략을 사용한 결과에서 도출된 특정 치료 목표와 세부목표(그림 3.2B 참조)

교육

특수교육

최소 제한 환경(LRE) 교육과정에 따라 참여, 또는 교육적 성취나 성과에 영향받는 장애아동을 위해 설계된 교육 기반 서비스이다.

서비스는 미국장애인교육법(IDEA) 파트 B에 설명되어 있다.

물리치료는 관련 서비스 또는 특수교육지원서비스(specialized instructional support service, SISS)로 간주된다.

아동이 최소 제한 환경(LRE) 내에서 특수교육을 받을 수 있도록 설계, 제공되는 서비스이다.

- 치료 계획은 개별화교육프로그램(IEP)의 수행을 지원해야 한다.
- 자연스러운 환경에서 학교 기반 활동 및 일상 내 통합 서비스를 제공한다.
  - 치료사는 다양한 교육서비스 전문가와 협조하고, 협력하며, 논의해야 한다.

사설치료센터

독립적인, 치료사 소유 또는 운영 치료센터이다.

- 독립 클리닉
- 서비스 제공을 위한 단체와 계약관계

치료사는 서비스 제공 환경 규제 관련 법과 규칙에 따라 서비스를 제공할 책임이 있다.

일반적으로 두 가지 유형의 계약에 따라 서비스를 제공하는데, 하나는 아동 가족과 직접 계약하는 것이고 또 다른 하나는 서비스 제공자 조직(지역교육기관, 병원, 조기 중재 프로그램 등)과 계약하는 것이다(표 6.5).

개인정보 보호 및 보안

건강, 교육 및 기타 개인정보는 보호되는 정보이며, 공유하려면 구체적인 허가가 필요하다.

두 가지 시스템에서 설명한 아동과 학생에 대한 정보 공유 기준(표 6.6)

표 6.5 종사자 또는 계약자의 상태에 영향을 미칠 수 있는 요인

요인	종사자	계약자
퇴소/재배치	• 작업 완료 전 개인에 의한 고용 계약 해지 또는 사직이 없다면 위반이 아님	• 작업 완료 전 개인의 해고 또는 사직은 계약 위반
서비스를 제공하기 위한 자료	• 고용주는 필요한 모든 자료를 제공	• 다르게 접근하지 않는다면 개인이 자체 도구, 재료 및 장비를 제공
서비스 위치	• 고용주의 시설에서 고용주의 지시에 따라 수행	• 다른 합의가 없는 한 고용주의 시설에서 일할 필요는 없음
서비스에 대한 지불	• 고정 임금을 받음	• 일에 대한 총액을 받음 • 손실 가능성이 있음
지원 인원	• 필요할 경우 고용주의 재량에 따라 제공	• 보조자를 고용할 수 있으며, 이를 감독하고 위임할 수 있는 독점적 권리가 있음
관계	• 고용주와 지속적인 관계를 맺음	• 특정한 일을 하거나 업무의 일부를 담당하기 위해 고용됨
계약 목적	• 노동자	• 상품(서비스)
전문성 개발	• 고용주가 공식 또는 비공식 교육 기회를 제공	• 계약자가 교육에 참여할 책임이 있음
근무시간	• 고용주에 의해 결정	• 개인이 업무 시간을 결정
보고서	• 정기적으로 구두 또는 서면 보고서를 고용주에게 제출	• 서비스를 설명해야 하지만, 많은 시간을 소요하지는 않음

표 6.6 Health Insurance Portability and Accountability Act(HIPAA)와 Family Educational Rights and Privacy Act(FERPA)의 주요한 차이

HIPAA	• 건강정보 보호(protected health information, PHI) 문제해결 • 학생 교육과 관련 없는 보건의료 서비스 제공 • 부모 또는 자격이 있는 아동(18세 이상이거나 나이와 상관없이 고등교육과정을 받은 사람)의 서면 동의 • 사립학교로 연방지원금을 받지 못하므로 보상을 받기 위해서 전자청구서를 청구함. 보상을 위한 전자청구를 하지 않으면 HIPAA를 적용하지 않음 • 학생은 FERPA 따라 대학 소속 병원에서 의료서비스를 받음. 병원 기록은 보호 및 접근을 위한 HIPAA의 관할임

FERPA	• 학생교육에 관한 기록의 개인정보를 보호함. 연방 교육 기금을 받는 모든 학교에 적용함: 대부분의 공립학교 및 학군, 의과대학 및 전문학교를 포함한 대부분의 공립 고등교육 기관
	• 교육 기록을 공개하거나 기록에서 개인 식별 정보를 공개하기 전에 부모 또는 적격 학생(18세 또는 모든 연령의 중등 교육 기관에 재학 중인 학생)의 서면 동의가 필요. 교육 기록은 다음과 같은 기록임
	  • 학생과 직접적으로 관련된 정보
	  • 교육기관 또는 보호시설 혹은 그곳을 대리하는 기관에서 유지하고 있는 것들
	  • 초등 또는 중등 학교 수준에서 건강 기록(예방접종 기록 포함)도 교육 기록으로 간주함
	• FERPA가 적용되는 학부모 또는 학생의 정보는 사전동의 없이 공유될 수 있음
	  • '합법적인 교육적 관심'이 있다고 결정한 학생의 정보가 학교관계자에 공개될 때. 그러나 학교는 이런 사람들(관계자, 교사, 코치 등)을 확인하고 해당 정보에 접근할 수 있는 사람들을 부모에게 알려야 함
	  • 학생이 정보를 요구하는 학교에 등록할 때
	  • 학생이 신청했거나 받은 재정지원과 관련하여
	  • 고등 교육기관인 경우
	  • 건강 또는 안전과 관련하여 비상시
	  • 사법 명령 또는 합법적으로 발부된 소환장을 준수하기 위해

팀 구성

아동의 다양한 욕구를 충족하기 위해 팀 기반 서비스 제공이 요구된다.

팀은 두 명 이상의 중재 제공자로 구성된다(표 6.7).

가족은 항상 팀원이다. 가족의 참여 여부는 관심사, 우선순위, 자원(CPR)에 따라 달라질 수 있다.

표 6.7 서비스 제공 팀

	다영역팀	영역간팀	초영역팀
지도 철학	팀 구성원은 다른 분야의 기여가 중요하다는 것을 인식	팀 구성원은 전체 서비스 계획의 일부분인 서비스의 개발, 공유, 책임이 가능하고 의지가 있음	팀 구성원이 교육 영역 전반에서 통합서비스 계획을 실행하기 위해 교육, 학습, 협력하기로 약속함
검진, 측정, 평가	팀 구성원이 각자 완성	팀 구성원이 각자 완성	팀 구성원과 가족이 함께 종합적인 발달 평가 수행
가족 참여	가족이 개별 팀원들과 만남	가족이 팀 또는 팀 대표와 만남	가족 구성원 전체가 활동적으로 팀 구성원으로 참여함
서비스 계획 개발	팀 구성원이 자신의 분야를 위한 별도 계획을 개발함	팀 구성원이 각자의 계획을 서로 공유함	가족을 포함한 팀 구성원은 가족의 CPR에 기반한 계획을 개발함
서비스 계획 실행	팀 구성원은 자신의 영역과 관련된 서비스 계획 부분을 이행	팀 구성원은 계획의 한 부분을 실행하고 다른 부분과 적절히 통합함	주된 서비스 제공자(PSP)가 가족과 함께 계획이 실행되도록 배치함
서비스 계획 책임	팀 구성원이 계획의 수행을 책임짐	팀 구성원은 계획의 한 부분을 실행할 뿐만 아니라 다른 구성원과의 정보를 공유할 책임이 있음	팀 구성원은 PSP가 계획을 실행하는 방법에 대해 협조해야 하며 책임을 가짐
의사소통 라인	비공식 라인	정기적인 팀 사례회의	팀 구성원 간에 정보, 지식, 기술의 지속적인 전달이 이루어지는 정기적인 팀 회의
직원 자기개발	해당 분야 내에서 독자적으로 수행	해당 분야와 다른 분야에 대해서 독자적으로 수행	필수 구성요소는 여러 영역에 대한 학습과 팀 구성을 위한 학습임

팀 구성원의 역할

팀 구성원의 역할은 다음과 같아야 한다.

- 목적과 목표의 공유에 기반한 협력적 팀워크를 기본으로 한다.
- 각자의 기술, 지식, 교육 및 자격 또는 면허에 대한 일관성을 유지하여 자신이 수행할 수 있는 자격을 갖춘 업무에 참여한다.

- 상호 보완적이고, 협조를 통한 상승효과가 있고, 근거중심 훈련에 기반한다.
- 아동에게 공정한 기회를 준다. 특히 학교와 학급 활동과 환경에 대한 참여, 우수한 자격의 교사 및 특수 교사의 교육과정에 대한 접근, 일반 교육 과정 및 지침에 대한 접근, 필요한 자원, 지역사회 기반 프로그램과 활동에 대한 접근이 필요하다.
- 아동의 긍정적인 성과에 기여한다.

서비스 제공 초점(표 6.8)

표 6.8 서비스 제공 초점

예방	증진	교정	보상
• 발달 또는 근골격계, 신경계, 심폐계, 피부계에 영향을 미치는 생물학적 또는 환경적 요인의 영향을 방지하기 위해 중재	• 운동 기술, 일상생활 동작 또는 다른 관련 기술을 습득하기 위한 중재 • 서비스 제공자는 자연스러운 상황에서 발생하는 활동 내에서 기술 개발을 촉진하는 환경을 만듦	• 움직임의 구성요소를 개선하고 발달 지표나 상해, 질병, 생물학적 손상으로 상실된 운동활동을 획득하기 위한 중재 • 전략은 확인된 문제, 손상, 기능적 제한을 완화하도록 설계됨	• 외부장치나 보조공학기술 또는 보상 기술 교육을 통해 기능을 향상시킴으로써 장애의 영향을 최소화 • 작업 수행 또는 활동 참여를 촉진하는 전략을 설계하는 데 중점을 둠

서비스 제공 모델

단독 Isolated

다른 서비스나 지원과 무관하게 아동의 자연환경(임상, 별도의 교실, 별도의 수업공간) 밖에서 확인된 결손과 욕구에 대한 치료사의 치료이다.

일반적으로 직접 치료이다.

초점은 문제의 개선에 있다.

통합 Integrated

자연스럽게 나타나는 활동과 일상 속에서 치료가 제공된다.

미국장애인교육법에 규정된 자연스러운 환경과 최소 제한 환경에 맞다.

팀 구성원 간의 협력이 필요하다.

직접 Direct

다른 사람에게 안전하게 위임할 수 없는 치료사에 의해 설계된 치료전략이다.

CHAPTER 6

단독 서비스 제공 모형이 일반적이지만 다음과 같은 통합 모형의 구성요소가 될 수도 있다.

- 아동 평가
- 중재 전략 결정
- 다른 사람 훈련
- 문제해결
- 프로그램 수정

상담Consultation

치료사는 구체적으로 언급된 문제해결에 도움이 되는 정보와 전문지식을 팀에 제공한다.

서비스는 간헐적으로 짧은 시간이거나 직접 서비스만큼 빈번하게 많은 시간이 소요될 수 있다.

서비스는 도구나 자세를 수정하고 적응하는 데 사용된다.

치료사는 수용된 제한이 적절한 전문가에 의해 알맞게 수행되는지 확인할 책임이 있다.

협력적인 상담은 선호되는 상담 방법이다.

모니터링Monitoring

치료사는 다른 사람에게 중재 계획을 지시 감독하고 지속적인 지원과 지침을 제공하여 성공적인 구현을 보장한다.

자연스럽게 나타나는 활동과 일상에서의 치료전략을 포함하도록 촉진한다.

일반화의 기회를 제공한다.

지속적인 팀 상호작용 및 문제해결을 촉진한다.

문서화

목적

효율적인 중재를 촉진한다.

서비스 제공자, 가족, 비용지불자 간의 의사소통 방법이다.

중재 계획을 지원하는 전문가로서 임상추론과정을 제시한다.

보상을 정당화한다.

법적 기록이 된다.

책임감을 증진시킨다.

고려사항

다음 사항은 필요한 문서화의 유형과 문서화의 빈도에 영향을 미칠 수 있다.

- 서비스 제공 설정
- 개별 아동의 욕구
- 서비스 지불자
- 팀 모형
- 정부 규정
- 전문 인허가 규정
- 기관 규정

RUMBA

미국작업치료사협회의 서비스 질 평가관련 부서에서 개발한 항목

Relevant: 문서가 관련이 있는가?

Understandable: 문서를 이해할 수 있는가?

Measurable: 문서가 측정 가능한 용어로 명시되어 있는가?

Behavioral: 문서에 행동 데이터가 포함되어 있는가?

Achievable: 계획은 달성할 수 있는가?

문서화의 형태

병원 및 재활 센터

***문제기반의무기록** Problem-Oriented Medical Record, POMR (표 6.9)*

표 6.9 SOAP 대 Non-SOAP

SOAP	Non-SOAP
Subjective 주관적	Problem 문제
Objective 객관적	Intervention 중재
Assessment 평가	Results 결과
Plan 계획	Plan 계획

미국장애인복지법 파트 C 조기 중재

개별화가족지원계획Individualized Family Service Plan, IFSP (표 6.10)

팀 개발 중재 계획이다.

가족 중심이다.

- 가족 구성원은 의사결정 팀의 일원과 같다.
- 가족의 관심사, 우선순위, 자원(CPR)이 계획 개발을 이끈다.

결과: 의미 있고 기능적이며 활동과 일상의 참여 정도를 나타낸다.

미국장애인복지법 파트 B 특수교육

개별화 교육 프로그램(표 6.10)

팀 개발 중재 계획이다.

가족이 팀 프로세스에 참여한다.

결과: 최소 제한 환경(LRE)으로부터의 이득과 참여하기 위한 욕구에 따라 다르다.

표 6.10 개별화가족지원계획(IFSP)와 개별화교육프로그램(IEP) 비교

구성요소	개별화가족지원계획	개별화교육프로그램
수행	• 현재 발달 수준	• 현재 교육 성취 수준
가족	• 아동의 발달 증진과 관련된 가족의 강점과 욕구에 대한 진술을 포함한 가족의 동의와 함께	• 가족의 욕구는 IEP의 일부가 아님
목표	• 연간 성과 결과	• 연간 목표 • 단기 세부목표
서비스	• 조기 중재	• 교육 및 전문 교육 인력 서비스
세팅	• 자연스러운 환경	• 최소 제한 교육 환경
의학적 서비스	• 아동의 욕구를 충족하기 위해 필요한 의료서비스 내역	• 제공 안 함
일정표	• 서비스 개시 예상 날짜 및 서비스 기간	• 서비스 시작 예상 날짜 서비스 기간
문서화	• 6개월에 맞는 기준, 절차, 일정	• 매년 세부목표 달성 여부를 결정하기 위한 객관적인 기준, 평가 절차 및 일정 • 각각의 성적평가 기간
서비스 코디네이터	• 서비스 코디네이터 지정	• 제공 안 함
전환교육 계획	• 3세에 파트 C가 종료될 때 아동, 가족과 팀 지원 단계에 대해 간략히 설명	• 16세부터 학교에서 고등교육 활동으로 진급하는 활동을 문서화

지역사회 기반 사후교육 프로그램

개별화 자활 계획 Individualized Habilitation Plans, IHPs

주로 교육프로그램을 완료한 성인 장애인을 위해 개발된다.

독립생활, 기능적 기술 훈련, 일상생활 활동, 직업 프로그램에 초점을 둔다.

개인 중심 계획

장애인과 가족을 포함한 팀은 강점, 관심사, 희망, 욕구를 바탕으로 한 장기 성과와 미래 비전을 기반으로 계획을 수립한다.

우선순위, 서비스와 지원을 식별한다.

성공적인 개인 중심 계획을 위한 자기 결정 핵심: 장애인이 정보에 입각한 결정을 내릴 권리가 있다는 것을 인정한다.

팀이 계획을 작성하는 데 도움이 되는 다양한 도구가 있다.

- 실행 계획 작성(Making Action Plans, MAPS)
- 희망적인 대안적 미래 계획(Planning Alternative Tomorrows with Hope, PATH)
- 장애아동을 위한 옵션 및 시설 선택(Choosing Options and Accommodations for Children with Disabilities, COACH)

우선순위 개발

결과, 목표 그리고 세부목표

아동, 학생 또는 청소년이 도달할 것으로 예상되는 행동에 대한 진술이다.

다섯 가지 구성 요소는 다음과 같다.

- 중재 대상 아동 또는 수혜자 확인
- 표적 또는 기대되는 행동 결정
- 행동을 측정할 조건 명시
- 성공 여부를 결정하는 기준 명시
- 결과 성취를 위한 기간 나열

아동, 가족 그리고 서비스 전달체계의 고유한 욕구를 충족하도록 개별화한다.

참여 기반 결과 진술

- 아동과 가족의 삶 또는 교육을 위해 기능적인가?
- 팀이 결정한 우선순위와 우려사항에 기초하고 있는가?
- 실제 생활 상황을 반영하는가?

- 발달의 여러 영역을 포함하는가?
- 부정적인 면이 아닌 긍정적인 면을 강조하는가?
- 수동적이지 않고 행동을 표현하는 단어를 사용하는가?
- 전문용어는 없는가?
- 측정이나 지속적인 평가를 통해 수집된 정보를 반영하는가?
- 측정 가능한 기준은 결과에 적합한가?

목표성취척도 *Goal Attainment Scaling, GAS*

목표는 달성한 것으로 판단할 조건과 달성 예상 기간을 명시하여 측정 가능하고 관찰 가능한 용어로 작성한다.

기대 목표뿐만 아니라 기준을 충족하지 못하는 두 가지 목표와 최소 기준 또는 예상 달성을 초과하는 두 가지 목표도 포함한다.

표준 점수를 결정할 수 있는 체계이다.

중재계획

물리치료실습 가이드 Guide to Physical Therapist Practice

협조, 의사소통, 문서화

환자, 고객 관련 지시

절차적 중재(글상자 6.4)

고객-환자 관리 모형(그림 6.3)

글상자 6.4 절차적 중재

- 환자/고객 의견
- 호흡기 청결 기법
- 보조공학기술
- 생물물리학 약제
- 기능적 훈련
- 외피 회복과 보호
- 도수 치료
- 운동기능 훈련
- 치료적 운동

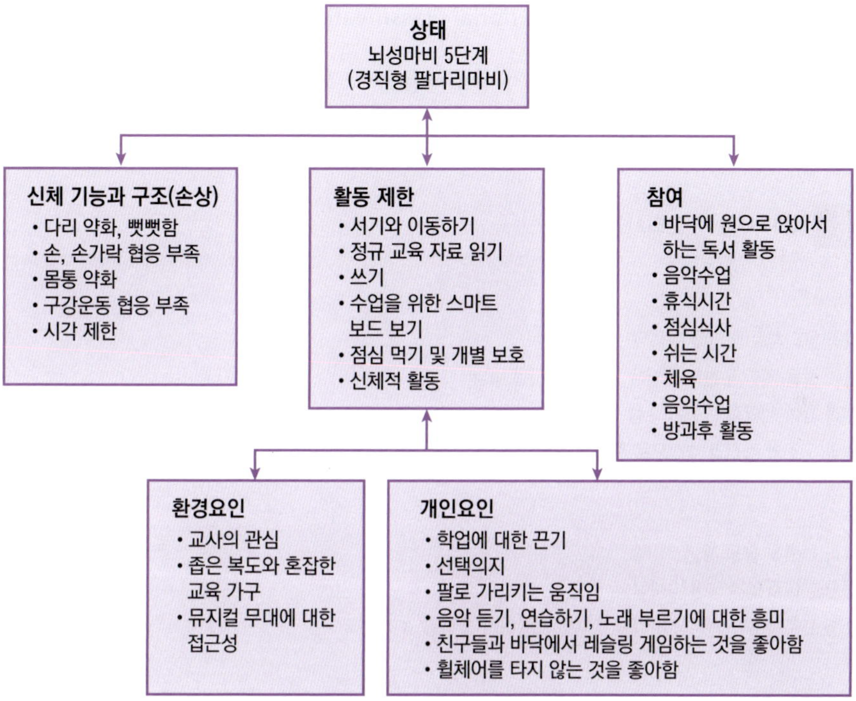

그림 6.2 뇌성마비 아동에 대한 ICF 적용

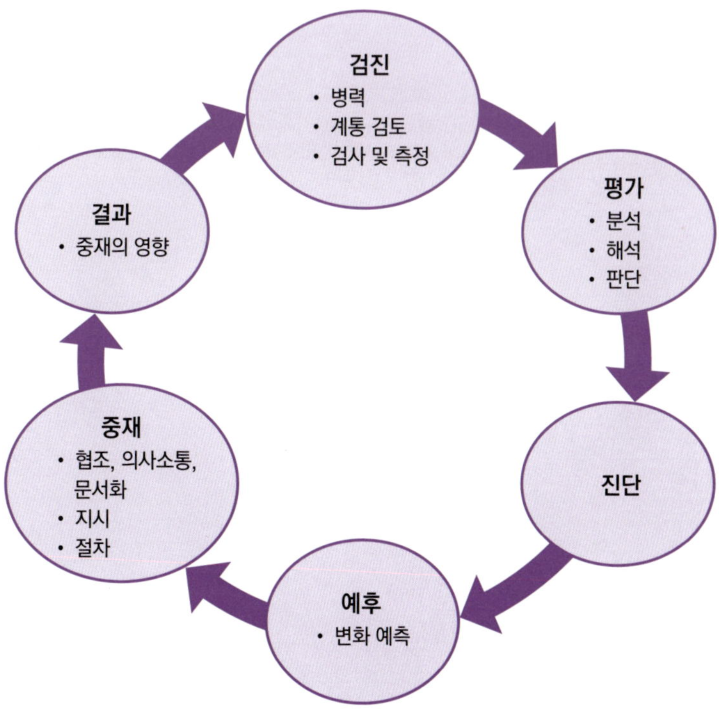

그림 6.3 고객-환자 관리 모형

기능, 장애 및 건강의 국제 분류 International Classification of Function, ICF

팀은 조건의 특성, 환경요인, 개인요인 간의 상호작용을 고려하도록 권장한다(그림 6.2).

ICF 사용 시 고려사항(글상자 6.5)

글상자 6.5 ICF 사용 시 고려사항

신체 기능과 구조

- 모든 손상이 물리치료에 의해 수정되는 것은 아님
- 모든 손상이 활동 제한과 참여 제약을 초래하는 것은 아님
- 활동 제한과 참여 제약과 관련된 손상
- 신체 기능과 구조의 검진과 측정으로 손상을 식별

활동

- 참여 제약과 관련된 활동 제한
- 활동 제한으로 이차적 손상이 발생될 수 있음
- 활동은 종종 표준참조와 기준참조 검사 도구를 사용하여 측정됨

참여

- 아동과 가족의 관점 반영
- 배경 의존적임
- 건강 관련 삶의 질 중의 하나
- 아동과 부모의 자가보고에 의해 측정됨
- 자연스러운 환경에서의 관찰로 측정됨

Schreiber, J., & Palisano, R. (2017). Evidence based decision making in pediatric physical therapy. In R. J. Palisano, M. N. Orlin, & J. Schreiber (Eds.), Campbell's Physical Therapy for Children (5th ed., p. 2). St. Louis: Missouri. Copyright © 2017 Elsevier로부터 허가를 받음.

용량 Dosage

중재 빈도, 각 세션의 지속 기간, 활동 강도, 치료 시간의 조합

고려사항

- 개선 가능성
- 변화의 결정적 시기
- 필요한 훈련의 양
- 훈련 강화를 위한 보조지원 제공
- 치료적 중재의 기록
- 의료 기록
- 인력의 전문성

서비스 비용 지불

서비스에 대한 보상, 청구, 자금 제공 및 지불은 주, 보험제도, 서비스 제공 환경 등에 따라 변동된다.

코딩 시스템

고객의 진단과 제공된 절차 또는 서비스를 나타내는 표준화된 표기법이다.

코딩 시스템은 정기적으로 변경되기 때문에, 치료사는 추가와 삭제를 포함한 이러한 수정 사항을 지속적으로 준수해야 한다.

국제질병사인분류 10차 개정, 임상수정(ICD-10-CM)

의료 분류 시스템(진단 코드)이다.

제공자는 가능한 구체적으로 1, 2차 진단을 기록한다.

현재 문제에 대한 진단 설명은 다음에 의해 정의되어야 한다.

- 고객의 주관적 문제 및 불만
- 문제 발생 날짜
- 고객 진단 확정에 대한 객관적인 검사
- 기능적 결과

특정 진단 코드는 정기적으로 변경되며, 정확하게 코딩하는 것은 물리치료사의 책임이다.

미국 보건 및 인간 서비스부 메디케이드 서비스 센터에 따르면, ICD-10, 코드는 다음을 위해 사용된다.

- 관리의 품질, 안전성 및 효과성 측정
- 지급시스템과 변제를 위한 청구 과정 설계
- 연구, 역학연구, 임상 시험 수행
- 보건 정책 수립
- 의료 서비스 전달체계 설계 및 계획
- 자원 활용도 모니터링
- 임상, 재무, 관리 실적 개선
- 의료 오남용 탐색 및 예방
- 공중 보건과 위험요소 추적

현재절차용어 Current Procedural Terminology, CPT

미국의료협회가 공공 및 민간 의료보험 프로그램에 대한 지불 목적으로 절차와 서비스를 보고하기 위해 개발한 것이다.

물리치료 절차와 관련된 대부분의 CPT 코드는 97000조(물리치료 및 재활)에 있다.

주법에 따라 합법적으로 제공할 수 있는 서비스를 가장 잘 나타내는 모든 코드를 청구할 수 있다.

지불을 보장하지는 않는다.

측정/재측정 코드(2017) (표 6.11)

재측정 코드: 97164(2017)

표 6.11 현재절차용어(CPT) 2017년 측정 코드 기준

CPT 측정 코드	97161	97162	97163
요구되는 구성요소			
병력			
개인요인, 동반질환 없음	X		
1~2개의 개인요인, 동반질환		X	
3개 이상의 개인요인, 동반질환			X
인체계통 검진: 신체구조와 기능, 활동 제한, 참여 제약			
1~2개의 요소 해결	X		
총 3개 이상의 요소 해결		X	
총 4개 이상의 요소 해결			X
임상 현상			
안정적인	X		
진화하고 있는		X	
불안정한			X
임상의사결정(복잡성)	낮음	중간	높음
추가 지침 요소			
의사, 다른 의료전문가 또는 기관과의 진료 조정, 상담, 협력은 문제의 성격과 환자, 가족, 보호자의 요구와 일치하도록 제공			
전형적인 대면	20	30	45

정신질환 진단 및 통계 편람

Diagnostic and Statistical Manual of Mental Disorders, Fifth Edition, DSM-5

자폐스펙트럼장애, 주의력 결핍 과다행동장애, 지적장애, 불안, 우울증 등 많은 발달학적 또는 정신적 건강 상태를 진단하는 기준을 기술한다.

찾아보기

Index

ㄱ

ㅂ

숫자

A

U

V

W

X